FIT UND BEWEGLICH
MIT DER
RÜCKEN
SCHULE

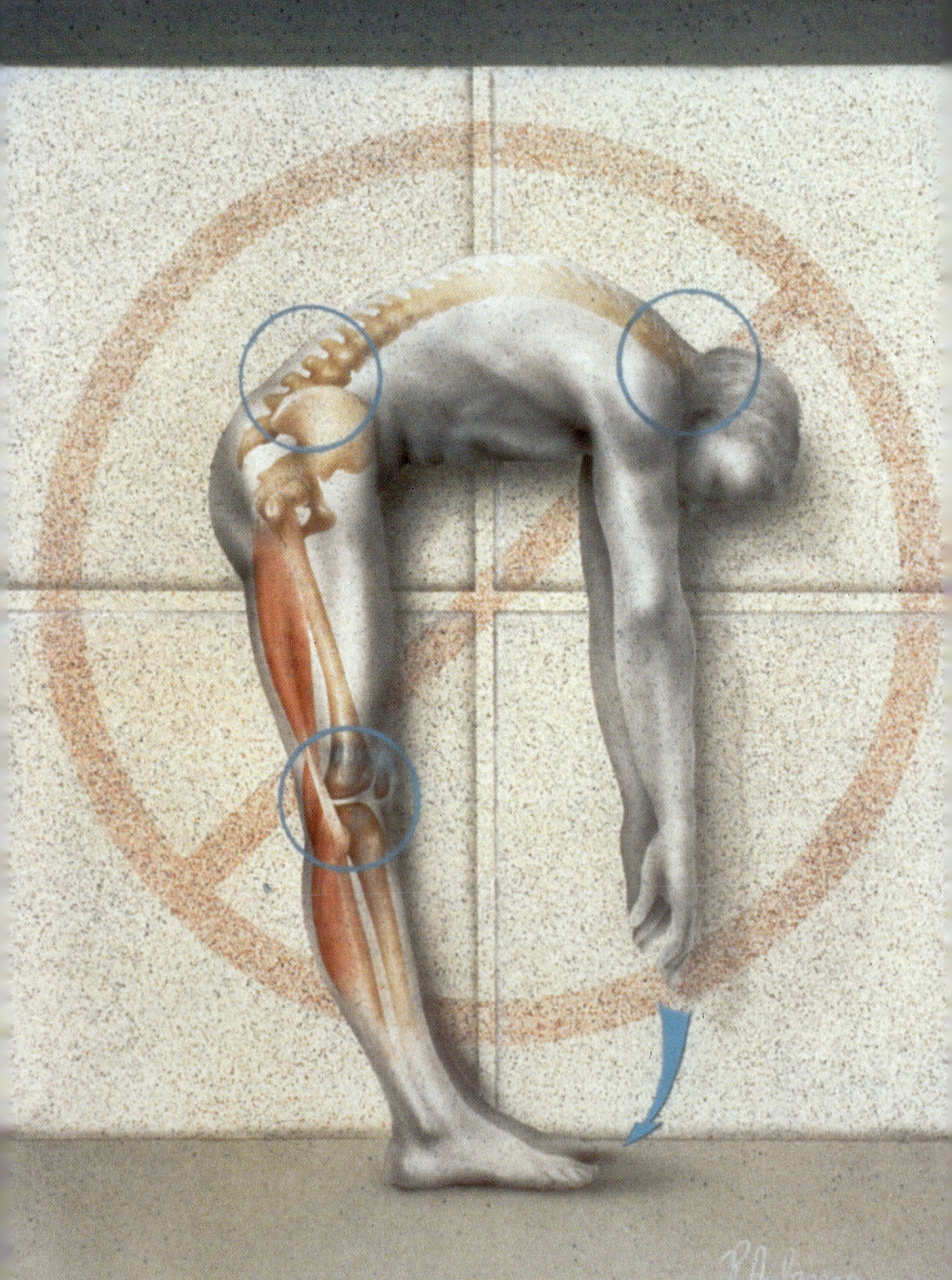

Zora Felicia Storm-Kull

FIT UND BEWEGLICH MIT DER
RÜCKEN
SCHULE

Das ganzheitliche
Trainingsprogramm für den Rücken

SÜDWEST

INHALT

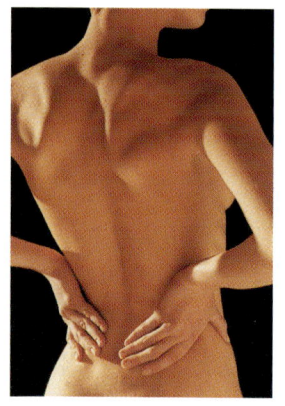

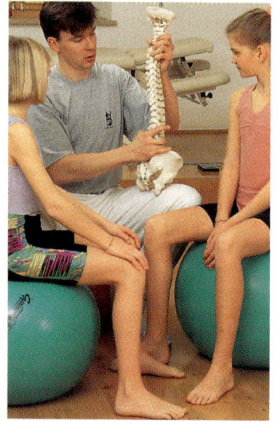

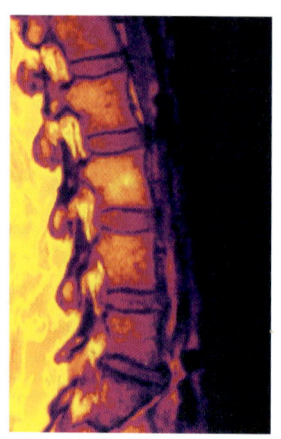

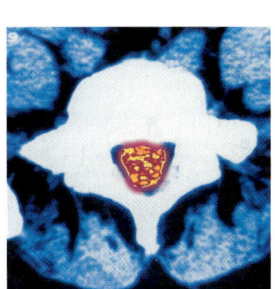

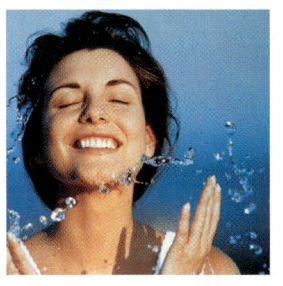

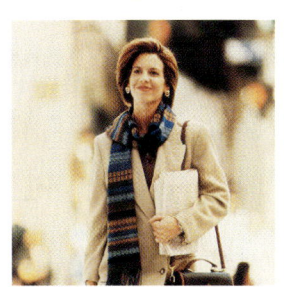

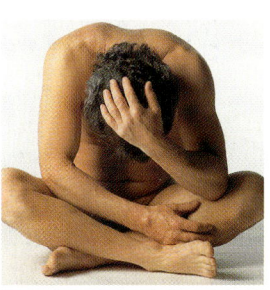

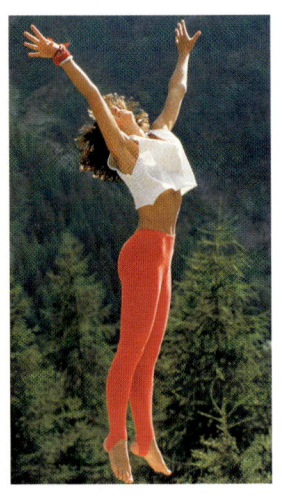

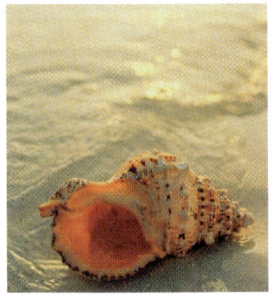

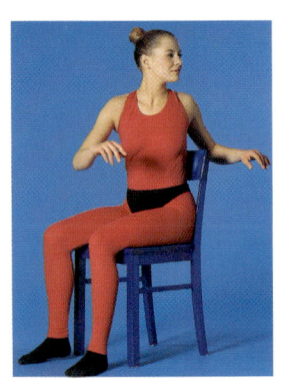

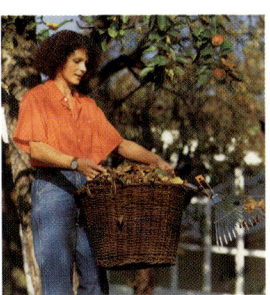

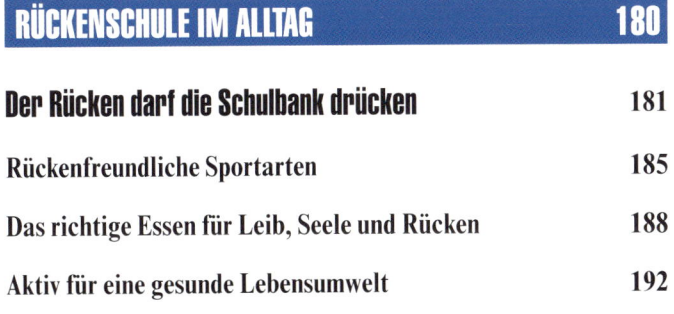
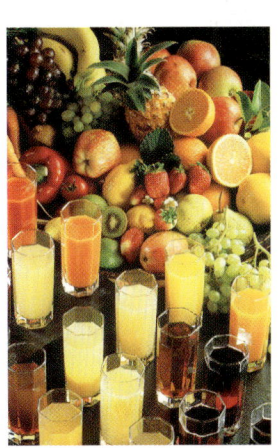

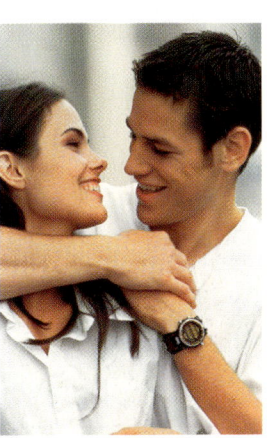

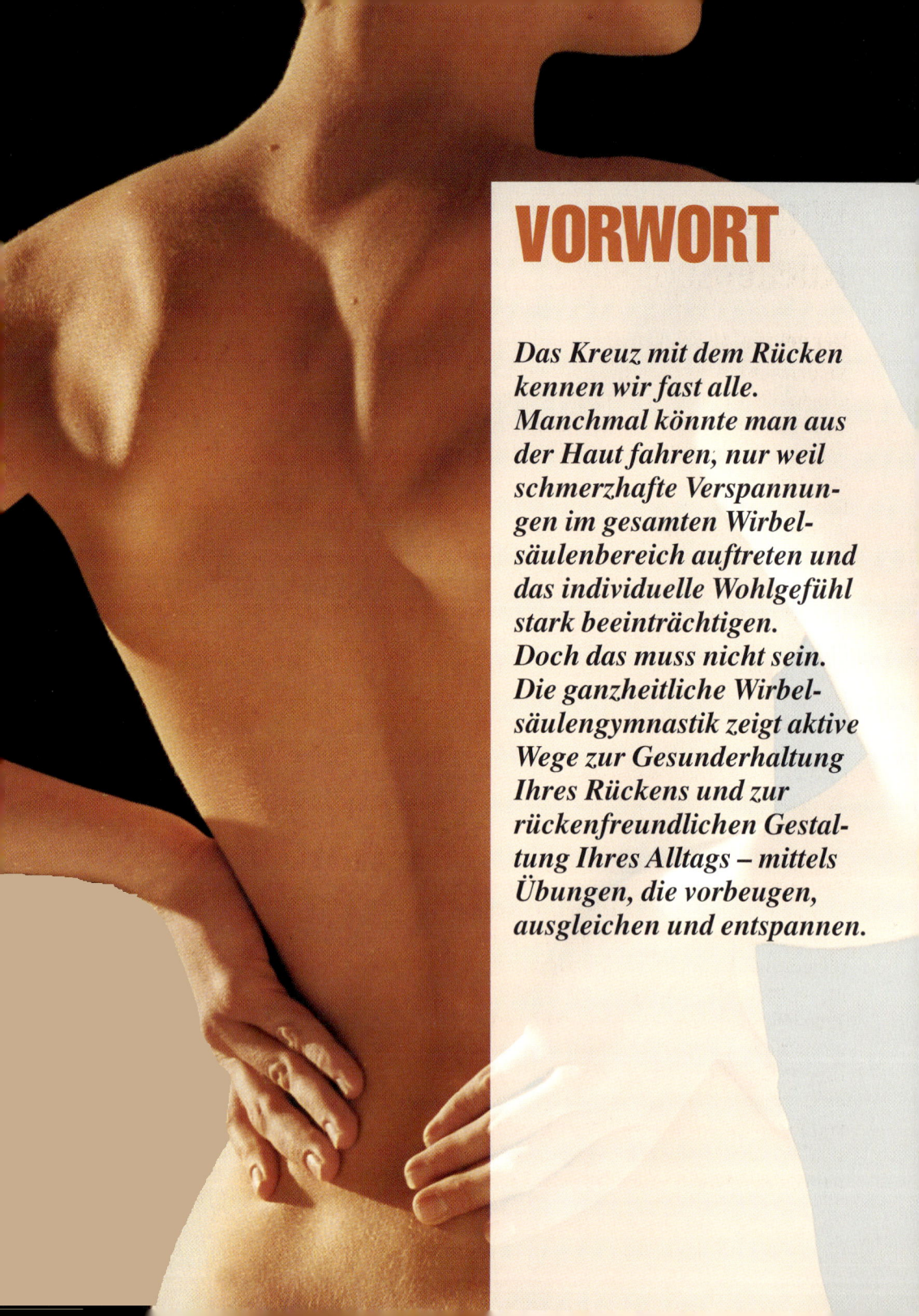

VORWORT

Das Kreuz mit dem Rücken kennen wir fast alle. Manchmal könnte man aus der Haut fahren, nur weil schmerzhafte Verspannungen im gesamten Wirbelsäulenbereich auftreten und das individuelle Wohlgefühl stark beeinträchtigen. Doch das muss nicht sein. Die ganzheitliche Wirbelsäulengymnastik zeigt aktive Wege zur Gesunderhaltung Ihres Rückens und zur rückenfreundlichen Gestaltung Ihres Alltags – mittels Übungen, die vorbeugen, ausgleichen und entspannen.

Willkommen bei der Rückenschule

Der gekränkte Rücken

Vielleicht ist es noch gar nicht so lange her, dass Sie nach einem langen Arbeitstag nichts mehr anderes als Ihren Rücken spürten, und zwar vor Schmerzen. Bewegungsmangel und überwiegend sitzende Lebensweise hinterlassen ihre Spuren, belasten die Bandscheiben und verkrampfen die Rückenmuskulatur. Seelische Kränkungen, Fehlhaltungen und ein überaus rückenfeindliches Verhalten im Alltag tun ihr Übriges, um uns in den Rücken zu fallen. Es ist wahrlich ein Kreuz mit dem Rücken, und nicht nur das!

Die rückwärtige Seite unseres Körpers scheint uns leider völlig unbekannt zu sein. Im Zeitalter der überwiegend visuellen Informationsaufnahme haben wir es verlernt, ein Gespür für unseren Rücken und seine Bedürfnisse zu entwickeln. Er ist ja nicht direkt sichtbar, unser Rücken, deshalb wird er nur allzu leicht vergessen. Erst wenn er lautstark protestiert und unangenehme Schmerzen aussendet, nehmen wir ihn recht kleinlaut wieder zur Kenntnis. Kaum aber hat er sich beruhigt, nehmen wir unser rückenfeindliches Verhalten wieder auf und vergessen ihn.

Ihr Rücken ist ein wichtiger Teil Ihres Körpers sowie Ihrer Persönlichkeit. Daran sollten Sie sich ab und zu liebevoll erinnern, auch wenn Sie Ihren Rücken nicht direkt sehen können.

Die Wirbelsäule – ein großartiger Baum

Stellen Sie sich vor, Ihre Wirbelsäule wäre ein Baum, den Sie frisch in Ihrem Garten angepflanzt haben. Sie würden alles tun, um ihn zu pflegen und zu nähren. Sie würden ihn wahrscheinlich düngen, gießen und auf Sonne und Frost achten, damit er gut gedeihen kann. Wären Sie nicht stolz, wenn Ihr Baum groß und stark wird, gesund ist und allen Wettern trotzt?

Da unser Rücken für uns nicht direkt zu sehen ist, kümmern wir uns nicht weiter um ihn, wie um unseren Baum, sondern lassen ihn »verhungern«. So, wie für den Baum Wasser, Dünger und Sonne wichtig sind, sind für den Rücken Bewegung und Aufmerksamkeit die wichtigste Nahrung, um gesund zu bleiben. Verhärtungen und Verspannungen sind also keineswegs ein unabwendbares Verhängnis. Jederzeit können wir aus dem Kreislauf von Schmerzen, Beschwerden und fehlgeleitetem Alltagsverhalten ausbrechen. Unser Rücken wird es uns danken.

Jedem Rücken kann geholfen werden – doch wie?

Vielleicht fällt Ihnen der Entschluss nicht leicht, endlich etwas für Ihren Rücken zu tun. Denken Sie daran: Sie tun es für sich!

Doch selbst wenn Sie Ihren Baum, also Ihren Rücken, einige Monate, Jahre oder sogar Jahrzehnte vernachlässigt haben, können Sie ihn jederzeit aufpäppeln, bis er sich wieder erholt hat. Das geht natürlich nicht über Nacht. Ihr Bäumchen braucht besondere Pflege, damit es wieder gedeihen kann. Mit Hilfe von gezielten gymnastischen Übungen und einer präventiven Rückenschule ist es möglich, Schmerzen zu lindern, zu beseitigen und den Rücken so aufzubauen, dass er künftig keine Probleme mehr macht. Doch wie sieht die richtige »Aufbaunahrung« für den Rücken aus, wie können Sie welche Übungen gezielt gegen Beschwerden einsetzen?

• Sanfte, entspannende Übungen zur Vorbeugung gegen Rückenbeschwerden und zum Ausgleich gegen Bewegungsmangel lösen lästige Verspannungen, entkrampfen die Muskulatur, verbessern die Haltung, halten die Wirbelsäule beweglich sowie geschmeidig und stärken das Körperempfinden.

• Anregende und aktive Übungen bringen frischen Wind in die sitzgeschädigte Rückenmuskulatur.

• Ergänzt wird das fröhliche Powerpaket durch leichte, flotte Übungen mit dem großen Gymnastikball, dem Flexaband und anderen lustigen Möbeln und Gegenständen aus dem Alltag.

Wollen Sie etwas über ganzheitliche Wellnesstips für Rücken, Leib und Seele erfahren? Wie wäre es mit wohltuenden Partnerübungen, die entspannend wirken und das Körperempfinden stärken? Dazu liefert Ihnen dieses Buch vielfältige Informationen und macht Sie überdies mit den Methoden der Schmerzbewältigung und der Selbstbewusstseinsstärkung bekannt, so dass Sie den künftigen Belastungen des Alltags mit Leichtigkeit entgegentreten können.

Jetzt gleich beginnen

Lernen Sie also Ihren Rücken von seiner besten Seite kennen, und entdecken Sie seine zahlreichen Möglichkeiten, Aufgaben und Funktionen. Lassen Sie sich in die Geheimsprache des Rückens einweihen, und finden Sie anhand dieses Buches den Weg aus dem Wirbeltief. Je eher Sie anfangen, desto besser! Es ist niemals zu spät – heute ist genau der richtige Tag! Verwöhnen Sie Ihren Rücken mit liebevollen, wirkungsvollen Übungen der modernen Wirbelsäulengymnastik – Wirbel für Wirbel Qualität, Wirbel für Wirbel Elastizität, Wirbel für Wirbel Geschmeidigkeit und Gesundheit. Viel Freude beim Üben!

Zögern Sie nicht, fangen Sie so schnell wie möglich mit den Übungen für Ihren Rücken an.

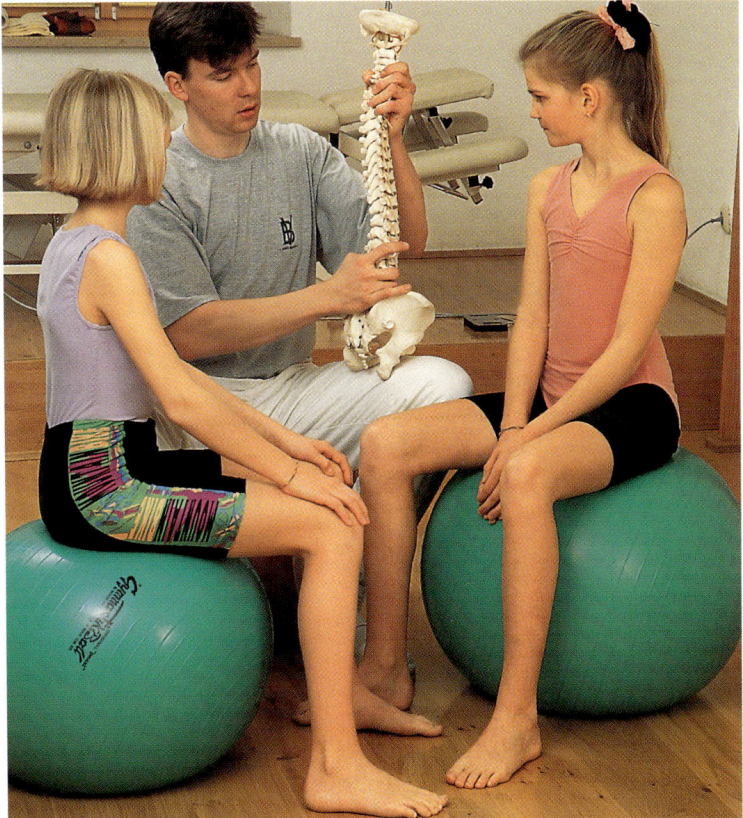

Rückenschule und Wirbelsäulengymnastik sind auch sehr gut für Kinder geeignet. Je früher man beginnt, seinen Rücken zu stärken, und sich rückenschonende Verhaltensweisen im Alltag angewöhnt, desto besser ist man vor Beschwerden im Kreuz geschützt.

11

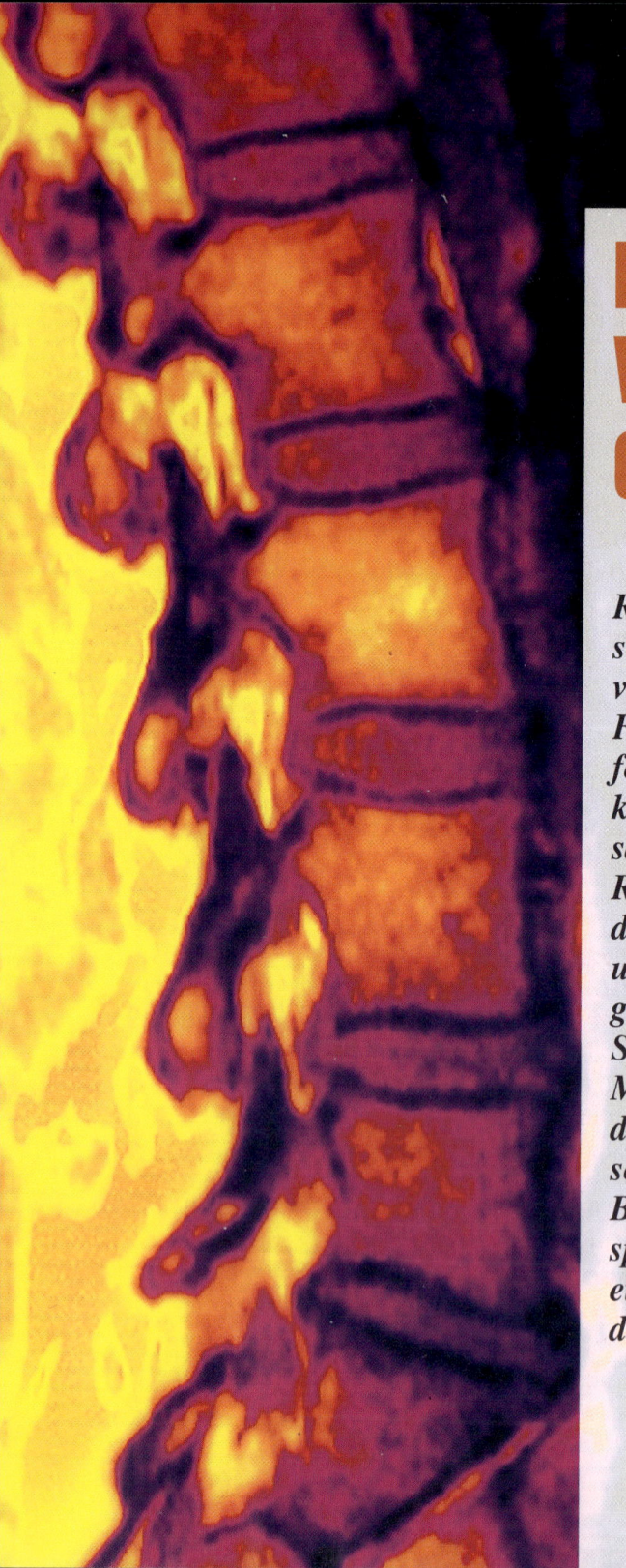

DIE ZIELE DER WIRBELSÄULEN GYMNASTIK

Rückenschmerzen, Haltungs-schäden und Bandscheiben-vorfall sind in erster Linie Folgen unserer bewegungs-feindlichen westlichen Sitz-kultur. Die moderne Wirbel-säulengymnastik und die Rückenschule zielen deshalb darauf ab, dem unterforderten und verkümmerten Bewe-gungsapparat wieder auf die Sprünge zu helfen und den Menschen unter Einbeziehung der emotionalen und seeli-schen Kräfte zu regelmäßigem Bewegungstraining anzu-spornen, was nicht zuletzt einen stärkenden Effekt auf das Selbstbewusstsein hat.

Auf dem Weg zum bewegten Menschen

Prävention – Krankheitsvorbeugung

Was heißt Prävention?

Bewegungsmangel, Fehlhaltungen und rückenfeindliches Verhalten im Alltag verursachen immer häufiger Rückenprobleme. Der Rücken schlägt Alarm. Die moderne Wirbelsäulengymnastik und Rückenschule hat sich zum Ziel gesetzt, neben zahlreichen Übungen gegen Beschwerden und Schmerzen die Prävention (Vorbeugung) in den Vordergrund eines sinnvollen und wirkungsvollen Trainings zu stellen. Prävention bedeutet dreierlei:

- Zum einen soll verhindert werden, dass der gesunde Rücken durch eine künftige einseitige und wirbelsäulenfeindliche Lebensweise in Mitleidenschaft gezogen wird, schließlich krank wird und mit Schmerzen reagiert.
- Zum anderen soll einem schmerzenden Rücken geholfen werden. Dabei ist es gleichgültig, ob nur kurzzeitige Schmerzen auftreten, die z. B. auf zu langes Sitzen zurückzuführen sind, oder ob nach einer ernsthaften Erkrankung wie z. B. einem Bandscheibenvorfall zahlreiche Beschwerden auftreten. In einem solchen Fall verhindert die Prävention das Fortschreiten einer Krankheit und schafft Ausgleich sowie Schmerzlinderung.
- Ein weiteres Ziel ist es, akute Notfallhilfe zu leisten und behandlungsunterstützende Maßnahmen einzuleiten, die schnelle Schmerzlinderung versprechen, aber die ärztliche Versorgung nicht ersetzen.

Wenn Ihr Rücken schmerzt, erzählt er damit eine lange Geschichte von Missachtung und Misshandlung. Je eher Sie sich um Ausgleich und heilende Bedingungen für Ihren Rücken bemühen, desto besser.

Vielfältige Aspekte

Die Prävention schafft den nötigen Bewegungsausgleich zur überwiegend sitzenden Lebensweise und sorgt für Schmerzlinderung, Schmerzreduzierung und zum Teil auch Schmerzbeseitigung. Dem gesunden Rücken wird die Möglichkeit gegeben, gesund zu bleiben. Wer von einem schmerzenden Rücken geplagt wird, dem kann durch die Minderung seines Leidens zu mehr Lebensqualität verholfen werden. Die Prävention umfasst nicht nur ein sinnvoll aufgebautes und individuell abgestimmtes Bewegungstraining, wie es die moderne Wirbelsäulengymnastik bieten kann, sondern auch eine ebenso individuell abgestimmte Rückenschule, die dem Betroffenen dazu dient, rückenfeindliches Verhalten im Alltag zu erkennen und durch gesundheitsfördernde Maßnahmen zu ersetzen. Dazu gehören außer körperlichen Übungen auch mentale Schmerzbewältigungsmethoden, die das Übungsprogramm des Bewegungstrainings unterstützen, fördern und erweitern.

Verhaltens-rezepte, die für alle gelten sollen, passen oft gar nicht recht für jeden. Deshalb will die Rückenschule die individuelle Situation jedes Einzelnen beachten.

Einen weiteren Stellenwert in der Prävention nimmt das psychische Verhalten ein, das das wirbelsäulenfeindliche Verhalten im Alltag sowie zum Teil den körperlichen, seelischen und geistigen Gesamteindruck beeinflusst. Denken Sie dabei nur an Ihre Haltung, die Ihre innere Haltung, Ihren momentanen seelischen Zustand, widerspiegelt.

Verhaltensänderung

Die Verhaltensänderung ist ganz eng mit der Prävention verknüpft; fast könnte man sie als Unterpunkt der Prävention einordnen. Die Rückenschule bietet jedem ein individuelles Programm an. So soll dem Übenden die Möglichkeit gegeben werden, das rückenfeindliche Verhalten im Alltag zu erkennen und durch sinnvolle Bewegungsabläufe, aber auch durch Änderungen in der gesamten Lebensweise zu ersetzen. Dabei ist es nicht nur wichtig, richtige Verhaltensweisen zu erlernen, sondern einen ganz persönlichen, individuellen Weg der rückenfreundlichen Lebensgestaltung zu finden.

Dies unterscheidet die moderne Rückenschule von bisherigen Überlegungen, die rein funktionell ausgerichtet waren, mit denen sich aber der jeweils Betroffene mit seinen speziellen Problemen und Beschwerden nicht identifizieren konnte.

● Die moderne Rückenschule geht davon aus, dass das richtige Verhalten im Alltag zwar erlernt und eingeübt werden kann, dass aber dem Anwender individuelle Gestaltungsmöglichkeiten offen stehen müssen.

- Dazu bietet die Rückenschule verschiedene Methoden und zahlreiche Alternativen an, wie die Alltagsgestaltung aussehen könnte.
- Darüber hinaus fordert die ganzheitliche Rückenschule neue Formen der physischen und psychischen Verknüpfung, um die Verhaltensänderung mit Leib und Seele näher zu bringen.

Eine Verbindung von körperlicher, geistiger und seelischer Ebene erleichtert dem Einzelnen den Zugang zur Wirbelsäulengymnastik sowie Rückenschule und ermutigt ihn, aus dem Teufelskreis des Bewegungsmangels auszubrechen und auch bei der Stange zu bleiben, um die erlernte Verhaltensänderung zu verinnerlichen, sie selbstständig in sein persönliches Umfeld zu übertragen und dort einzusetzen.

Wirbelsäulengymnastik ist die praktische Seite der Rückenschule. Doch auch das Bewusstsein soll angesprochen werden. Denn nur so entfaltet sich eine dauerhafte gesund erhaltende oder heilende Wirkung.

Bewegung

Ein weiteres Ziel in der modernen Wirbelsäulengymnastik und Rückenschule sind die Beseitigung des Bewegungsmangels und der Ausgleich zur überwiegend schädlichen Sitzkultur unserer westlichen Zivilisation. Bewegung ist angesagt! Sie äußert sich in einem auf die Bedürfnisse des modernen Menschen zugeschnittenen Übungsprogramm, das gleichermaßen die individuellen Bedürfnisse von Körper, Geist und Seele berücksichtigt. Einseitige Belastungen, Überlastungen und Fehlbelastungen werden genauso angegangen wie eine schlechte Haltung, allgemeiner Bewegungsmangel und die Folgen von Wirbelsäulenerkrankungen. Zudem soll der Faktor Bewegung nicht nur einen Ausgleich darstellen, sondern so konzipiert sein, dass er jederzeit anwendbar und ausführbar wird.

Bewegung als Grundlage der Lebendigkeit

Das bedeutet, dass die stetige und ständige Bewegung des Körpers, das innere Berühren der Seele und die geistige Flexibilität Ziel der modernen Wirbelsäulengymnastik sind. Bewegung als Fundament der Lebendigkeit, ganzheitlich gesehen und erlebt, stellt das Ziel dar. Nicht nur nach der Arbeit, in der Freizeit oder im Urlaub soll dieses Bewegungsverständnis verinnerlicht werden. Es soll so beschaffen sein, dass es während jeder anderweitigen Tätigkeit ausführbar sowie anwendbar ist und eine immer während Prävention ermöglicht.

Der große Bereich lässt sich in verschiedene Teilbereiche untergliedern: Entspannung und Dehnung, Beweglichkeitsförderung und Kräftigung.

Entspannung und Dehnung

Unser modernes Leben hält uns in Dauerstress und in einer Anspannung, die sich viel zu selten richtig lösen kann. Deshalb sind Lockerung und Entspannung heute besonders wichtig.

Ein einseitig belasteter Rücken und eine verkrampfte Muskulatur bedürfen zunächst der Entkrampfung und Entspannung, um überhaupt wieder funktionstüchtig und anschließend gekräftigt zu werden. Im Gegensatz zur bisherigen wissenschaftlichen Tendenz, die die Kräftigung der Rückenmuskulatur in den Vordergrund des Bewegungstrainings stellte, ergaben neueste Forschungen, dass der Entspannung und Dehnung der größte Stellenwert in der Wirbelsäulengymnastik und Rückenschule zukommt. Eine permanent verkrampfte Muskulatur muss zunächst durch verschiedene Dehn- und Ruhepositionen vorbereitet werden, so dass das akute Missempfinden behoben werden kann. Danach wird die Muskulatur gelockert und entspannt, was sofort spürbare Hilfe bei Beschwerden schafft. Entspannung und Dehnung wirken nicht nur positiv auf die Rückenmuskulatur ein, sondern schaffen die Voraussetzung, dass die Bandscheiben sich erholen können und dass die übrigen Organe ihre optimale Funktionstüchtigkeit erreichen. Stellen Sie sich dabei allein Ihre Atmung vor: Die Entspannung eines verkrampften, verkürzten und gestauchten Körperteils schafft überall im Körper Entlastung. Sie können wieder richtig durchatmen und die Lungenkapazität voll entfalten.

Beweglichkeitsförderung

Die körperliche Unfähigkeit, sich geschmeidig im Wirbelsäulenbereich auszudrücken, macht psychische Blockaden sichtbar, die auftreten, weil Denken, Fühlen und Handeln voneinander getrennt gesehen werden. Die moderne Wirbelsäulengymnastik stellt eine Beziehung zwischen Körper, Geist und Seele her. Dadurch lassen sich die Erstarrungen aufbrechen und beseitigen. Beweglichkeitsförderung bedeutet auch, einen gewissen Grad der Flexibilität zu erreichen, die alle Bereiche des Menschen positiv beeinflusst. Durch spezielle Lockerungs-, Beweglichkeitsförderungs- und Körperwahrnehmungsübungen soll der Körper sensitiv seine Bedürfnisse erkennen und das erübte Wissen in den Alltag integrieren lernen.

Die Bewegungsfeindlichkeit der westlichen Zivilisation

Das Fördern der Beweglichkeit im Wirbelsäulenbereich wurde bisher in der Rückenschule wie auch beim Bewegungsprogramm der Wirbelsäulengymnastik sträflich vernachlässigt. Dabei spielt gerade die Beweglichkeitsförderung eine maßgebliche Rolle bei der Gesunderhaltung des Rückens.

Es ist in den Ländern unserer westlichen Zivilisation bisher nicht möglich gewesen, Wirbelsäule und Rücken geschmeidig und elastisch zu halten. Doch gerade diese Kriterien sind überaus wichtig, um gesund zu bleiben und der Wirbelsäule Nahrung zukommen zu lassen. Unsere westliche Welt ist geprägt von einer körperfeindlichen, kopflastigen Einstellung, die sich in einer verheerenden Erstarrung und Unbeweglichkeit im Wirbelsäulenbereich manifestiert. Hand aufs Herz: Sind Sie in der Lage, Ihr Becken harmonisch und rhythmisch zu schwingen und zu drehen?

Die Beweglichkeitsförderung ist die eigentliche Nahrung der Wirbelsäule, die Gesundheit garantiert, denn erst dadurch wird ein Sprödewerden der Bandscheiben verhindert. Da sich die Bandscheiben nicht selbst mit Nährstoffen versorgen können, sind sie darauf angewiesen, durch Diffusion ernährt zu werden. Diffusion kann aber erst durch Bewegung stattfinden. Findet keine direkte Bewegung, also Beweglichkeit statt, werden die Bandscheiben spröde. Es kann zu einem Bandscheibenvorfall kommen. Die Wirbelsäule droht zu verhungern.

Es führt zu nichts, unsere modernen Lebensverhältnisse einfach zu verdammen. Doch wenn wir deren Einseitigkeit erkennen, können wir uns um Ausgleichsmöglichkeiten bemühen.

Kräftigung

Die Rückenmuskulatur

Bisher wurde der Kräftigung der Rückenmuskulatur ein sehr großer Stellenwert beigemessen. Das ist ausgesprochen einseitig. Zudem ist es der Gesundheit keineswegs förderlich, sondern im Gegenteil eher gefährlich, wenn die Kräftigung vor der Entspannung und Beweglichkeitsförderung ausgeführt wird.

- Die Kräftigung der Muskulatur ist erst dann wünschenswert, wenn die Muskeln gedehnt sowie warm sind und wenn den Bandscheiben sowie der Muskulatur durch Bewegung in Form von Diffusion die wichtigen Nährstoffe zugeführt wurden. Dann ist die Muskulatur geschmeidig und formbar.

Die gesamte Muskulatur ist auf Zusammenspiel und Abstimmung angelegt. Deshalb sollten einzelne Muskelpartien nicht isoliert betrachtet werden.

- Bei der Kräftigung werden gezielt Muskelgruppen angespannt und in Form gebracht, so dass sich im Laufe der Übungszeit ein stützendes Muskelgewebe aufbaut, das gewisse Spannungen aushalten kann und auf einseitige Muskelbelastungen nicht mit Schmerzen reagiert. Erst eine gekräftigte Muskulatur des ganzen Körpers ist in der Lage, das Skelett vorwärts zu bewegen und den Muskeltonus (die Spannungszustände der Muskeln) in großer Bandbreite zu variieren.

Die Bauch- und Beckenbodenmuskulatur

Neben stärkenden Übungen für den Rücken stehen bei der modernen Wirbelsäulengymnastik vor allem Übungen zur Stärkung der Bauch- und Beckenbodenmuskulatur an. Erst eine starke Bauch- und Beckenbodenmuskulatur und eine lockere, beschwingte Rückenmuskulatur zusammen sorgen für einen harmonischen Turnusausgleich im Körper. Die ständig überforderten Rückenmuskeln müssen wieder weich und flüssig werden, die oftmals schlaffen, haltlosen Bauch- und Beckenbodenmuskeln müssen gekräftigt werden. Da die Beckenbodenmuskulatur den gesamten Bauchraum abschließt, eine wichtige Stütz- und Tragefunktion innehat und die Verbindung zwischen Rückseite und Vorderseite des Körpers herstellt, muss vor allem sie stark und widerstandsfähig sein. Doch gerade da hapert es. Diese wichtige Funktion der Beckenbodenmuskulatur wurde bisher nicht erkannt und auch nicht in Verbindung mit einer präventiven Wirbelsäulengymnastik gebracht.

Stärkung des Selbstbewusstseins

Ein weiterer wichtiger Bereich der modernen Wirbelsäulengymnastik und Rückenschule ist der psychische Ausgleich des Menschen. Die Psyche nimmt sehr großen Einfluss auf die innere wie äußere Haltung und verursacht so manche Beschwerden und Schmerzen.

Für eine positive Lebenseinstellung

Oftmals bilden mangelndes Selbstbewusstsein, negative Lebenseinstellung, Stress und negative Emotionen, die nicht verarbeitet werden können, das Grundgerüst für einen kranken, schmerzanfälligen Rücken und eine schlechte Haltung. Die Wirbelsäulengymnastik und Rückenschule haben es sich deshalb zum Ziel gesetzt, den psychischen Bereich genauer unter die Lupe zu nehmen und neben rein körperbetonten Übungen für den Rücken eine Reihe von Übungen für das Selbstbewusstsein, die Stärkung des Ichs, den sinnvollen Umgang mit Stress und eine positivere und optimistische Lebenseinstellung mit einzubeziehen.

Im Rahmen der Rückenschule können Sie lernen, wie Sie über eine Stärkung Ihres Selbstbewusstseins die Gesundheit Ihres Rückens positiv beeinflussen können.

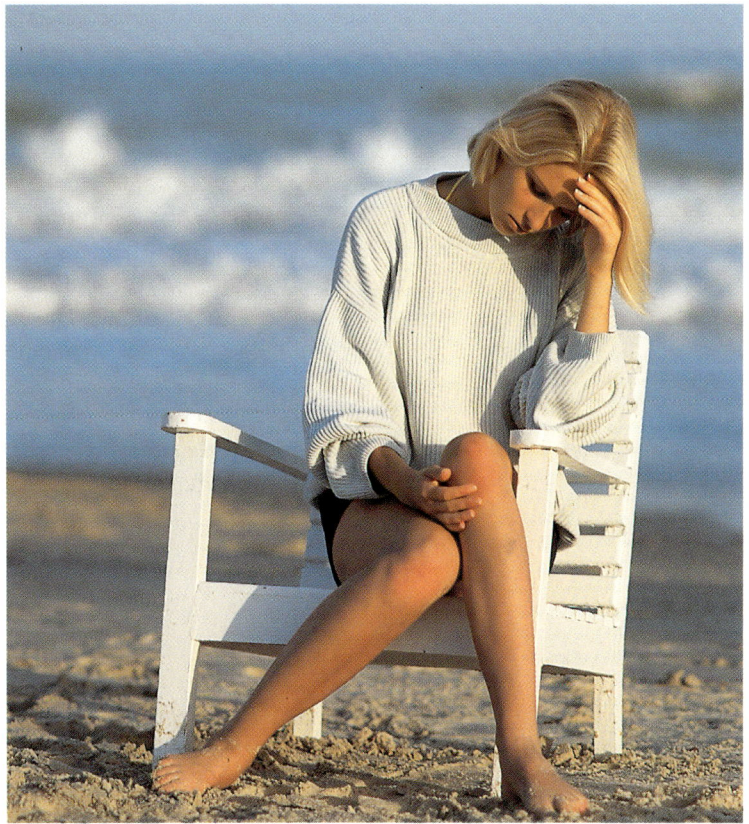

Depressive Stimmung, Kummer, Überarbeitung und nicht bewältigte Probleme sieht man einem Menschen meist schon an seiner Körperhaltung an: Der Rücken ist gebeugt, die Schultern hängen ...

19

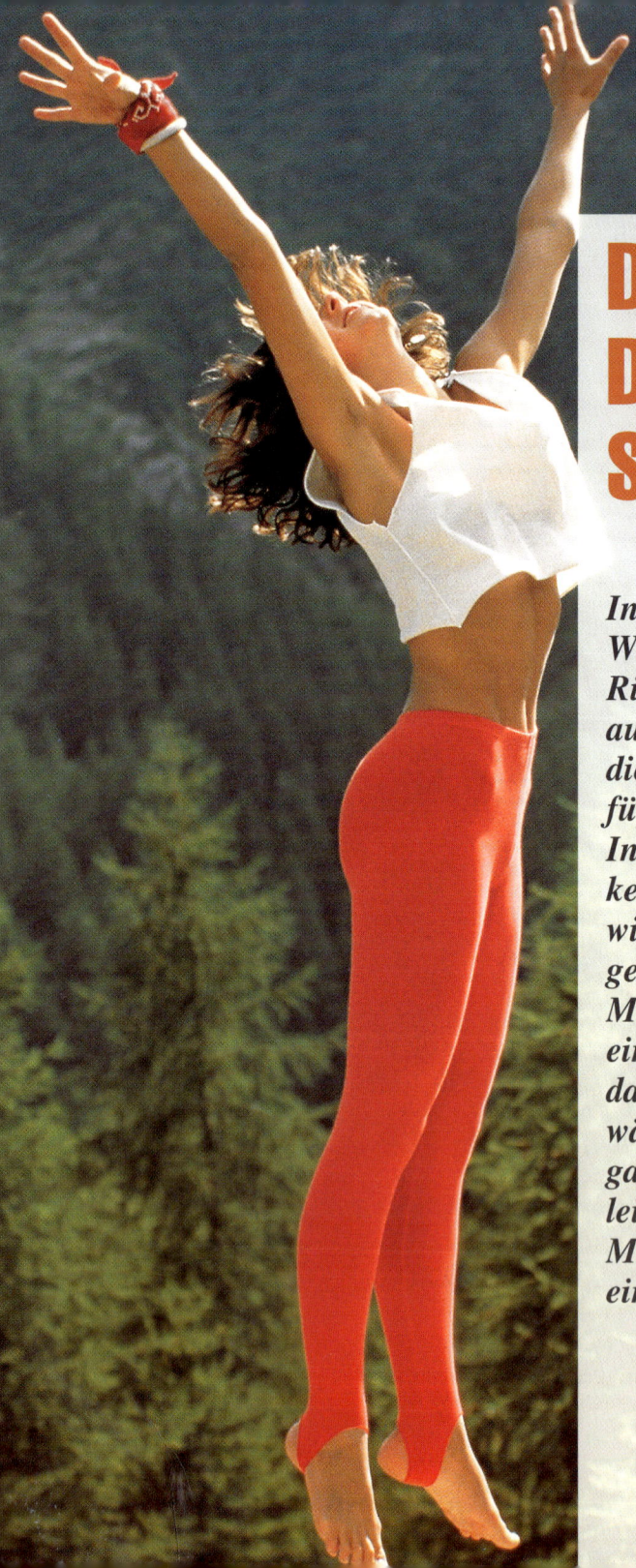

DIE VORTEILE DER RÜCKEN- SCHULE

In der Vergangenheit waren Wirbelsäulengymnastik und Rückenschule allzu stark auf anatomische Details und die »Richtigkeit« der auszuführenden Übungen fixiert. Inzwischen wurde ein stärkeres Bewusstsein dafür entwickelt, dass solche Übungen in einen überzeugenden Motivationszusammenhang eingebettet sein müssen, um dauerhaften Erfolg zu gewährleisten. Im Zuge eines ganzheitlichen Ansatzes verleiht die Bilder schaffende Macht der Gedanken eine enorme Schubkraft.

Ein gesunder Rücken bringt Entzücken

Urlaub für die Wirbelsäule

Würden Sie nicht auch lieber in den Urlaub fahren, als sich schon wieder um die schmerzende Wirbelsäule zu kümmern, die »lautstark« protestiert und mit der Sie so gar nicht zufrieden sind? Ach, das wäre jetzt herrlich! Im Urlaub geht es auch dem Rücken besser. Wenn Sie doch nur schon dort wären … Stellen wir uns doch einmal einen Ihrer Urlaubstage vor: Sie würden im feinen Sand an einem romantischen Palmenstrand liegen und den warmen Wind über Ihre Haut wehen lassen. Von weitem würden Sie das gleichmäßige Rauschen des Meeres hören und spüren, wie die Wellen Ihre Füße necken. Ganz gemütlich würden Sie die Beine aufstellen, den Wind mit Ihrem Atem einfangen und Ihr Gesäß noch ein bisschen tiefer in den angenehm warmen Sand graben. Ganz sanft und behutsam würden Sie mit Ihrem Becken nach rechts und nach links schaukeln.

Raus aus dem alltäglichen Trott und den immer gleichen einseitigen Belastungen! Gönnen Sie auch Ihrem Rücken mal einen richtigen Urlaub!

Ein Traum? Im Gegenteil: Soeben haben Sie eine erste Übung für Ihre Wirbelsäule ausgeführt!

So einfach ist das. Und genauso einfach werden Sie es in Zukunft haben, wenn Sie die Übungen der Wirbelsäulengymnastik ausführen und den Ratschlägen der Rückenschule folgen. Bewegung für die Wirbelsäule bedeutet also nicht nur, dem Rücken wichtige Nahrung zukommen zu lassen, um gesund zu bleiben oder gesund zu werden, sondern es bedeutet auch, einfach einmal Urlaub zu machen.

Wie eine Blume der Sonne entgegenwachsen

Egal, wo auch immer Sie jetzt sein mögen, kommen Sie kurz mit auf eine wunderbare Reise. Verlassen Sie den Ort der Gewohnheit, wo nichts Außergewöhnliches geschehen wird, wo Sie nur alte Routine erwartet, wo Ihr Gehirn keine neuen Informationen aufnehmen kann. Lesen Sie die nächsten Zeilen, klappen Sie das Buch dann zu, und führen Sie Ihre erste Übung für den Rücken aus.

Stellen Sie sich vor: Der zarte Wind des Frühlings weht über einen blumigen Garten, in dem sich schöne und duftende Blüten der Sonne entgegenstrecken. Suchen Sie sich eine von den Blumen aus. Ihre Wirbelsäule ist wie der grüne Stängel Ihrer Blume. Wirbel für Wirbel entfalten Sie Ihre Wirbelsäule und richten sie auf, so, als ob die Blume der Sonne entgegenwächst. Ihr Kopf ist wie die schöne Blüte, die im Sonnenschein ihren Kelch entfalten kann. Jetzt lassen Sie ganz locker die Schultern hängen und stellen sich vor, mit jedem Atemzug neue Energie in den Körper zu tanken.

Verinnerlichen Sie sich dieses Bild, und führen Sie die Übung aus.

Das Geheimnis des ganzheitlichen Rückentrainings

Unsere Vorstellung hat einen unmittelbaren Einfluss auf unser Befinden und unseren Körper. Wenn wir ganzheitlich etwas verändern wollen, können wir uns unsere Vorstellungen zunutze machen.

Haben Sie die Übung ausgeführt? Selbst wenn Sie es nicht getan haben, hat Ihr Gehirn das Gelesene aufgenommen und verinnerlicht. Ganz deutlich konnten Sie sich das Bild der Blume vorstellen. Vielleicht spürten Sie ja auch den Wind, der über Sie wehte, oder die warmen Sonnenstrahlen. Oder Sie hörten in Gedanken die Bienen summen und rochen den Blütenduft. Was geschah während dieser Vorstellung in Ihrem Körper?

- Mit all Ihren Sinnen (Ohren, Augen, Nase, Haut) nahmen Sie die Vorstellung auf und meldeten Sie Ihrem Gehirn.
- Das Gehirn sortierte die Information und ordnete sie unter »schöne, angenehme Vorstellung« ein.

> **Merke**
>
> Ganzheitliches Rückentraining bedeutet, mit Leib und Seele zu trainieren, so dass es dem Körper leichter gelingt, das Training aufzunehmen, durchzuführen, zu wiederholen und eine Verhaltensänderung zu begünstigen!
> Ganzheitliches Rückentraining bedeutet auch, sich mit einer Übung sinnlich zu identifizieren und eine Änderung der krank machenden Lebensgewohnheiten mit Lust und Wohlgefühl herbeizusehnen.

- Dann wurde ein Feedback übermittelt, nämlich: schön – gut – ungefährlich – Entwarnung – Entspannung! Folglich konnten sämtliche Anspannungen im Körper gelöst werden.
- Es wurden neue Gefühle freigesetzt: Wohlgefühl, Lust, gute Laune! Sie sind die besten Voraussetzungen für ein lustvolles Training und ein Anreiz zur Änderung rückenfeindlicher Lebensgewohnheiten.

Die Elemente des ganzheitlichen Trainings

Das ganzheitliche Training basiert auf drei Grundpfeilern. Sie bilden nicht nur das Fundament der modernen Wirbelsäulengymnastik und Rückenschule, sondern stellen auch den Bezugspunkt für das weitere Verhalten im Alltag dar.

Wenn Sie verbissen und mit eiserner Disziplin trainieren, bekommen Sie kaum das Gefühl, sich damit etwas wirklich Gutes zu tun.

- Das körperliche Training leitet einen Ausgleich zu zivilisationsbedingten Beschwerden ein und bewirkt Schmerzlinderung, Beschwerdefreiheit und ein harmonisches Gleichgewicht im Körper. Das körperliche Wohl steht im Vordergrund einer jeden Übung.
- Das mentale Training hat zur Aufgabe, über geistige Kräfte, Visualisierungen, Phantasiereisen, gelenkte Vorstellungen und mit allen Sinnen erfahrbar gemachte Verinnerlichungen nicht nur die Beschwerdefreiheit zu unterstützen, sondern auch geistige Beweglichkeit darzustellen und auszudrücken. Diese Flexibilität mündet in einem positiven Entschluss, künftige Probleme zielgerichtet anzugehen. Die Bereitschaft, sich durch Phantasie und Vorstellungskraft von Schmerzen und Problemen zu lösen, wird geweckt, so dass Schwierigkeiten künftig als lösbare Herausforderungen angesehen werden können und nicht schicksalsergeben hingenommen werden müssen. Ferner löst das Üben mit Hilfe der Vorstellungskraft eine enorme Übungsmotivation aus. Dadurch kann der Übende länger »am Ball« bleiben und trainiert mit einem positiven Gefühl im Hintergrund. Dieses positive Gefühl ist dann die Ursache für eine Bejahung der Verhaltensänderung.
- Ein nicht zu verachtender Faktor ist das seelische Potential, das hier ganz salopp Wohlgefühl genannt wurde. Das Wohlgefühl, das bei einer Übung empfunden wird und das nicht nur durch das körper-

liche Üben, sondern vor allem, fast ausschließlich durch das veränderte, phantasievolle Üben mit allen Sinnen ausgedrückt wird, verleiht dem Übenden eine positive seelische Stärkung.

Körperliches und geistig-seelisches Wohlgefühl

Die für die einzelnen Übungen beschriebenen Vorstellungen und »Urlaubsziele« sollen nur Anregungen sein. Lassen Sie Ihrer Phantasie freien Lauf, und entwickeln Sie eigene Bilder.

Aus diesem Grunde werden wir in diesem Buch eigentlich dauernd zusammen »in den Urlaub fahren«. Ich werde jede Übung so gestalten, dass sie nicht nur positiv auf Ihren Körper einwirkt, sondern dass sie auch die Beweglichkeit Ihres Geistes anregt. Von diesem Angebot können Sie jederzeit Gebrauch machen. Wenn Sie sich in ein bestimmtes anregendes oder entspannendes geistiges Bild hineinversetzen, werden Sie zum körperlichen ein seelisches Wohlgefühl empfinden. Mit der Zeit wird Ihnen dieser »Urlaubsteil« beim Üben so vertraut vorkommen, dass Sie beginnen werden, die »Urlaubsimpressionen« zu variieren. Besser noch: Sie werden Ihre eigenen Vorstellungen entwickeln und bald gar nicht mehr anders trainieren wollen.

> **Merke**
>
> Körperliches und mentales Training sowie das seelische Potenzial sind die drei Säulen des ganzheitlichen Trainings. Ihre Vernetzung schafft umfassendes Wohlgefühl und ist der Garant für durchgreifende Verhaltensänderungen im Alltag.

Der Einfluss des Gehirns auf den gesamten Körper

Sie werden es nicht für möglich halten, aber der »Kurzurlaub« für die Wirbelsäule hat noch ganz andere Vorteile: Das, was Sie Ihrem Gehirn in Form einer Vorstellung, einer Visualisierung oder einer geleiteten Phantasie geben, wird von Ihrem Gehirn als real angesehen. Wenn Sie sich also während der Übungsausführung vorstellen, die herrliche Bergwelt zu beobachten, dann reagiert Ihr Körper so, als ob Sie tatsächlich in den Bergen wären. Die mit allen Sinnen erfahrbar

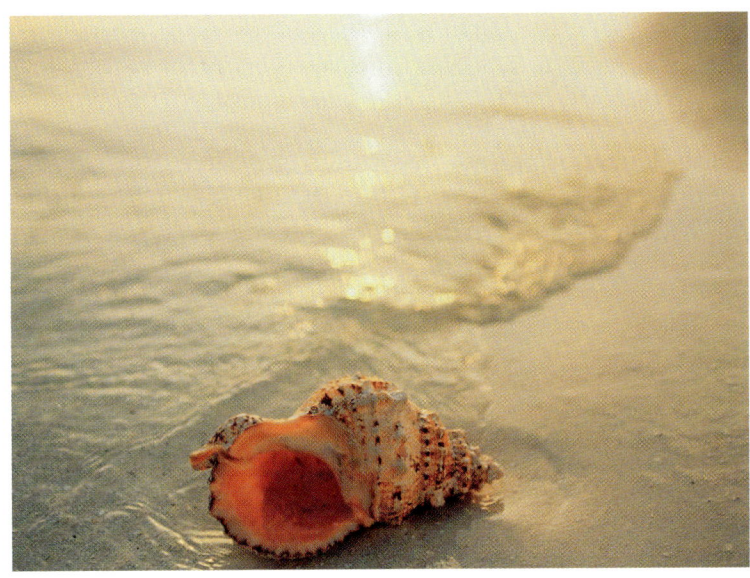

Jeder Mensch stellt sich beim Begriff »Urlaub« etwas anderes vor: einen Sonnenuntergang am Meer, eine blühende Almwiese im Gebirge, ein Picknick im Wald, ein Flugzeug über den Wolken …

gemachte Vorstellung wird dem Gehirn gemeldet. Das Gehirn schickt die Botschaft an den ausführenden Körper, d. h., die Muskulatur entkrampft sich, die Atmung wird tiefer, der Pulsschlag beruhigt sich, der Blutdruck normalisiert sich. Es geschieht all das, was ein wirklicher Aufenthalt in den Bergen bei Ihnen auslösen würde. Sie erleben eine phänomenale Erholung, während Ihr Körper trainiert.

Sie können sich aber auch vorstellen, mit einem schnellen Motorboot über das Meer zu zischen. Dann erhöht sich der Pulsschlag, die Atmung wird schneller, der Muskeltonus erhöht sich gleichermaßen. Diese anregende Vorstellung kann z. B. Menschen helfen, die einen permanent niedrigen Blutdruck haben oder sich ständig unterfordert fühlen. In beiden Fällen sendet das Gehirn dem Körper ein Wohlgefühl.

Finden Sie die Vorstellungen, die Ihren Bedürfnissen am meisten entsprechen. An der Reaktion Ihres ganzen Organismus spüren Sie sehr schnell, wenn Sie mit Ihren Bedürfnissen im Einklang sind.

Das Gehirn freut sich über Bilder

Sie wissen selbst, was die Vorstellung von Urlaub in Ihnen bewirkt. Plötzlich fühlen Sie sich locker und frei, erfrischt und neugierig, oder Sie spüren, wie sämtlicher Ballast von Ihnen abfällt und Sie sich entspannt und beruhigt fühlen. Genau das ist der Vorteil eines ganzheitlichen Trainings. Das Thema »Urlaub« ist aber nicht allein Träger des ganzheitlichen Trainings. Um einen wirklich positiven Übungseffekt zu erzielen, kann jede Übung konkret mit Bildern angeleitet werden. Das hat enorme Vorteile.

Wenn Sie beim Üben ein Wohlgefühl empfinden, können Sie sicher sein: In diesem Augenblick profitieren Sie mit Ihrer ganzen Persönlichkeit von Ihrer Aktivität.

Stellen Sie sich z. B. vor, Sie müssten die Arme nach oben nehmen. Wie würden Sie die Übung ausführen? Wahrscheinlich so, wie es Ihnen gerade in den Sinn kommt. Sie strecken also die Arme nach oben. Um aber eine wirklich positive Wirkung zu erzielen, müsste ich die Übung genauer definieren. Ich könnte angeben: »Strecken Sie die Arme ganz weit nach oben.« Wenn ich aber jetzt sagen würde: »Strecken Sie die Arme so weit hinauf, als wollten Sie in die luftigen Wolken am blauen Himmel fassen!«, dann wüssten Sie gleich, was Sie tun sollen. Ihr Gehirn würde Ihnen sofort das Bild eines blauen Wolkenhimmels übermitteln. Dieses konkrete bildhafte Lernen macht es möglich, eine Übung exakt auszuführen und dabei noch gute Laune zu empfinden, die dann zur Motivation wird weiterzumachen (die Vorstellung von einem blauen Himmel mit weißen Federwölkchen macht gute Laune).

Rechte und linke Gehirnhälfte unterstützen das Üben

Die linke Gehirnhälfte ist für das rationale, abstrakte Denken zuständig, während die rechte das bildhafte Sehen und die Orientierung im Raum steuert. Überlasten Sie die linke Gehirnhälfte, reagiert Ihr Gehirn mit Überforderung, während sich die rechte Hälfte langweilt. Eine konkrete bildhafte Übungsvorstellung lässt Sie wesentliche Sachverhalte besser und schneller erfassen, begreifen und ausführen. An ein Bild können Sie sich auch viel leichter erinnern.

Merke

Das Gehirn liebt keine öde Abstraktion. Im Gegenteil, es freut sich über jedes Bild, das ihm das Lernen und Ausführen einer Sache erleichtert. Es braucht einen konkreten, bekannten Bezugspunkt, um dann abstrahieren zu können. Das Gehirn ist nämlich clever: Es sieht nicht ein, warum es einzig seine linke Gehirnhälfte schuften lassen soll.

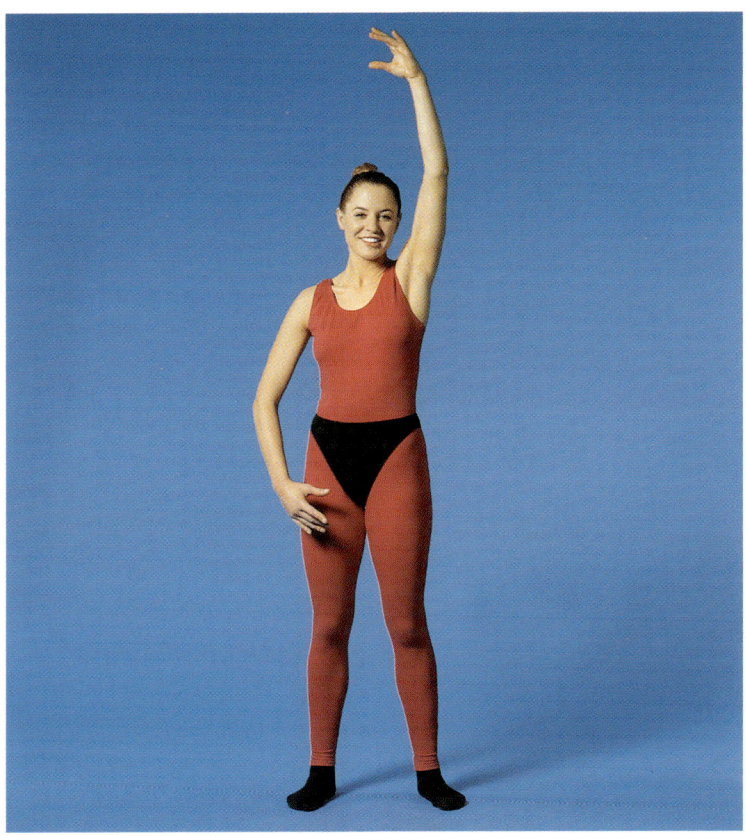

Nutzen Sie Ihre Vorstellungskraft, und greifen Sie nach den Wolken. Dabei wird Ihre Wirbelsäule automatisch aufgerichtet und gestreckt.

Individuelle Interpretation

Diesen einfachen Sachverhalt macht sich die moderne Wirbelsäulengymnastik und Rückenschule zu Eigen, so dass es für Sie so sein wird, als ob ich an Ihrer Seite wäre, um Ihnen die Übung persönlich zu erklären. Jetzt können Sie sicher sein, dass Sie jede Übung individuell richtig ausführen, indem Sie den angegebenen Übungstext nach eigenem Ermessen interpretieren. Wenn es also heißt, die Arme so hoch zu nehmen, dass die Wolken berührt werden können, dann führen Sie die Übung richtig aus, weil Sie wissen, wie hoch Wolken sein können, und weil Sie Lust haben, einmal am untersten Zipfel einer Wolke zu ziehen.

Keine Angst vor den Übungen – Sie werden sie sicherlich instinktiv richtig ausführen.

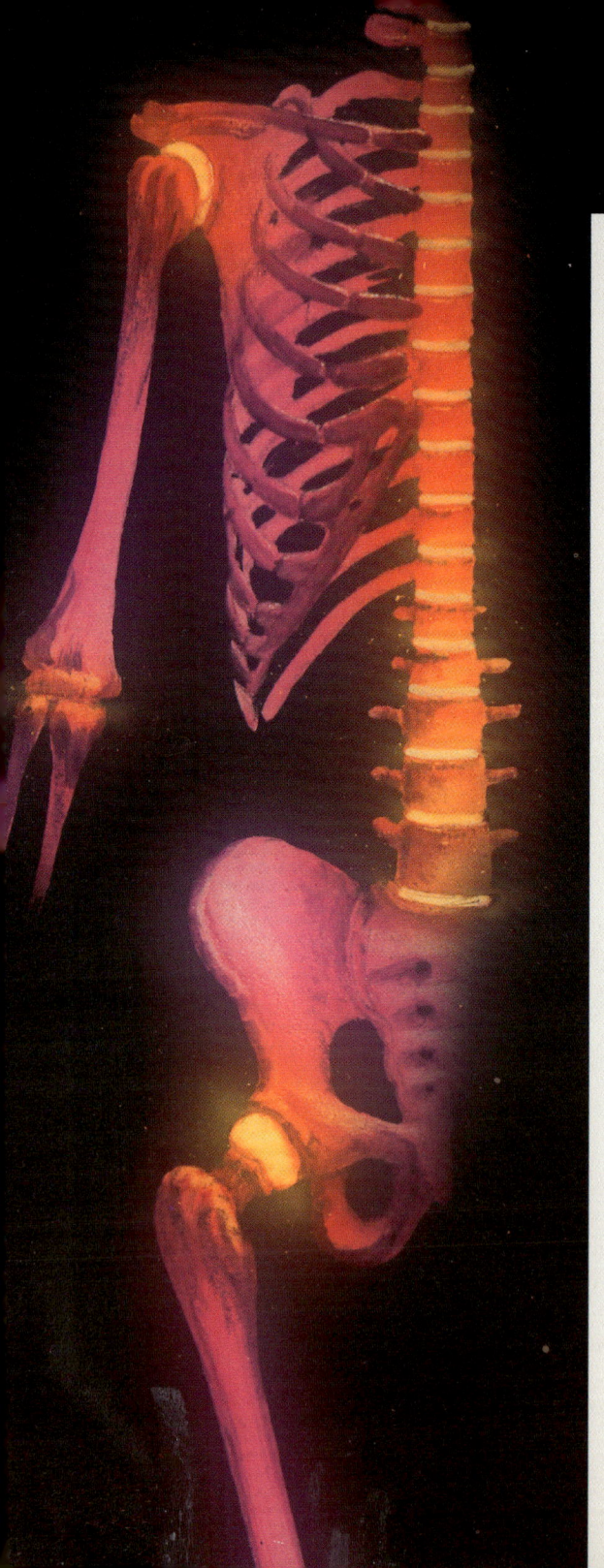

DAS INNENLEBEN DES RÜCKENS

Der Rücken führt ein bewegtes Innenleben. An ihm sind vor allem die Hals-, Brust- und Lendenwirbel beteiligt. In welcher Weise sie mit weiteren Bestandteilen der Wirbelsäule verbunden sind, welche Aufgaben sie im Gefüge des Bewegungsapparates erfüllen und welche Folgen Beeinträchtigungen ihrer Funktion zeitigen können, erfahren Sie in diesem Kapitel.

Anatomie und Aufgaben der Wirbelsäule

Wo bist du, Wirbelsäule?

Bevor ich Ihnen den Aufbau der Wirbelsäule erklären möchte, berühren Sie Ihre Wirbelsäule. Versuchen Sie, dem Weg der einzelnen Wirbel zu folgen und Ihre Wirbelsäule durch Tasten kennen zu lernen. Kaum jemand kennt die Wirbelsäule, und kaum jemand ist in der Lage, die verschiedenen Abschnitte der Wirbelsäule zu bestimmen. Wenn ich in meinen Kursen die Teilnehmer bitte, die Lendenwirbel mit der Hand zu bestimmen, werden diese sehr unterschiedlich lokalisiert. So werden die Lendenwirbel z. B. auch im oberen Bereich der Brustwirbelsäule vermutet. Dies macht deutlich, dass wir überhaupt kein Verhältnis zu unserer Wirbelsäule und zu unserem Rücken haben. Erst wenn Schmerzen auftreten, schenken wir der Wirbelsäule die nötige Aufmerksamkeit. Dann ist es meistens zu spät. Versuchen Sie einmal, die einzelnen Wirbel zu ertasten und sich vorzustellen, wie weit die Wirbelsäule hinaufreicht und wo ihr Ende zu finden ist. Wenn Sie sich mit dem Bauch auf den Boden legen, können Sie Ihre Lendenwirbelsäule am besten abtasten. Sie liegt im »Wirbelsäulental«, kurz bevor es auf den großen »Berg Gesäß« heraufführt.

Meistens beschäftigen wir uns mit unserem Körper erst, wenn er Probleme macht und droht, das Leben, das wir ihm zumuten, nicht mehr mitzumachen.

Aufbau der Wirbelsäule und der Bandscheiben

Die Wirbel

Sieben Halswirbel, zwölf Brustwirbel, fünf Lendenwirbel, weitere neun zusammengewachsene Wirbel als Kreuzbein und Steißbein bilden zusammen mit den Bandscheiben die Wirbelsäule. Die knöchernen Wirbel sind durch Gelenke miteinander verbunden und mit Sehnen und Bändern versehen. Dadurch werden alle Wirbel sehr fest zusammengehalten. Alle Wirbelkörper gemeinsam bilden den tragenden Teil der Wirbelsäule und sind übereinander angeordnet.

Wirbelbogen und Wirbelloch

Vom einzelnen Wirbelkörper geht nach hinten der Wirbelbogen aus, der in einem Dornfortsatz endet. Wenn Sie sich an einen Stegosaurier erinnern, bekommen Sie eine Vorstellung von den Dornfortsätzen. Einzig dieser Dornfortsatz ist beim Tasten spürbar. Probieren Sie es gleich noch einmal aus. Bei den Brustwirbeln fällt er sehr flach ab. Seitlich folgen dem Wirbelbogen die Querfortsätze. In der Mitte zwischen Wirbelkörper und Wirbelbogen befindet sich das Wirbelloch; übereinander angeordnet bilden die Wirbellöcher den Wirbelkanal, in dem sich das Rückenmark befindet.

Die Zwischenwirbelscheiben

Lernen Sie Ihre Wirbelsäule kennen, achten Sie sie, und hören Sie auf ihre Wünsche. So stellen Sie eine harmonische, verlässliche Beziehung zu ihr her.

Die Wirbelsäule ist, verglichen mit dem Stamm des Baumes, der Stamm des menschlichen Knochengerüsts; zusammen mit den Rippen und dem Brustbein bildet sie das Achsenskelett. Zwischen den Wirbelkörpern befinden sich die Zwischenwirbelscheiben, die sogenannten Bandscheiben. Sie bestehen aus einem knorpeligen, bindegewebigen Ring (Anulus fibrosus) und einem gallertartigen, halbflüssigen Kern (Nucleus pulposus).
Zwischen den ersten beiden Halswirbelknochen fehlt die Bandscheibe. Alle Bandscheiben zusammen machen ungefähr ein Drittel der Wirbelsäule aus.

Die S-Form

Wenn man die Wirbelsäule von der Seite betrachtet, fällt ihre S-Form auf. Sie weist zwei verschiedene Krümmungsarten auf: die mit Wölbung nach vorne (Lordose) und die mit Wölbung nach hinten (Kyphose). An der Brustwirbelsäule tritt eine Kyphose auf, während die Lendenwirbelsäule und die Halswirbelsäule eine Lordose aufweisen. Eine sehr starke Kyphose tritt zwischen Kreuz- und Steißbein auf. Betrachtet man die Wirbelsäule von vorne, fällt ihre leicht pyramidenähnliche Anordnung auf.
Die großen, starken Wirbel bilden die Lendenwirbelsäule und sitzen auf dem Kreuzbein wie auf einem Fundament. Nach oben hin wird die Wirbelsäule schmäler. Bei vielen Menschen weist sie infolge von Fehlhaltungen oder auch unterschiedlich langen Beinen seitliche Abweichungen auf.

Funktionen der Wirbelsäule und der Bandscheiben

Stütz- und Tragefunktion

Die Wirbelsäule bildet die zentrale Achse des Skeletts. An ihr sind zahlreiche andere Skelettteile wie Schultergürtel und Rippen sowie Muskeln, Bänder und Sehnen angebracht. Sie bildet das Fundament für das aufrechte Balancieren des Kopfes und für die gesamte aufrechte Haltung. Der auf sie einwirkende Druck – durch Tragen und Halten der übrigen Körperteile, Tragen des Körpergewichts und von außen einwirkende Belastungen ausgelöst – muss ausgeglichen werden und gleichmäßig über das Becken, die Kniegelenke, Ober- und Unterschenkel bis auf die Füße verteilt werden. Sie sorgt also für einen körperfreundlichen und kraftsparenden Ausgleich von Druck und Gewicht. Dabei geht es um den sparsamsten Einsatz von Energie, so dass der Muskeltonus in Harmonie gehalten werden kann.

Die Bandscheiben wirken als Puffer zwischen den Wirbelkörpern. Der spürbare einseitige Druck, der sich z. B. beim Sitzen ergibt und auf die Bandscheiben einwirkt, wird vom Faserring aufgefangen und in kraftsparenden Zug umgewandelt, d. h., der Faserring widersteht dem Druck nur deshalb, weil sich die Kollagenfasern auseinander ziehen und sich dabei verformen. Es entsteht ein Zug. Durch ihre Elastizität sind sie aber imstande, ihre Aufgabe jederzeit zu erfüllen und sich wieder in die Ausgangsposition zu begeben. Bei diesem Wechselspiel verliert die Bandscheibe Flüssigkeit und schrumpft zusammen. Deshalb kann es durchaus sein, dass wir nach einem langen Arbeitstag kleiner sind. Über Nacht und in liegender Ruheposition können sich die Bandscheiben wieder erholen.

Bandscheiben sind auf hohe Belastungen ausgelegt. Doch sie brauchen ausgleichende Bewegung, damit sie nicht vorzeitig verschleißen.

Beweglichkeit

Der Aufbau der Wirbelsäule ist auch so beschaffen, dass sich der Mensch sicher fortbewegen und dabei flexibel agieren kann. Die S-Form der Wirbelsäule tut dazu ihr Übriges: Ein starrer, gerader Stock bricht eben viel schneller als ein gebogener, der auf Druck von außen besser reagieren kann. Die S-Form macht die Wirbelsäule also so flexibel, dass wir beim Gehen richtig federn können. Würde der Kopf quasi auf einem geraden Stecken ruhen, wäre das Gehirn bei jedem Schritt starken Erschütterungen ausgesetzt. Abgesehen von Federung und Dämpfung fördert die S-Form die Elastizität und Wendigkeit des gesamten Körpers im Alltag.

Ständig in Bewegung bleiben ist das A und O für die Gesunderhaltung der Bandscheiben.

Der Wirbelkörper »reitet« bei solchen Aktionen auf der Bandscheibe. Sie ist so flexibel, dass sie alle Druckveränderungen mitmacht, auffängt und abfedert. Durch das ständige In-Bewegung-Sein und »Verformen« wird der Bandscheibe die schon erwähnte wichtige Nahrung zugeführt. Durch diese Diffusion bekommt sie die Nährflüssigkeit wieder, die sie durch den permanenten Druck verliert. Einseitiger Druck, wie er gerade beim Dauersitzen auf die Bandscheiben ausgeübt wird, lässt den Faserring bald spröde werden, so dass dieser seine Aufgaben nicht mehr erfüllen kann und seine Elastizität verliert. Er kann den Druck schließlich nicht mehr durch Zug ausgleichen. Im schlimmsten Fall kommt es zum Bandscheibenvorfall.

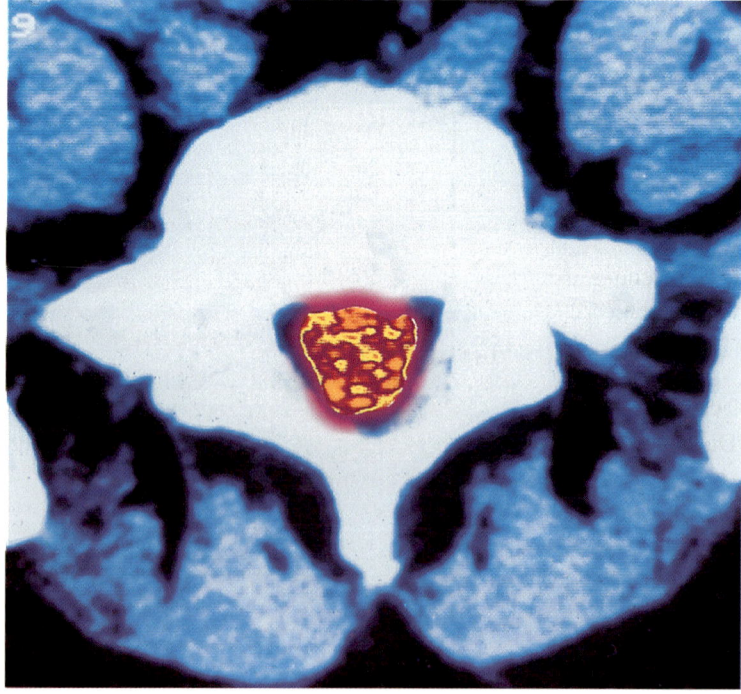

Die Wirbelsäule im Querschnitt bei einem Bandscheibenvorfall: Die roten Bereiche zeigen die Einengung des Rückenmarks durch die vorgefallene Bandscheibe (Computertomografie).

Was ist ein Bandscheibenvorfall?

● Da der Bandscheibe die nötige Nährflüssigkeit fehlt und sie spröde geworden ist, kann sie dem ständig auf sie einwirkenden Druck nicht mehr standhalten und tritt aus oder, besser gesagt, fällt vor, indem sie auf den Wirbelkanal drückt, in welchem sich das Rückenmark befindet, von dem die Nervenverbindungen ausgehen. Jetzt wird der Druck an den Nerv weitergegeben, er wird eingeklemmt und macht sich durch starke Schmerzen bemerkbar.

● Ich will diesen Vorgang anhand eines Vergleichs verdeutlichen: Stellen Sie sich vor, Sie würden sich ein Fastfood-Brötchen, sprich Hamburger, kaufen. Der obere und der untere Teil des Brötchens stellen die Wirbelkörper dar. Dazwischen ruht die Bandscheibe in Form eines Fleischküchleins und einer gallertartigen Masse (des Ketchups). Wenn Sie das Brötchen mit beiden Händen halten und es überall gleichmäßig sanft drücken, geschieht nichts. Sobald Sie aber mit voller Kraft auf eine Seite drücken, spritzt Ihnen das Fleischküchlein samt Ketchup auf der anderen Seite entgegen.

● Dieser Vergleich veranschaulicht auf einfache Art und Weise, was mit der Bandscheibe passieren kann, wenn ihr die notwendige Nährflüssigkeit fehlt und sie zu lange einem einseitigen Druck ausgesetzt ist.

Bandscheibenprobleme sind typisch für die Menschen in unseren Lebensverhältnissen. Bei Völkern, bei denen ausgewogene körperliche Betätigung selbstverständlich ist, treten sie kaum auf.

Schutzfunktion

Die Wirbelsäule ist so angelegt, dass sie gerade das wichtige Rückenmark mit den Nervenenden schützt und in sich verschließt. Die Kyphose (natürliche konvexe Krümmung) im Brustwirbelbereich schafft zudem noch ein wenig Platz für die inneren Organe, die sich darin verbergen. Herz und Lunge bedürfen eines besonderen Schutzes. Nicht von ungefähr schließen sich die Rippen um diese empfindlichen Körperteile. Die weit nach hinten abstehenden Dornfortsätze schützen das Rückenmark zusätzlich.

Schalten und Verwalten – das Nervensystem

Das Rückenmark

Wie das Gehirn hat auch das Rückenmark die Aufgabe, die Reize der Umwelt, die von den Sinnesorganen gemeldet werden, zu beantworten.

Das Rückenmark bildet zusammen mit dem Gehirn das zentrale Nervensystem. Das Rückenmark zieht nach unten durch den Wirbelkanal und endet in Höhe des ersten bis zweiten Lendenwirbels. Zum Schutz ist es wie das Gehirn von Häuten und von Flüssigkeit umgeben.

Aus dem Rückenmark treten auf beiden Seiten 31 Nervenpaare aus und durchziehen den ganzen Körper. In der Halswirbelsäule ist der Nervenstrang am dicksten gebündelt, da alle Nerven aus dem Gehirn austreten. Der Nervenstrang verjüngt sich nach unten hin: Es sind bereits immer mehr Nervenpaare aus dem Wirbelkanal ausgetreten. Das Rückenmark vermittelt zwischen unserem Gehirn und dem übrigen Körper. Als Reflexorgan sorgt es in bestimmten Fällen dafür, dass das Körpersignal nicht zuerst dem Gehirn gemeldet werden muss, sondern durch Umschaltung in einen Reflexbogen direkt vom Rückenmark beantwortet wird. Wenn Sie z. B. auf eine heiße Herdplatte fassen, dann ziehen Sie reflexartig die Hand wieder zurück.

Zentrales und vegetatives Nervensystem

Das zentrale Nervensystem, Gehirn und Rückenmark, hat die Aufgabe, die Körperfunktionen zu steuern und die übermittelten Informationen zu verarbeiten. Dann kann es weitere Befehle erteilen, die es in Form von Nervenimpulsen zu den ausführenden Organen leitet.

Das vegetative Nervensystem erhält alle wichtigen Körperfunktionen aufrecht. Seine Zentren befinden sich zum Teil im Gehirn und im Rückenmark. Es steuert die Tätigkeit der Drüsen und Organe, wie Atmung, Kreislauf und Verdauung, wobei eine direkte, willentliche Beeinflussung der Vorgänge nicht möglich ist.

Die Nervenwurzeln

Die Oberfläche des Rückenmarks besteht aus einer weißen Substanz, die die verschiedenen Teile miteinander oder auch mit dem Gehirn verbindet. Diese Substanz nimmt nach unten hin ab. Im Inneren des Rückenmarks befindet sich die graue Substanz, die im Querschnitt eine Schmetterlingsform aufweist. An beiden Seiten befindet sich jeweils ein Hinter- und ein Vorderhorn. Die vom Vorderhorn abgehenden Wurzeln bilden den Hauptteil der vorderen Nervenwurzel. Dort werden die Befehle des Gehirns aufgenommen und weitergeleitet. So gehen hier die willkürlichen Befehle des Gehirns ein, wenn eine Bewegung veranlasst werden soll. Die Nerven des Hinterhorns bilden die hintere Nervenwurzel. Dort werden die Reize aus dem Körper aufgefangen und an das Gehirn weitergeleitet.

Immer im Einsatz – die Rückenmuskulatur

Die Muskeln sind für die Beweglichkeit zuständig. Sie führen den vom Gehirn kommenden Befehl aus und bewegen das Skelett. Somit ermöglichen sie uns jegliche Art der Bewegung. Es werden zwei Arten von Muskeln unterschieden:

Die glatten Muskeln des Körpers werden vom Nervensystem gesteuert, ohne dass wir uns dessen bewusst werden. Auf sie können wir willentlich keinen Einfluss ausüben.

● Glatte Muskeln: Zu ihnen gehören z. B. Muskeln der Darmwände und des Magens. Sie können nicht willentlich beeinflusst werden.
● Quer gestreifte Muskeln oder Skelettmuskulatur: Sie können willentlich beeinflusst werden.
Erwähnenswert sind die geraden und schrägen Bauchmuskeln, die für die Stützung des Körpers eine wesentliche Rolle spielen und somit die Arbeit der Rückenmuskeln und der Wirbelsäule entlasten. Doch meistens verhält es sich gerade umgekehrt: Die Rückenmuskulatur ist überbeansprucht, die Bauchmuskulatur ist zu schlaff. Nun liegt die Körperbalance wieder allein auf dem »Wasserbett« der Bandscheiben, die einen permanenten Druck aushalten müssen. Ebenso trägt die ring- und trapezförmig angelegte Beckenbodenmuskulatur wesentlich zu einer aufrechten Haltung und zur Entlastung der Rückenmuskulatur bei.

Verkürzte Muskeln und die Folgen

Durch Bewegungsmangel, aber auch durch einseitige Belastung und Fehlhaltungen verkümmert die Muskulatur.
● Der innerlich verlaufende Lenden-Darmbein-Muskel, der am zwölften Brustwirbel beginnt und für die Hüftbeugung zuständig ist, trägt zur Stabilisation der Lendenwirbelsäule bei. Er ist meist durch ständiges Sitzen derart verkürzt, dass das Hüftbewegen von anderen Muskelgruppen übernommen wird. Es kommt zu einer Verkramp-

Adduktoren sind Muskeln, die einen Körperteil – z. B. den Oberschenkel – zur Mittellinie des Körpers heranziehen. Die Gegenspieler dieser Muskeln nennt man Abduktoren.

fung der Muskulatur der Lendenwirbelsäule sowie zu einem unschönen Muskelansatz auf der Hüfte, weil die Führung des Beins im Gelenk nicht körpergerecht ausgeführt werden kann. Ein intakter Lenden-Darmbein-Muskel dagegen verhindert, dass wir einfach mit dem Oberkörper nach hinten kippen.

● Verkürzte Muskeln der Oberschenkelinnenseiten, der Adduktoren, und die Oberschenkelmuskulatur tangieren die Hüftbeugung und gefährden die Stabilisation der Kniescheibe.

● Verkürzte Muskeln im Bereich des Schultergürtels und im Halswirbelsäulenbereich beeinträchtigen die Stabilisation der Halswirbelsäule, so dass der von der Wirbelsäule zu tragende Schultergürtel nur unter großer Kraftanstrengung zu halten ist. Das verursacht die bekannten Schmerzen im Schulter- und Nackenbereich.

● Die untere Muskulatur des Rückens ist zum Teil so verkürzt, dass es zu einem Hohlkreuz kommt. Dadurch entsteht nicht nur eine schlechte Haltung, sondern es kommt auch zu den berüchtigten Kreuzschmerzen. Es besteht ein Missverhältnis zwischen Belastung und Belastbarkeit.

Dies ist der typische, allerdings für den Rücken völlig falsche Bewegungsablauf eines Maurers beim Aufheben eines schweren Steins. Er hebt die Last aus dem Kreuz auf – und nicht aus den Knien. Wer diese falsche Bewegung häufig durchführt, braucht sich über Rückenschmerzen nicht zu wundern.

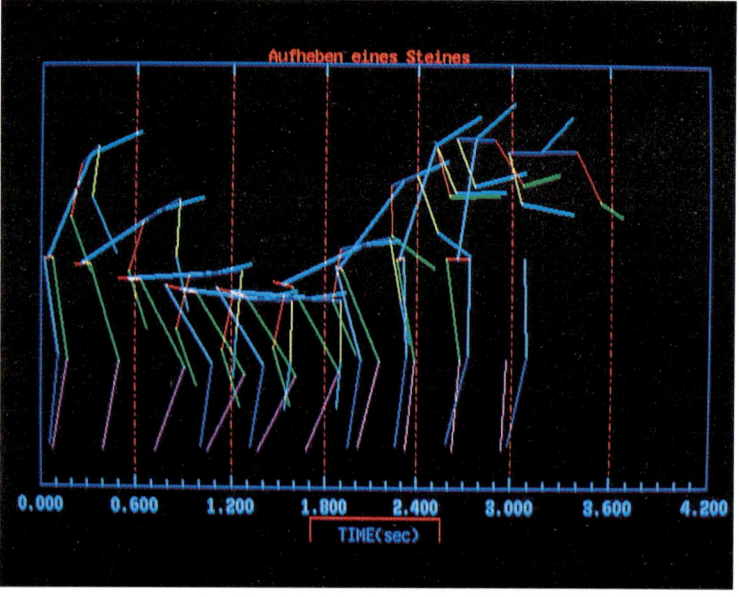

Die Beweglichkeit der Wirbelsäule

Unsere Wirbelsäule hat verschiedene Bewegungsfreiheiten: die Beugung, die Streckung und die Rotation.

Die Halswirbelsäule

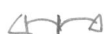

Im Bereich der Halswirbelsäule sind wir am beweglichsten. Wir können den Kopf nach unten bis zum Brustbein beugen und ihn wieder ganz zurück in den Nacken legen. Wir können ihn von der rechten auf die linke Seite neigen und außerdem noch drehen. Eine ganz besondere Bedeutung haben dabei die obersten Halswirbel, der Atlas und der Axis. Der Atlas hat eine breite Auflagefläche, so dass der Kopf sicher und leicht auf ihm ruhen kann. Der Axis ist für die Drehung des Kopfes zuständig, die vorzugsweise horizontal erfolgt, also von links nach rechts und umgekehrt.

Da für den Menschen ein schneller und flexibler Einsatz des Kopfes lebensnotwendig ist – ein Relikt aus den Anfängen der Menschheit –, ist die Halswirbelsäule auf jegliche Art der Bewegung vorbereitet, wie z. B. das rechtzeitige Sichten des Feindes, das Erspähen von Beute oder die blitzschnelle Reaktion beim Beobachten und Auskundschaften.

Die Brustwirbelsäule

Die Brustwirbelsäule ist eigentlich gar nicht beweglich. Sie dient vornehmlich der Stabilisation und dem Schutz der inneren Organe wie Herz und Lunge. Rippen und Schultergürtel sind hier befestigt. Dennoch hat der Brustwirbelbereich eine gewisse Flexibilität. In einem bestimmten Umfang ist es möglich, auch ihn zu bewegen. Vor allem (orientalische) Tänzerinnen sind hierin geübt, da sie auf feine Bewegungen spezialisiert sind.

Die Lendenwirbelsäule

Der Lendenwirbelbereich ist zusammen mit dem Becken wiederum sehr beweglich. Das Bücken und das Aufrichten werden von dort aus gelenkt. Auch das seitliche Beugen und das Drehen des Körpers können problemlos ausgeführt werden. Zusammen mit dem Becken entstehen sehr sanfte, feine Dreh- und Schaukelbewegungen im Lendenwirbelbereich. Doch gerade der ist bei sehr vielen Menschen völlig erstarrt. Das Fatale ist, dass gerade im Lendenwirbelbereich sowie zwischen Becken und Kreuzbein sehr große Rückenschmerzen auftreten. Durch eine gezielte, ganz sanfte Beweglichkeitsförderung können Erstarrungen gelöst und dadurch Beschwerden beseitigt werden.

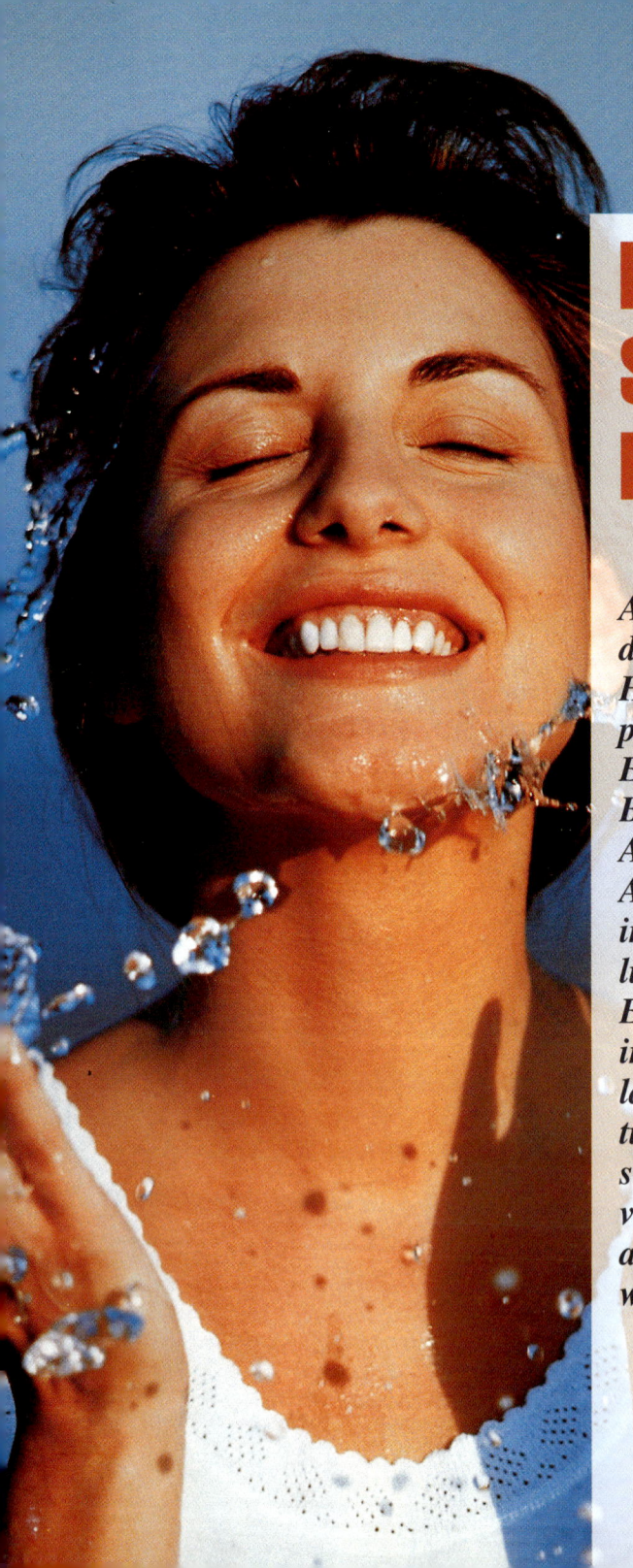

HALTUNG – SPIEGEL DER SEELE

Allzu leicht wird übersehen, dass Rückenschmerzen und Haltungsschäden auch psychische Ursachen haben: Eine bestimmte innere Befindlichkeit findet in der Art der Bewegungen ihren Ausdruck und schlägt sich im negativen Fall in körperlichen Beschwerden nieder. Erst wer die Rolle der Gefühle im neuromuskulären Kreislauf gebührend berücksichtigt und über positives Denken seine Bewegungsabläufe verändert, hat die Chance, auf Dauer schmerzfrei zu werden.

Von Kopf bis Fuß auf Rücken eingestellt

Was unsere Haltung verrät

Von Haltung und Gehaltenwerden

Nicht nur unsere Gefühle, sondern auch unsere geistige Haltung, unsere Einstellung zum Leben und unsere Denkweise machen sich im Aussehen unserer Wirbelsäule bemerkbar. Wenn wir z.B. traurig sind, dann krümmen wir uns zusammen und neigen den Oberkörper nach vorne. Angst, Wut, Trauer, Kummer und Resignation werden von unserem Rücken aufgenommen und in Bewegung und Haltung dargestellt. Wer einen schlechten Tag hat, lässt wie ein kranker Vogel die »Flügel« hängen. Also zieht er die Schultern nach vorne und nimmt eine geduckte Haltung ein. Kurzum: Unser Rücken wird dabei zum Spiegel.

Früher wurden junge Menschen zu einer aufrechten, strammen Haltung regelrecht dressiert. Heute weiß man, dass ein Drill verkrampft und neue Verbiegungen der Haltung schafft.

Ein Knick in der Wirbelsäule

All das, was uns im täglichen Leben widerfährt, drücken wir in unserer Haltung und unseren Bewegungen aus. Jeder Knick im Leben verursacht auch einen Knick in der Wirbelsäule. Und jeder Knick in der Wirbelsäule bedeutet, dass die Informationen, die wir für unser Leben brauchen, nicht mehr ungehindert durch den Wirbelkanal im Rückenmark fließen können. Jeder Knick lässt uns vor seelischem Schmerz erstarren. Unsere geistige Einstellung hindert uns zusätzlich, frei und unbeschwert zu werden und den überflüssigen Ballast über Bord zu werfen. Wie oft kommt es vor, dass Sie Ihren Mitmenschen mit Anmaßung, Ablehnung und Überheblichkeit begegnen oder sich für ein erfahrenes Leid rächen wollen? In solchen Momenten sind Sie unwillig und bockig. Sie sehen bestimmte Dinge nicht ein, und Ihre Wirbelsäule sieht es dann nicht ein, warum sie beschwerdefrei bleiben soll. Oder würden Sie sich bei einem Nörgler, einem Trauerkloß und einem Pessimisten wohl fühlen, wenn Sie eine Wirbelsäule wären?

Mit Hilfe Ihrer Wirbelsäule können Sie aber nicht nur Haltung im Alltag zeigen, sondern auch die Bereitschaft ausdrücken, Ihr Leben aktiv zu gestalten und sich nicht niederschmettern zu lassen von schlechten Erfahrungen, von beinahe aussichtslosen Anforderungen oder sogar lebensbedrohlichen Situationen. Sie zeigen Rückgrat! Sie werden zum Phönix, der aus der Asche steigt und niemals aufgibt. Doch dazu gehört viel Mut, und dazu gehört auch die Gewissheit, nicht haltlos und hilflos in dieser Welt zu sein.

Die Haltung der Tänzer

Eine wirklich gesunde Haltung muss von innen kommen. Dann sind Sie im Einklang mit Ihrem Körper und drücken das aus, was Sie sind: ein lebendiger, freier und selbstbewusster Mensch.

Da ich selbst Tänzerin bin, kenne ich den unbarmherzigen Lebenskampf der Tänzer nur zu gut. Die wenigsten sind Gewinner. Eine sehr große Anzahl von ihnen bleibt auf der Verliererspur und schlägt sich irgendwie durchs Leben. Eines aber verbindet sie alle: die Haltung – ein Wesenszug, der mit sehr vielen Tränen und bitteren Erfahrungen verbunden ist. Tänzer mit Leib und Seele kennen die schrecklichen Gefühle, wenn die Welt ihnen ins Gesicht schlägt und ihnen das Rückgrat brechen will. Ihr Leben ist wahrlich manchmal kümmerlich, sollten sie nicht zu den Umjubelten gehören. Mit 35 Jahren gelten sie bereits als alt. Nicht wenige von ihnen haben kaputte Gelenke, Entzündungen und leiden an körperlichen Schäden. Und doch bewahren sie Haltung, egal was geschieht. Sie richten sich wieder auf und tragen in sich die Gewissheit, dass einzig ihre Haltung sie aufrecht stehen und gehen lässt. Dies ist ein Ausdruck körperlicher, seelischer und geistiger Haltung, und manchmal ist es das Einzige, was ihnen bleibt, bevor sie in der Versenkung verschwinden.

Die Kraft eines Baumstamms

Nun, so theatralisch muss es bei Ihnen gar nicht zugehen. Auch Sie können in sich die Gewissheit wieder entdecken, Rückgrat zu besitzen und sich von jedem Nackenschlag auch wieder erholen zu können. Sie sind nicht haltlos in dieser Welt. Erinnern Sie sich an den Baum. Ihre Wirbelsäule ist wie ein fester Stamm, der Ihnen Halt gibt und Geborgenheit vermittelt. Wenn Sie sich noch sehr schwach fühlen sollten, dann versuchen Sie doch einmal, sich an einen Baumstamm zu lehnen. Schon allein das Wahrnehmen eines Baumstamms kann Ihnen selber wieder Kraft verleihen.

Von lieben Armen gestärkt und geschützt

● Vielleicht vermissen Sie ganz unmittelbar ein wenig Wärme und Geborgenheit in Ihrem Leben oder jemanden, der Ihnen den Rücken stärkt, der hinter Ihnen steht, an den Sie sich in schlechten Zeiten anlehnen können, der Ihnen voll und ganz vertraut, der Sie immer irgendwie begleitet und der Sie wieder aufbaut, Sie aufrichtet, wenn mal wieder alles schief gelaufen ist und Sie regelrecht schief laufen.

● In meinen Kursen versuche ich, dieses intensive Gefühl persönlich zu übermitteln, indem ich jedem Einzelnen meine warme Hand ins Kreuz lege. Die Wärme ist direkt spürbar, und das Gefühl des Gehaltenwerdens, des Rückenstärkens ist konkret erlebbar. Der Körper verinnerlicht dieses Gefühl und kann sich in schlechten Zeiten immer wieder daran erinnern. Versuchen Sie doch einmal, eine Ihnen vertraute Person zu bitten, Ihnen die Hand ins Kreuz zu legen. Lassen Sie die Wärme und das Gefühl auf sich wirken, dass da jemand ist, der Sie stützt und schützt. Sie können sich aber auch eine Person aussuchen, von der Sie gerne hätten, dass sie Ihnen die Hand in den Rücken legt. Stellen Sie sich einfach vor, wie es wäre, von dieser lieben Person umsorgt und gehalten zu werden.

Finden Sie es angenehm, sich den Rücken stärken zu lassen? Nehmen Sie es ganz wörtlich, und probieren Sie es aus. Sie werden sehen, das hat auch eine positive psychische Wirkung.

Die Wirbelsäule auf dem Laufsteg

Haben Sie Lust, mit mir auf eine Modenschau zu gehen? Wir wollen uns gemeinsam die altbekannten »Wirbelsäulenkollektionen« ansehen. Was stolziert denn da so über den Laufsteg? Welche Haltungen können wir erkennen?

Das Knitterhemd

Knitterhemden sieht man leider viel zu oft. Der Kopf hängt dabei tief nach unten, die Schultern werden demütig nach vorn gezogen. Das Knitterhemd macht sich kleiner und hässlicher, als es ist. Zusammengesackt und ziemlich kleinlaut schleicht es durch die Straßen mit gesenktem Blick und einem buckligen Rundrücken. Die eingefallene Haltung verhindert ein sicheres Auftreten und lässt den Betroffenen leicht depressiv, missmutig und traurig aussehen. Das Knitterhemd wird von Ängsten geplagt. Es lebt in der Meinung, etwas würde ihm ständig im Nacken sitzen, es zu Boden drücken. Seine grundsätzliche Lebenseinstellung ist ängstlich, überfürsorglich und demütig.

Die Uniform

Wenn es der Seele ungemütlich ist, drückt sich das auch im Körper aus. Und auch mit der größten Selbstbeherrschung kann es auf Dauer nicht gelingen, einen bestehenden Missstand zu verbergen.

Die Uniform ist sehr rigide. Sie tritt hart und unnachgiebig auf. Stolz schwillt ihr der Kamm, d. h., sie streckt übermäßig das Kinn und die Brust nach vorn. Dadurch verkrampft sie sich in der Halswirbelsäule und strafft zudem noch übermäßig die Schultern. Die Uniform möchte allen anderen überlegen sein, wirkt sehr beherrscht und beherrschend. Andere Meinungen lässt sie nicht gelten, sie ist von sich sehr eingenommen. Ihre Gefühle werden unter einem harten, schützenden Panzer erstickt. Die Uniform leidet nicht selten an einem schmerzenden Kiefergelenk, weil sie gelernt hat, in jeder Situation die Zähne zusammenzubeißen. Ihre grundsätzliche Lebenseinstellung ist überheblich, auf Selbstschutz bedacht und verhärtet.

Das Blümchenkleid

Blümchenkleider gaukeln durch die Welt. Sie sind äußerst gutmütig und lassen sich alles gefallen. Aber meistens wissen sie nicht, was sie eigentlich wollen, und schlendern ziellos durch die Straßen. An ihrem Gang erkennt man gleich, dass sie Schwierigkeiten haben, sich für eine Sache zu entscheiden und für sie auch einzustehen. Sie neigen dazu, die Schultern nach vorn zu ziehen und das Becken leicht nach hinten zu stellen, und werden deshalb von Nacken- und Kreuzschmerzen geplagt. Ihre grundsätzliche Lebenseinstellung ist wankelmütig, antriebsschwach und desinteressiert.

Die stramme Hose

Stramme Hosen sieht man oft. Sie haben sehr viele Probleme im Lendenwirbelbereich und mit dem Becken. Sie kneifen die Pobacken übermäßig zusammen und versteifen arbeitsam im Beckenbereich. Sie schämen sich, ein sexuelles Wesen zu sein, und verbieten sich Vergnügungen aller Art – ordentlich sein, heißt die Devise. Das freie, lustvolle Schwingen des Beckens ist ihnen ein Gräuel, ihr Gang ist deshalb militärisch streng und hart. Sie federn nicht bei ihren Schritten, sondern schreiten eher gleichförmig im sogenannten Stechschritt durch die Straßen. Stramme Hosen sind ziemlich übereifrig und sehr arbeitswillig. Ihre grundsätzliche Lebenseinstellung ist verklemmt, fleißig und konventionell.

Der Minirock

Miniröcke stellen ihr Gesäß zur Schau. Sie stehen stark im Hohlkreuz und kippen ihr Becken weit nach vorn. Dadurch bekommt ihre Haltung etwas Entenähnliches und wirkt leicht provozierend auf die Mitmenschen. Meistens nehmen sie den Kopf dementsprechend zurück und leiden unter Kreuz-, Nacken- und Kopfschmerzen. Sie sind leicht zu durchschauen und in ihrem Auftreten ein wenig naiv. Das lässt sie leicht dümmlich wirken. Miniröcke kommen leicht ins Trippeln oder Watscheln. Ihre grundsätzliche Lebenseinstellung ist oberflächlich, sorglos und gutmütig.

Das Umstandskleid

Umstandskleider unterscheiden sich drastisch von Miniröcken. Sie kippen das Becken so weit nach vorn, dass sie wie schwanger aussehen. Ihre Schultern nehmen sie nach vorne, und den Kopf ziehen sie demütig ein. Sie leiden unter sehr starken Kreuzschmerzen und Verspannungen im Schulter-Nacken-Bereich. Umstandskleider haben gelernt, alles auszuhalten und zu ertragen sowie Schuld, Last und Belastungen auf sich zu nehmen. Sie sind zu schwach, um zu sich selbst zu stehen, ihren Typus zu vertreten, und scheuen neue Herausforderungen. Ihre grundsätzliche Lebenseinstellung ist aufopferungswillig, feig und märtyrerhaft.

Das Sackkleid

Sackkleider verstecken ihre Lasten zwischen breiten Falten. Sie sind voluminös, gewichtig, schwerfällig und schützen sich vor der vermeintlich grausamen Umwelt durch Körpergewicht. Meistens haben sie Probleme im gesamten Rückenbereich und Schwierigkeiten, ihre Masse auszubalancieren. Ihr Gang ist deshalb schwer, hart und unelastisch. Sie wechseln von einem Bein auf das andere und neigen

Die Haltung eines Menschen ist wie eine Sprache, in der mitgeteilt wird, wie er sich fühlt und was ihn bewegt. Wenn wir diese Sprache verstehen, können wir Entwicklungsmöglichkeiten und gute Lösungswege erkennen.

dazu, das Becken nach vorn zu kippen, um das Gewicht des Bauches aufzufangen. Ihre grundsätzliche Lebenseinstellung ist schwerfällig, gemütlich und bequem.

Das Stretchkleid

Schmunzeln Sie ruhig, wenn Ihnen diese – sehr plakativen – Charakterisierungen von irgendwoher bekannt vorkommen. Aber werten Sie deswegen bitte niemanden ab – auch nicht sich selbst!

Stretchkleider sind zwar elastisch, aber auch zu eng. Genauso verhalten sie sich auch. Sie sind leicht eingebildet und versuchen, sich cool zu geben, über den Dingen zu stehen und Protest gegen gesellschaftliche Werte zu zeigen. Dabei schwingen sie Arme, Beine, Becken und Kopf asynchron und ziehen bewusst mit verbissenen Gesichtszügen die Schultern in Abwehrhaltung nach vorn. Sie verkrampfen die Gliedmaßen im Breakdancelook, d. h. eckig, zackig und unnatürlich. Deshalb leiden sie unter Muskelverkrampfungen und Kopfschmerzen. Ihre grundsätzliche Lebenseinstellung ist beleidigend, nicht angepasst und unproduktiv.

Die Röhrenhose

Röhrenhosen sind beinahe magersüchtig. Sie klappern hölzern durch die Straßen und versuchen, ihr Untergewicht zu verstecken, indem sie den Oberkörper vornüberfallen lassen. Sie staksen, trippeln und neigen dazu, beim Stehen nur ein Bein zu belasten, was zu seitlichen Verschiebungen der Wirbelsäule führt. Sie versuchen, das wenige Fleisch auf den Rippen durch abwehrende Mechanismen zu schützen, verschränken die Arme vor dem Körper und ziehen den Kopf ein. Ihre grundsätzliche Lebenseinstellung ist unsicher, zurückhaltend und abwartend.

Verschiedene Rollen – je nach Situation

Haben Sie sich irgendwo wieder erkannt? Vielleicht ist Ihnen aber beim Lesen auch aufgefallen, dass Sie in verschiedene Rollen schlüpfen, je nachdem, in welcher Situation Sie sich befinden, mit welchen Menschen Sie gerade zusammen sind. Oder Sie haben beim Lesen gleich eine Person entdeckt, die sich so und nicht anders bewegt und gibt. Werden Sie bitte einmal aufmerksam auf Ihre Haltung, auf Ihren Gang und auf die Art, wie Ihre Körpersprache Ihre Wünsche, Sorgen und Einstellungen preisgibt. Bei mir z. B. ist dies sehr verschieden. Ich habe festgestellt, dass ich, wenn ich mit meinen Kindern unterwegs bin, sehr leicht in das »Umstandskleid« schlüpfe. Ich fange an, zu trampeln und mein Becken weit nach vorn zu schieben. Als die Kinder sehr klein waren, war dies noch viel ausgeprägter. Habe ich in der Öffentlichkeit zu tun, neige ich dazu, zur »strammen Hose« zu werden, oder, wenn ich mich nicht sicher fühle, eine »Uniform« anzuziehen. Danach kann es aber auch leicht passieren, dass ich zum »Knitterhemd« werde, falls unvorhergesehene Schwierigkeiten auftreten. Dann wechsle ich zum »Blümchenkleid« und warte erst einmal ab. Sehr geduldig bin ich allerdings nicht, deshalb schlüpfe ich immer wieder in die »stramme Hose«.

Zählen Sie doch einmal, wie oft am Tag Sie Ihre »Rollen« wechseln bzw. wie viele verschiedene Rollen Sie benötigen. Sie werden erstaunt sein.

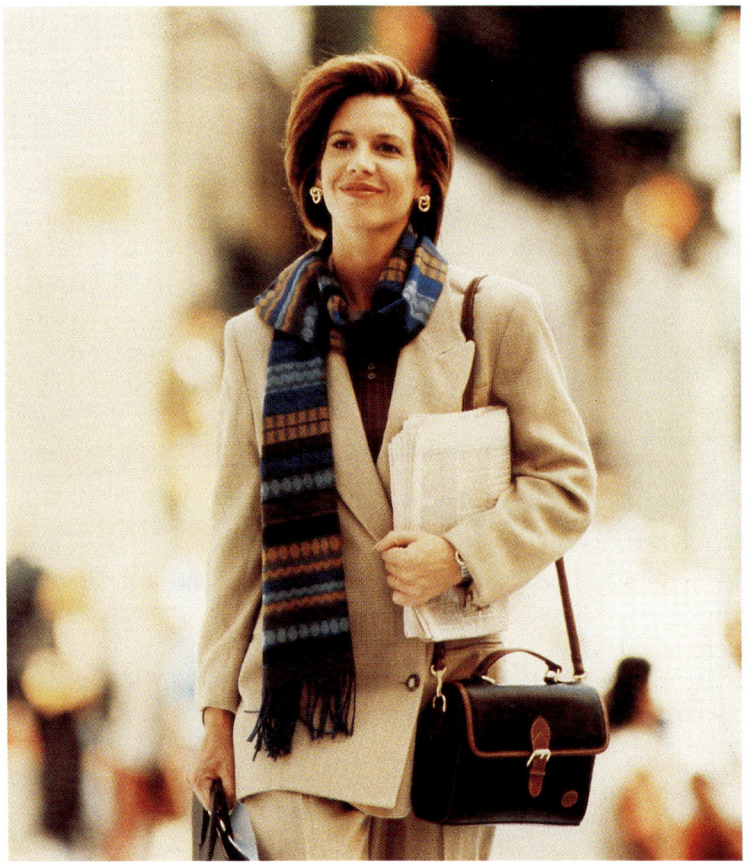

»Kleider machen Leute.« Dieser Satz ist zwar richtig, aber die Haltung, mit der die Kleidung getragen und zur Schau gestellt wird, trägt eigentlich viel mehr zum Gesamteindruck eines Menschen bei.

Die Selbstanalyse

Versuchen Sie anhand der im Folgenden angegebenen Situationen, Ihren Verhaltens- und Haltungsweisen auf die Spur zu kommen. Beobachten Sie sich zunächst einmal in den nächsten Tagen. Halten Sie dann das Ergebnis schriftlich fest.

Vielleicht gibt es noch eine weitere Situation, die Sie nach Ihrer Einschätzung in einer charakteristischen Haltung zeigt? Nehmen Sie auch diese noch in die Liste auf.

Welcher Wirbelsäulentyp bin ich wann?

- Bei der Hausarbeit
- Beim Einkaufengehen
- In der Freizeit
- Beim Gespräch mit dem Chef
- Im Umgang mit den Kollegen
- In der Kneipe
- Beim Rendezvous
- Wenn ich eine Rede halten muss
- Wenn ich mit Kindern zusammen bin
- Beim Spazierengehen
- Wenn ich aufgeregt bin
- Wenn ich mich besonders freue
- Wenn ich krank bin
- Wenn ich Ärger habe
- Wenn ich Sorgen habe
- Wenn nicht alles so klappt, wie ich mir das vorstelle
- Wenn ich einen Fehler gemacht habe
- Wenn ich beschuldigt oder angegriffen werde
- Wenn ich wütend bin
- Wenn ich Angst habe

Bitten Sie eine Vertrauensperson, Sie zu beobachten. Meistens schätzt man sich selbst ganz anders ein, als man von seinen Mitmenschen gesehen wird. Auf Wunsch kann die Person Ihres Vertrauens die Liste mit Ihnen noch einmal durchgehen und ihren Eindruck schildern. Dabei bekommen Sie gleich ein Bild davon, wie Sie auf Ihre Mitmenschen wirken. Achten Sie auf so beiläufig geäußerte Meinungen wie die folgenden:

Wie wirke ich auf andere?

- »Nimm doch mal deine Schultern zurück!«
- »Warum lässt du dich so hängen?«
- »Bauch rein!«
- »Oh je, hast du ein Hohlkreuz!«
- »Kopf hoch, wird schon wieder!«
- »Deine Schuhe sind ja ganz abgelaufen!«
- »Du trägst deinen Kopf aber hoch!«
- »Pass auf, sonst bekommst du noch einen Rundrücken!«
- »Straff die Schultern!«
- »Was trampelst du so?«
- »Geh gerade, und wackle nicht so beim Gehen!«

»Wirbelsäulenmodel« sein

Möchten Sie einmal Model sein? Bitte sehr. Probieren Sie es nach Herzenslust aus. Stellen Sie sich vor einen Spiegel, und versuchen Sie, die unterschiedlichen »Kleidungsstücke« zur Schau zu stellen. Das bedeutet, dass Sie sich in die jeweils beschriebene Haltung hineinbegeben. Probieren Sie vom »Knitterhemd« bis zur »Röhrenhose« alle Grundhaltungstypen aus. Beobachten Sie dabei, was mit Ihnen körperlich, geistig und seelisch geschieht.

Haben Sie Spaß daran, einmal in fremde Haltungen und fremde Rollen zu schlüpfen? Sie können dabei eine Menge über sich selbst erfahren.

- Wie fühlt es sich für den Körper an, diese Haltung einzunehmen?
- Wie verändert diese Haltung Ihre Denkweise?
- Wie fühlen Sie sich in dieser Haltung, und welche Stimmungen werden dabei in Ihnen geweckt?
- Wie atmet es sich in dieser Haltung? Können Sie ungehindert Luft holen?
- Fühlen Sie sich allgemein wohl dabei, oder bewirkt die Haltung ein negatives Gefühl in Ihnen?
- Wie ist Ihre ganz persönliche Haltung?

Wie Haltung funktioniert

Können Sie sich noch an Ihren Biologieunterricht erinnern? Da gab es bestimmt ein Furcht einflößendes Knochengeripppe, das zu Studienzwecken immer wieder herangezogen wurde. Bemerkenswert

Wir können gerade stehen und uns im Gleichgewicht halten, als wäre dies die selbstverständlichste Sache der Welt. Von den hoch komplizierten Steuerungsvorgängen bemerken wir gar nichts.

dabei war, dass dieses Gerippe – nennen wir es einmal Johanna – nicht aus eigenem Vermögen stehen konnte. Unsere Johanna war an einem eisernen Stock befestigt, der durch das Becken führte und in der Wirbelsäule Halt fand. Nahm der Lehrer Johanna vom Stecken, fiel sie in sich zusammen. Sie konnte nicht einfach stehen, so wie man ein Stofftier aufs Bett setzt. Wir aber können aufrecht stehen, ohne zusammenzubrechen, obwohl unser Skelett es für sich nicht kann.

Der Körper – ein architektonisches Meisterwerk

Wer ein Haus baut, der muss sich mit der Statik auskennen. Sie ist die Voraussetzung dafür, dass ein Bauwerk stabil ist und nicht einstürzt. Stabilität ist dann gewährleistet, wenn das Lot des Schwerpunkts auf die Standfläche fällt. Ansonsten kippt das Bauwerk oder benötigt zusätzliche Kräfte, um stabilisiert zu werden.

Unser Bewegungsapparat besteht aus mehr als 30 »übereinander gestapelten« Segmenten. Die Bausteine unseres Skeletts sind über Gelenke beweglich miteinander verbunden. Wenn nun ein Abschnitt seine Lage verändert, müssen alle anderen Segmente auch ihre Position verändern, damit die Stabilität gewahrt wird. Dieser Ausgleich findet durch Muskelkraft statt. Je näher sich die Segmente an der zentralen Achse befinden, desto einfacher ist ein Ausbalancieren im Lot möglich. Stellen Sie sich dazu einen Bauklötzchenturm vor. Nehmen wir an, die Klötzchen wären exakt übereinander gestapelt. Verändern Sie die Position eines Klötzchens, wird der Turm sehr instabil und wackelig.

Auf den Körper übertragen ergibt das Folgendes: Sobald Sie die aufrechte, ausgeglichene Haltung verändern, müssen verschiedene Muskelgruppen den Ausgleich wiederherstellen. Geschieht dies permanent, wird der Muskel überfordert und reagiert mit Verhärtungen und Verkürzungen. Unser Körper kann also nur deshalb aus eigenem Vermögen stehen, weil alle Muskeln für die Stabilität um die zentrale Achse, die Wirbelsäule, sorgen.

In Balance sein

Lange Zeit glaubte man, dass durch gekräftigte Muskeln Gleichgewicht und Ausgeglichenheit erzielt werden könnten. Dem ist nicht so! Obgleich die Muskelkraft großen Anteil daran hat, kommt ihr nicht die wichtigste Rolle bei der Haltung zu. Die ausgelotete Statik des gesamten Körpers ist Voraussetzung für eine gute Haltung. Probieren Sie es aus: Nehmen Sie einen Kochlöffel in die Hand. Stellen Sie den Kochlöffel mit seinem unteren Stielteil senkrecht auf einen Tisch, und halten Sie ihn fest. Danach halten Sie den Kochlöffel schräg und vergleichen den jeweiligen Kraftaufwand.

Sie werden feststellen, dass es sehr einfach war, den senkrecht nach oben gerichteten Stab zu halten. Hingegen mussten Sie für den schräg gestellten Stab sehr viel mehr Kraft aufwenden, um ihn festhalten zu können. Machen Sie dieses Experiment mit einem Besenstiel – der Unterschied ist dann noch deutlicher zu spüren.

Die ideale Haltung ist das kraftsparende statische Ausbalancieren aller Körperteile um die zentrale Achse, also um die Wirbelsäule.

Unsere Bewegungen laufen großenteils nach automatisierten Mustern ab, ohne dass wir kontrollieren und eingreifen. Aus diesem Grund können sich solche Bewegungsmuster manchmal aber auch in eine ungünstige Richtung entwickeln.

Die individuelle Haltung

Auch der Körper ist bei der Haltung bestrebt, dem ökonomischsten Prinzip zu folgen. Doch Haltung ist nicht gleich Haltung. Jeder Mensch nimmt seine ganz individuelle Haltung ein, je nach Konstitution, nach den genetischen Voraussetzungen und nach erlernten Bewegungsmustern. Jeder Mensch besitzt sein ganz individuelles Bewegungsmuster, das sich im Lauf der Jahre entwickelt und dann verfestigt hat, bis es für ihn typisch wurde.

Beobachten Sie sich selbst im Alltag: Mit welchem Bein betreten Sie zuerst eine Treppe? Welche Hand liegt beim Falten der Hände immer oben? Mit welcher Hand rollen Sie die Klopapierrolle ab? Auf welcher Seite liegen Sie beim Einschlafen? Welche Gesäßhälfte trifft zuerst auf dem Stuhl auf, wenn Sie sich setzen?

All das sind Bewegungsmuster, die als festes Programm im Gehirn gespeichert wurden und automatisch ablaufen. Das bedeutet, dass Sie an diese Bewegungen nicht mehr denken müssen. Ihr Gehirn hat Zeit für andere Tätigkeiten, was große Vorteile mit sich bringt. Der Nachteil allerdings ist, dass es dem Programm egal ist, ob es ökonomisch arbeitet oder nicht. Und da Sie jedes Bewegungsmuster am Tag unter Umständen bis zu 100-mal wiederholen (nicht gerade das Greifen nach dem Klopapier), schleichen sich typische Bewegungen ein, die zu viel Kraft erfordern, die Haltungsbalance stören und zu einer schwächenden Einseitigkeit im Körper führen.

Ursachen von Haltungsschäden und Rückenbeschwerden

Genetische Voraussetzungen und Umweltreize

Am Körperbau des Menschen hat sich seit Hunderttausenden von Jahren kaum etwas geändert – an seinem Lebenswandel hingegen ganz Entscheidendes. Heute streifen die Menschen kaum noch durch Wälder und Steppen, dafür verbringen sie einen Großteil des Tages im Sitzen.

Der Mensch ist geprägt von seinen genetischen Anlagen. Sie bilden den Rahmen für unsere individuelle Entwicklung, sie bestimmen, ob wir männlich oder weiblich sind, ob wir schwere oder leichte Knochen bekommen, ob wir ein beweglicher, quirliger Mensch werden oder eher schwerfällig und gemütlich sind. Unsere körperliche Reife und unsere Anfälligkeit für bestimmte Krankheitsbilder werden genauso von unseren Genen bestimmt wie die Neigung zu Depressionen oder die Tendenz zum Optimismus. Es bleibt jedem Menschen selbst überlassen, wie er sein »Genpäckchen« zu tragen lernt und aus vermeintlichen Schwächen Stärken werden lässt.

Zum anderen bestimmen die von außen auf uns einwirkenden Situationen unser Leben. Der Mensch lebt nicht isoliert unter einer Glasglocke. Eine Vielzahl von Umweltreizen wirkt auf uns ein und beeinflusst unsere Lebensweise. Seelische und körperliche Belastungen stellen eine wahre Last dar, die sich individuell unterschiedlich in Überforderung äußert.

Zu leicht vernachlässigen wir diese beiden zusammenspielenden Faktoren. Die auf uns einwirkenden Belastungen und unsere biologischen Voraussetzungen zeigen uns unsere Grenzen auf. Von seiner genetischen Ausstattung her ist der Mensch jedoch nicht für eine Dauerbelastung vorgesehen, weder seelisch noch körperlich!

Bewegungsmangel und Reizüberflutung

Eine statische Dauerhaltung, also mangelnde Bewegung, wirkt zerstörerisch auf den Menschen. Unsere genetischen Anlagen sehen z. B. ein Dauersitzen nicht vor. Darauf ist unser Körper nicht ausgerichtet. Der Körper braucht Bewegung, um gesund zu bleiben. Sitzen ist eine unnatürliche Belastung des Körpers; die Stabilität des Knochenbaus hängt von einer dynamischen Belastung durch Gehen und Laufen ab; jeder Körpervorgang ist gekennzeichnet von einem Wechselspiel zwischen Anspannung und Entspannung; unser Muskel-Skelett-System ist von Natur aus als Bewegungsapparat entwickelt worden – die Dynamik dieses Systems ist seine natürliche Funktionsweise. Bewegungsmangel bedeutet Nährstoffverlust des Körpers und Schwächung, Anfälligwerden für Schmerzen und Krankheiten. Hinzu kommt eine Überbeanspruchung des Nervensystems. Unser Nervensystem ist völlig überlastet von Reizen, die unkontrolliert in Form von Informationen einstürmen. Viele Reize aber bedeuten keineswegs Empfindungen. Im Gegenteil: Je mehr Reize auf den Körper einwirken, desto mehr schützt er sich und stumpft schließlich ab.

Ein gewisses Maß an Reizen von außen ist wichtig – eine Reizüberflutung hingegen macht krank.

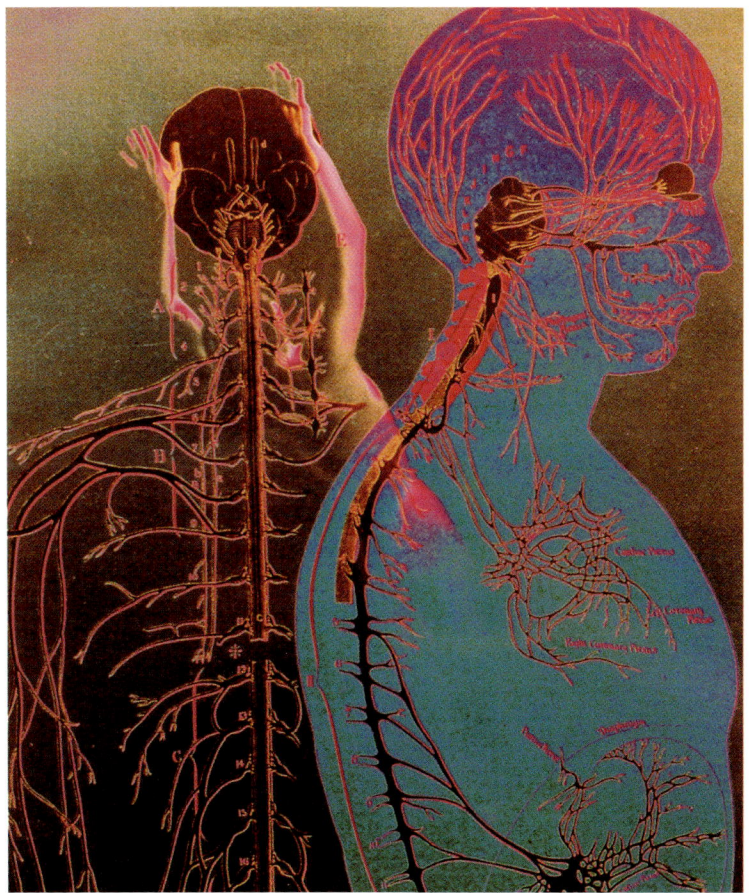

Das Gehirn ist die eigentliche Steuerzentrale in unserem Organismus. Von hier werden pausenlos Signale über die Nervenzellen an alle Muskeln und Organe des gesamten Körpers gesendet. Ohne diese Nervenreize würde weder ein Stoffwechsel noch irgendeine Bewegung möglich sein.

51

Dauerbeschuss für den Körper

Die Gefahren der Reizüberflutung im modernen Leben sind bekannt. Trotzdem ist es anscheinend unmöglich für unsere Informationsgesellschaft, wieder gesündere Lebensverhältnisse zu schaffen. Desto wichtiger ist es, im individuellen Bereich selbst dafür zu sorgen.

Stellen Sie sich vor, Sie würden direkt auf einer lärmenden Baustelle wohnen. Irgendwann würden Sie den ungeheuren Krach aus Ihren Sinnen filtern müssen, um nicht taub und verrückt zu werden. Informationsüberflutung durch audiovisuelle und Printmedien sowie ein Überangebot an Freizeitreizen bedeutet für den Körper eine Art Dauerbeschuss – so wie der Krach auf der Baustelle. Der Körper schützt sich, stumpft ab, wird träge, empfindungslos. Vielen Menschen ist es heute z. B. möglich, die in den Fernsehnachrichten und Livereportagen gezeigten Gräueltaten ohne innere Anteilnahme beim Abendbrot anzusehen.

Verkümmerung von Kindheit an

Die gesunden Reize aber, die für den Körper wichtig sind, wie ausgleichende Bewegung, grob- und feinmotorische Tätigkeiten, nehmen drastisch ab. Manche Kinder sind z. B. nicht mehr in der Lage, mit Messer und Gabel umzugehen, rückwärts zu laufen oder einfachste motorische Koordinationen zustande zu bringen. Aus Kindergärten ist bekannt, dass Vorschulkinder teilweise nicht mehr in der Lage sind, einen Stift richtig zu halten: Sie umfassen ihn grabschend wie Zweijährige. So verkümmert der Mensch von früh auf körperlich, er wird von seinem Körper »abgekoppelt«. Die Signale, die unser Körper uns sendet, werden nicht mehr wahrgenommen. Wir verhungern geistig, körperlich und seelisch, weil wir unseren Organismus unnatürlichen Bedingungen aussetzen, die seiner genetisch-biologischen Bestimmung und Beschaffenheit nicht entsprechen.

Die Geheimsprache des Rückens

Ihr Rücken kann sprechen! Nur tut er das auf eine ganz besondere Art und Weise. Er schickt Ihnen Signale und Botschaften, die leider viel zu oft nicht beachtet und erst dann wahrgenommen werden, wenn Schmerzen und Beeinträchtigungen auftreten. Man kann den Körper des Menschen nicht von seiner Seele und seinem Intellekt lösen. Der Mensch ist ein Ganzes. Wenn Beschwerden im Rücken auftreten, sind sie meist nicht nur rein körperlich verursacht. Ihre Seele macht sich bemerkbar. Irgendetwas belastet Sie so sehr, dass der Körper Alarm schlägt.

Ursachen für Haltungsschäden und Rückenbeschwerden im Überblick

- Genetisch-biologische Faktoren
- Individuelle Konstitution
- Individueller Knochenbau
- Anlage zu inneren Erkrankungen, die Beschwerden im Rückenbereich auslösen
- Großes Längenwachstum (man duckt sich, um kleiner zu wirken)
- Ungleich lange Beine
- Angeborene Deformierungen
- Zyklusstörungen und Hormonschwankungen
- Anlage zu Übergewicht
- Temperament (Schwerfälligkeit, Bewegungsfreude etc.)
- Beschaffenheit von Knochen, Muskeln und Gelenken (z.B. Hyperextension = Gelenküberdehnung)
- Durch die Lebensweise bestimmte Faktoren
- Stress (Dysbalance zwischen Über- und Unterforderung)
- Mangelndes Selbstbewusstsein sowie fehlender Mut zur Problembewältigung
- Bewegungsmangel (Dysbalance zwischen Anpassung und Entspannung, zwischen Statik und Dynamik)
- Dauersitzen
- Falsche Möbel, Kleidung, Ausstattung
- Verhalten am Arbeitsplatz
- Eingespielte Bewegungsmuster
- Zu großer Kraftaufwand beim Ausbalancieren der Haltung
- Geistige, seelische sowie körperliche Kränkungen und Belastungen
- Übergewicht
- Bewusst eingesetzte Protesthaltungen
- Lebensangst
- Abstumpfung durch Reizüberflutung
- Vermindertes Körperempfinden

Das Befinden eines Menschen wird meist von einer Vielzahl von Faktoren bestimmt. Vieles können wir nur schwer ändern; bei anderem ist eine Veränderung von einer Minute zur anderen möglich.

Was Ihr Rücken Ihnen mitteilt

Die Region um die Halswirbelsäule

Bei den sogenannten psychosomatischen Beschwerden nützt es wenig, medizinisch gegen die Symptome vorzugehen, denn ihre Ursache liegt, zumindest teilweise, im seelischen Bereich. Gerade bei Rückenproblemen sollten Sie an diese Möglichkeit denken.

Kopf, Hals und Schultern werden zusammen mit Armen und Händen zum Kommunikationszentrum gerechnet. In diesem Bereich werden überwiegend Gedanken und Gefühle ausgedrückt und übermittelt. Mimik und Gestik setzen hier genauso an wie die Informationsaufnahme durch die Sinnesorgane. Wenn Sie z. B. nicken oder den Kopf schütteln, dann senden Sie eindeutige Signale aus. Ein Achselzucken kann vielerlei bedeuten. Mit den Armen und Händen können Sie ebenfalls eine Menge ausdrücken: Sie können berühren und umarmen, und Sie können Kompetenz und Leistungsbereitschaft anzeigen. Mit Kopf und Hand sind Sie in der Lage, Ihr Leben zu gestalten.

Kopfschmerzen

Spannungskopfschmerzen signalisieren unterdrückte Wut: Man fürchtet sich vor den eigenen »bösen Gedanken«. Wir »zerbrechen uns den Kopf« über irgendetwas oder kennen jemanden, der uns »Kopfschmerzen bereitet«. Dies übt Druck aus und wirkt verkrampfend auf die Muskulatur. Wir wehren uns gegen Angriffe auf unsere Kompetenz, sei es, dass wir kritisiert werden oder Selbstkritik üben: Wir weigern uns, über uns selbst nachzudenken, drehen uns mit unseren Gedanken im Kreis, so dass uns bald »der Schädel platzt«.

Nackenbeschwerden

Nackenbeschwerden rühren nicht selten von dem Gefühl her, dass uns jemand oder irgendetwas im »Nacken sitzt«. Wir können nicht dagegen angehen, weil wir uns immer wieder einreden, dass unsere Gedanken und Gefühle die Situation betreffend richtig sind. Dadurch sind wir meistens nicht in der Lage, unsere »Haltung« der Situation gegenüber zu verändern. Unsere »Hartnäckigkeit« oder auch »Halsstarrigkeit« löst Verspannungen aus, die zu verkürzten Nackenmuskeln führen und Schmerzen verursachen.

Verspannungen im Schulterbereich

Beschwerden im Schulterbereich drücken aus, dass eine Situation nicht mehr »ertragen« werden kann. Hochgezogene Schultern weisen auf Angst hin, nach vorn gezogene Schultern auf Resignation, stark nach hinten gezogene Schultern weisen auf unterdrückte Gefühle hin. Eine ständige Verspannung im Schulterbereich verhindert das freie Schwingen der Arme: Schulterblätter, Schlüsselbeine, Schultergelenke, Arme und Hände bilden zusammen eine Bewegungseinheit.

Wenn Sie etwa Ihre Hände bewegen, wird die gesamte Bewegungseinheit aktiviert. Das freie, offene Hantieren, das Schwingen der Arme fällt vor allem in zivilisierten Gesellschaften äußerst schwer, denn offene Arme bedeuten Herzlichkeit und Gefühlsbetontheit – mit weit ausholenden Armbewegungen kann man die ganze Welt »umarmen«. In unserer kopflastigen Gesellschaft werden die Arme beklemmend nahe am Körper gehalten. So schützt sich der Mensch vor Angriffen, aber auch vor Gefühlen, vor Nähe und der herzlichen Zuwendung seitens seiner Mitmenschen.

Solange wir einen lebendigen Körper haben, können wir den Kontakt zu unseren natürlichen Bedingungen gar nicht restlos abreißen lassen. Der Rücken erinnert uns immer wieder daran.

Die Region der Brustwirbelsäule

Diese Körperregion ist für den Sitz der Identität zuständig. Möchte jemand sein Ich besonders betonen, fasst er sich an die Brust und nicht an den Kopf. Das beste und bekannteste Beispiel dafür ist der legendäre Tarzan, der brustklopfend und laut »Ich, Tarzan!« durch den Dschungel schreit. Hier haben all die Gedanken und Gefühle ihren Platz, die mit dem Selbstwertgefühl, dem Mitgefühl, der Selbstbehauptung, dem Stolz und der Ablehnung zu tun haben. In diesem Bereich befindet sich auch das Herz als der Ort der Freude, der Liebe, aber auch der Angst.

Beschwerden im oberen Rückenbereich

Beschwerden im oberen Rückenbereich lassen darauf schließen, dass jemand kein »Rückgrat« oder kein »dickes Fell hat« und ständig »eins auf den Buckel bekommt«. Solche Menschen fühlen sich ständig gepeinigt und sind nicht in der Lage, irgendetwas an ihrer Situation zu verändern.

Genauso kann es aber auch sein, dass man Beschwerden hat, weil man jemandem »den Rücken kehrt« oder irgendetwas zurückhalten will oder muss. Die innersten Gefühle und Gedanken werden nicht zur Sprache gebracht.

Die Region der Lendenwirbelsäule

Dieser Region der Wirbelsäule werden die ursprünglichen Triebe zugerechnet, die mit dem Sicherheits- und Nahrungsbedürfnis in Zusammenhang stehen. Hier geht es auch darum, teilen zu können, von etwas Besitz zu ergreifen, Rückhalt zu empfinden und die – natürlichen – Bedürfnisse von Zuwendung und Mangel an Zuwendung auszudrücken.

Beschwerden im Lendenwirbelsäulenbereich

Beschwerden in dieser Region drücken aus, dass Ärger und Zorn zurückgehalten werden, die mit Sicherheitsgefühlen und Lebensgrundlagen zu tun haben.

Die Wut kann nicht geäußert werden gegenüber Dingen und Menschen, die uns existenziell bedrohen. Desgleichen hat man das Gefühl, vor einer Sache davonlaufen zu wollen. Oftmals sorgen erst die Schmerzen dafür, dass man die missliebige Angelegenheit auf sich beruhen lässt.

Das »Wirbelsäuleninterview«

Wären Sie bereit, sich mit Ihrer Wirbelsäule an den Konferenztisch zu setzen? Auch wenn Sie es vielleicht nicht gern zugeben, die Forderungen Ihrer Wirbelsäule werden Ihnen nicht unberechtigt erscheinen.

Wollten Sie nicht schon immer einmal Reporter sein, würden Sie nicht gerne Ihre Wirbelsäule und Ihren Rücken zur momentanen Wirtschaftslage befragen?

So könnte das Interview beispielsweise aussehen:

Reporter: Sehr geehrte Frau Wirbelsäule, sehr geehrter Herr Rücken, seit einiger Zeit schon klagen Sie über die untragbaren Zustände in dieser Körperschaft. Könnten Sie das bitte präzisieren?

Frau Wirbelsäule: Die ganze Zeit muss ich in der gleichen Stellung bleiben. Das halte ich bald nicht mehr aus. Der Arbeitsdruck ist zu groß, die Entlohnung zu gering. Ich muss demnächst die Bandscheiben entlassen.

Herr Rücken: Bei mir sieht es nicht besser aus. Um den Druck ertragen zu können, müssen alle Muskeln kürzer treten. Das bedeutet mehr Arbeit, miese Freizeitbedingungen, kaum Erholungsphasen und natürlich keine Entlohnung.

Reporter: Worauf sind solche miserablen Bedingungen zurückzuführen?

Frau Wirbelsäule: Die Wirtschaftslage sieht katastrophal aus. Unser Unternehmer leidet unter Geldmangel und versucht, diesen durch Dauersitzungen auszugleichen.

Herr Rücken: Doch wir müssen protestieren. Das Dauersitzen bedeutet eine extrem hohe Belastung für uns. Wir können unser Arbeitspensum nicht mehr erfüllen, zumal uns die Nährstoffe entzogen werden. Unser Unternehmer hat sehr große Angst. Im Grunde sieht er sich außerstande, diese schädigende Tätigkeit weiter auszuführen, und dennoch muss er natürlich weiterhin all seinen Verpflichtungen nachkommen.

Reporter: Was sind Ihre Gegenmaßnahmen?

Herr Rücken: Wir demonstrieren, protestieren und werden unsere Arbeit nur noch unter Protest ausführen. Wenn nötig, werden wir sogar in Streik treten.

Reporter: Das ist wahrlich eine schmerzhafte Erkenntnis für den Unternehmer.

Herr Rücken: In der Tat. Aber nur so erhalten wir die Aufmerksamkeit, die wir benötigen.

Frau Wirbelsäule: Unser Ziel ist es, den Unternehmer auf seine Angst aufmerksam zu machen. Er muss den Mut haben, seine Lebenssituation zu verändern, damit er unsere Arbeitsbedingungen neu festlegen kann.

Reporter: Und wenn er nicht hören will?

Frau Wirbelsäule: Wir lassen uns auf einen harten Arbeitskampf ein. Zur Not organisieren wir einen Generalstreik. Dann wird er uns bestimmt, ja dann muss er uns sogar ernst nehmen, und wir erreichen eine Arbeitspause.

Reporter: Können Sie uns noch etwas zu den Hintergründen sagen, warum Ihr Unternehmer sich auf diese Arbeitsbedingungen eingelassen hat?

Herr Rücken: Er hat Angst vor einer wirtschaftlichen Pleite. Deshalb hat er sich auf Praktiken eingelassen, die ihm schaden, und unsere Arbeitsbedingungen dermaßen verschlechtert, dass wir eingreifen mussten.

Frau Wirbelsäule: Unsere Aufgabe ist es nun, ihn auf sein Grundproblem, die Angst, aufmerksam zu machen.

Reporter: Vielen Dank für das Gespräch.

Wie außen, so innen: Der soziale Frieden ist in Gefahr, wenn Opfer und Nachteile nur auf eine bestimmte Gruppe abgewälzt werden.

Das »Wirbelsäulendrama«

Es gibt Menschen, die inszenieren tatsächlich ein Wirbelsäulenproblem wie ein Theaterstück. Das Schlimme daran ist, dass es ihnen nicht einmal bewusst ist. Sie übernehmen gleichzeitig die Rolle des Produzenten, des Regisseurs, des Choreografen, des Protagonisten, des Opfers und des Zuschauers. Macht man sie darauf aufmerksam, dann weisen sie alles brüsk von sich. Schauspieler und Tänzer kennen das: Auf der Bühne verschafft man sich einen Auftritt, man schlüpft in eine bestimmte Rolle. Für eine gewisse Zeit ist die Aufmerksamkeit des Publikums auf den Darsteller gerichtet. Der Applaus ist seine Nahrung. Doch er sollte wissen, wann das Stück zu Ende ist.

»Wirbelsäulendramen« sind mir aus meiner langjährigen Berufspraxis nur allzu gut bekannt. Immer wieder habe ich festgestellt, dass es Menschen gibt, die ihre Beschwerden brauchen, obwohl sie ihnen verhasst sind. Dank der Schmerzen werden sie erst aufmerksam auf sich. Statt ihre Person zum Hauptthema zu machen, sprechen sie in der Rolle von Rückenbeschwerden wie ein Schauspieler.

»Niemand kann mir helfen« – ein Fallbeispiel

Nicht jeder, der leidet, kann einen gut gemeinten Rat auch wirklich brauchen, mag die Lösung für einen Außenstehenden auch noch so einfach aussehen. Die Psychologen fragen deshalb oft, wofür ein Leidender sein Leiden »braucht«.

Eine meiner Teilnehmerinnen kam immer nach der Gymnastikstunde zu mir und klagte über ihre verschiedenen Rückenschmerzen. Sie erzählte und erzählte, bekam ganz glänzende Augen dabei und fragte mich nach Hilfen und Tips. Doch all meine Angebote, Vorschläge und Ratschläge tat sie mit lapidaren, beinahe aggressiven Argumenten ab. Sie habe keine Zeit für aufwendige Übungen, Entspannung sei nicht ihr Ding, und außerdem seien die anderen schuld, dass es ihr schlecht gehe. Sie habe wirklich schon alles ausprobiert, nichts, aber auch gar nichts habe geholfen. So ging das immer weiter.

Es war offensichtlich, dass sie die Rückenschmerzen benutzte, um Aufmerksamkeit zu erregen, dass sie in der Rolle ihrer Rückenschmerzen über sich sprach, dies aber nicht erkannte. Ihre verbalen Äußerungen und ihre Körpersprache waren ausnahmslos negativ. Sie sprühte förmlich vor Hass und Wut auf sich selbst und den Rest der Welt. Außerdem wollte sie sich beweisen, dass meine Ratschläge genauso untauglich waren wie alle anderen. Sie war felsenfest davon überzeugt, dass niemand ihr helfen könne, und interessierte sich nicht im Geringsten für die Ursachen ihrer Beschwerden.

Ich empfahl ihr eine Psychotherapie, die auf der modernen Verhaltenstherapie beruht und sich der Techniken der Gestalt-, Tanz- und Gesprächstherapie bedient. Sie wäre mir beinahe an den Hals gesprungen. Dabei ist dies in so einem Fall die einzige Möglichkeit, aus dem immer wieder ablaufenden »Drama« auszubrechen. Heilung würde sie nur erfahren, wenn sie sich ihren starken negativen Emotionen stellte und den Teufelskreis des Selbsthasses und der Wut durchbrechen könnte.

Das Erkennen der eigenen »Rolle« und die Wahrnehmung der schreienden, um sich schlagenden Seele sind ein erster Schritt, um körperliche Beschwerden aufzulösen. Jeder Mensch ist so wertvoll, dass er Liebe und Aufmerksamkeit um seiner selbst willen verdient. Er ist es wert, als Individuum und einzigartige Persönlichkeit respektiert und beachtet zu werden. Denken Sie einmal an den ersten Artikel unseres Grundgesetzes: »Die Würde des Menschen ist unantastbar.« Wir brauchen kein »Wirbelsäulendrama«, um geliebt und gewürdigt zu werden.

Eigentlich hätte ich der Frau sagen sollen, dass ich sie verstehe, dass ich mit ihr fühlen kann, dass ich ihre Wünsche und Bedürfnisse respektiere und sie als Person so achte, wie sie ist. Erst dann hätte ich sie auf eine Therapie aufmerksam machen sollen. Ich bedaure sehr, dass ich es nicht getan habe. Seitdem liegt es mir am Herzen, auch im Alltag mit den Menschen liebevoller umzugehen und, wenn möglich, die gewünschte Aufmerksamkeit in erster Linie auf ihre Persönlichkeit und nicht auf ihr »Drama« und ihre Beschwerden zu richten.

Wenn wir das Verhalten anderer Menschen als lästig oder unsympathisch empfinden, liegt es oft daran, dass wir etwas Wesentliches ihrer Botschaften nicht richtig aufnehmen können.

Funktionelles und emotionales Rückentraining

Groß und lang, klein und dick

Stellen Sie sich das Ehepaar Müller einmal vor. Xaver Müller ist 1,80 Meter groß und wiegt 80 Kilogramm. Seine Frau Veronika ist 1,65 Meter groß und wiegt 70 Kilogramm. Herr Müller hat einen anstrengenden Beruf, er muss viel sitzen und sehr viel leisten. Er ist geistig auf Achse und kommt deshalb auch nicht dazu, regelmäßig zu essen. Gemessen an seiner Größe ist er normalgewichtig. Allerdings leidet er unter Kreuzschmerzen und würde sich manchmal am liebsten vor den Anstrengungen drücken.

Veronika ist Hausfrau und fühlt sich nicht ausgelastet. Ihr ist langweilig, und sie hat das Gefühl, die Decke fällt ihr auf den Kopf. Deshalb zieht sie die Schultern ein und leidet unter starken Verspannungen im Halswirbel- und Schulterbereich. Im Gegensatz zu ihrem Mann ist sie übergewichtig, weil sie ihren Frust mit Hilfe von Schokoladenorgien vergessen will. Ihre depressive Grundstimmung ist leicht zu erkennen.

Zunächst kommt keiner von beiden auf die Idee, das Übel an der Wurzel zu packen und seine gesamte Lebensweise zu überprüfen. Sie versuchen es einfach mit einer rein funktionellen Wirbelsäulengymnastik und wundern sich, warum sich ihre Beschwerden nur vorübergehend bessern.

Abschied vom rein funktionellen Rückentraining

Ihre individuelle Situation und Ihre Bedürfnisse spielen die wichtigste Rolle, wenn es um Ihr Rückentraining geht.

Früher wurde sehr viel Wert auf ein rein funktionelles Rückentraining gelegt. Dieses Training kann mit einem Produktionsband für Möbelbau verglichen werden: Richtige Sitz- und Stehwinkel werden ausgerechnet und festgelegt, normative Höhen für Tische und Stühle entworfen usw. Die richtigen Übungen wurden im richtigen Liegewinkel dargestellt, daneben gab es Tips für die richtige Fuß- und Kopfhaltung beim Hinlegen, Hinsetzen und Aufstehen. Kurzum: Nach statistisch errechneten Durchschnittswerten wurden die Übungen beigebracht.

Allenthalben wurde gefordert, man müsse den Rücken physikalisch in Normhöhe bringen und die Krümmung der Wirbelsäule so festlegen, dass eine korrekte Haltung mit technisch einwandfreier, unzweifelhaft genormter Berechnung eingenommen werden könne. Erst eine mathematisch errechnete Zahl für richtige Haltung und richtiges Verhalten garantierte Beschwerdefreiheit – und das, obwohl (wie in unserem Beispiel) Herr Müller 1,80 Meter groß, normalgewichtig ist und Kreuzschmerzen hat, die von der beruflichen Überlastung herrühren, und obwohl Frau Müler 1,65 Meter groß, übergewichtig ist und vor lauter Frust und Depressionen Beschwerden im Halswirbelbereich hat.

Die Sucht nach Normen

Die Sucht, alles zu normieren, nahm groteske Formen an und verlor das Individuum aus den Augen. Es kam, wie es kommen musste: Wirbelsäulengymnastik und Rückenschule machten keinen Spaß mehr, entnervten die Teilnehmer der Kurse und brachten keine wirklichen Verbesserungen des Allgemeinbefindens.

Als ich vor kurzem gefragt wurde, welche Arbeitshöhe nun die absolut richtige sei, antwortete ich: »Die, bei der Sie und Ihr Rücken sich wohl fühlen.« Ich wurde böse angestarrt, und mir wurde klar, wie sehr wir uns auf technische Berechnungen verlassen, die uns von außen aufgedrückt werden.

Wir verlassen uns nicht mehr auf unser eigenes Gefühl! Wir fragen nicht mehr nach den Bedürfnissen unseres Körpers. Wir schenken, wie gehabt, unserem Rücken keine Aufmerksamkeit, sondern lassen ihn wieder einmal mehr »verhungern«. Statt unserem eigenen Körper vertrauen wir blindlings statistischen Messwerten für den Durchschnittsbürger. Dabei sind wir nicht einmal in der Lage, diese alle einzuhalten und durchzuführen. Oder berechnen Sie bei jeder Bewegung den richtigen Winkel? Fatalerweise fühlt sich der Mensch erst wohl, wenn ihm einer sagt, in welchem Winkel er sich ins Bett zu legen hat und welcher der richtige Stuhl für ihn sei. Zufällig weiß ich, dass es in der Möbelbranche bald keine genormten Arbeitshöhen mehr geben wird, sondern individuell verstellbare Systeme, die bisher allerdings nur von wenigen Herstellern angeboten werden und sehr teuer sind – die Trendwende ist zum Glück auch hier erkennbar. Inzwischen ist es Ziel, das emotionale Training in den Vordergrund zu stellen und durch gesteigertes Körperempfinden auf die individuellen Bedürfnisse des Körpers aufmerksam zu machen.

Früher fragte man: »Was kann man für einen gesunden Rücken tun?« Heute fragt man: »Was kann ich für meinen gesunden Rücken tun?«

Das emotionale Rückentraining als Ergänzung

Ganz ohne Funktionalität kommen wir nicht aus. Doch soll sie sich einzig und allein auf Rückenfreundlichkeit und Wohlgefühl beziehen. Den technischen Ballast können wir getrost über Bord werfen. Es ist einleuchtend, dass jemand, der starke Bauchmuskeln hat und schlank ist, anders aus dem Bett aufstehen kann und eine Übung ausführt als jemand, der Übergewicht hat und völlig untrainiert ist. Sie werden erleben, wie befreiend es ist, allein nach dem individuellen

Wohlgefühl zu handeln und mit dem Rücken in einen laufenden inneren Dialog zu treten. Anödende Winkelberechnungen entfallen gänzlich, und Sie haben ausreichend Zeit, Ihrem Rücken wieder zuzuhören und zu ihm zu sprechen. Auf den Punkt gebracht heißt das:

Das Leben wird nicht unbedingt bequemer, wenn Sie davon ausgehen, dass Sie für sich selbst und Ihr Wohlbefinden allein verantwortlich sind. Doch es wird lebendiger und reicher. Und plötzlich tun sich Möglichkeiten auf, wo sonst alles hoffnungslos schien.

• Funktionalität und Emotionalität hängen von Ihrer individuellen Beschwerdesituation und von Ihrem allgemeinen körperlichen, seelischen und geistigen Gesundheitszustand ab.

Emotionales Rückentraining bedeutet also nichts anderes, als die Funktionalität – bezogen auf die Rückenfreundlichkeit – in das persönlich empfundene Wohlgefühl zu integrieren und einen Ausgleich herzustellen, der eine dauerhafte Beschwerdefreiheit in die Wege leitet.

Sie sind aktiv gefordert

• Lernen Sie, für Ihren Körper die Verantwortung zu übernehmen. Vielleicht haben Sie in vielen von Beschwerden beeinträchtigten Jahren wie andere Menschen auch die Erfahrung gemacht, dass Sie selbst den Schlüssel besitzen, etwas in Gang zu setzen und zu verändern.

• Sie können sich nicht blind darauf verlassen, dass irgendein Arzt Sie heilt, ohne dass Sie selbst etwas dazutun und Ihr Verhalten verändern. Erwarten Sie auch nicht, dass irgendein Wunder geschieht. Sie kommen einfach nicht umhin, schlechte, rückenfeindliche Lebensweisen abzulegen, dem Körper Aufmerksamkeit und Bewegung zu schenken und ihn seiner biologisch-genetischen Bestimmung wieder näher zu bringen.

• Wer die Verantwortung für seine Gesundheit übernimmt, der ist auch in der Lage, sein Verhalten zu überprüfen und zu verändern. Aus der Eigenverantwortung und der Erfahrung der Veränderbarkeit resultiert dann ein ganz neues Selbstbewusstsein, so dass Arzt, Krankengymnast, Masseur und Kursleiter nur noch anleitende Helfer sind.

• Die Chance zu Besserung, Gesundung und Heilung liegt in Ihnen selbst, in Ihrem Willen, in Ihrer Hoffnung, in Ihrem Glauben, in Ihrem aktiven Tun!

Die Aufgaben des mentalen Rückentrainings

Bewegung beginnt im Denken

Haben Sie Lust, mit mir ein aufregendes Experiment zu machen? Dann los! Sie brauchen einen festen, ca. 20 bis 30 Zentimeter langen Wollfaden oder eine Schnur und einen Ring. Das kann ein glatter, runder Ehering oder ein anderer Ring sein. Hängen Sie nun den Ring an den Faden, und halten Sie beide Enden des Fadens in einer Hand. Jetzt haben Sie ein Pendel. Mit der anderen Hand fixieren Sie den Ring, so dass er in Ruheposition hängt. Dann nehmen Sie die Hand, mit der Sie den Ring fixiert haben, weg und beobachten das Pendel. Zunächst ist alles in Ruhe. Jetzt befehlen Sie mit Ihrem Willen dem Pendel, es möge sich nach rechts und links bewegen. Ihre Hand bleibt dabei ganz ruhig. Sie denken diesen Befehl nur. Was wird geschehen? Das Pendel wird sich tatsächlich nach rechts und links bewegen. Gespenstisch! Jetzt befehlen Sie, das Pendel möge vor- und zurückschwingen. Was geschieht? Das Pendel wird langsamer werden und dann tatsächlich die Richtung ändern. Gespenstisch! Es wird immer das geschehen, was Sie denken, auch wenn Ihre Hand ganz ruhig ist. Wenn Sie befehlen, das Pendel möge ganz schnell und heftig schwingen, so wird es genau das tun. Gespenstisch? Überhaupt nicht. Dieses einfache Experiment hat schon viele Menschen überrascht. Der Wille und der Glaube können Berge versetzen. Wie funktioniert das?

Sie müssen nicht an Gespenster glauben, wenn Sie sich eingestehen, was alles in der Macht Ihrer Gedanken steht.

Das Gehirn macht's möglich

Der neuromuskuläre Regelkreis ermöglicht erst eine Bewegung. Jeder willkürlichen Bewegung liegt ein Gedanke zugrunde. Das Gehirn sendet den Befehl zur Bewegung aus. Über die Nervenbahnen wird der Befehl an die Muskulatur weitergeleitet. Diese setzt durch gezielte Kontraktion, Anspannung und Entspannung, die Knochen in Bewegung. Stellen Sie sich vor, Sie haben Lust, den Arm zu heben, oder es ist notwendig, den Arm anzuheben. Was geschieht?

• Das Gehirn sendet einen Befehl zur Bewegung aus: Der Arm soll gehoben werden.

• Über die Nervenleitungsbahnen kommt der Befehl in der Muskulatur an, die für die Armhebung zuständig ist: Muskeln, führt die Bewegung aus!

Beim Fechten müssen die blitzschnellen Abläufe der einzelnen Bewegungen wirklich »sitzen«. Dazu ist ein ständiges Training notwendig – unterstützend wirkt ein häufiges Wiederholen der Bewegungen in Gedanken.

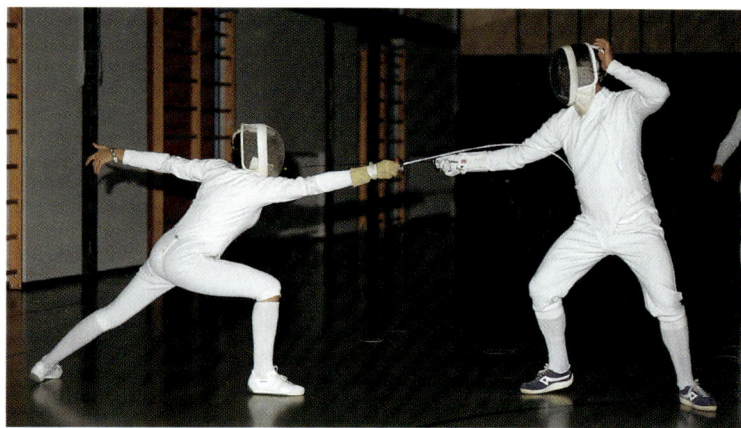

Ein Beispiel dafür, wie das Denken die Bewegung beeinflusst, ist das Pendeln. Halten Sie ein Pendel ganz ruhig in der Hand, und stellen Sie sich vor, dass es zu kreisen beginnt. Sie werden sehen, nach kurzer Zeit beginnt es tatsächlich zu kreisen – die Vorstellung der Bewegung allein reicht aus, Ihre Hand- bzw. Armmuskeln in Gang zu setzen.

● Die Muskulatur führt den Befehl aus: Eine Kontraktion findet statt.
● Die Muskulatur setzt die Knochen – also die Bewegungseinheit Schulterblatt, Schlüsselbein, Schultergelenk, Oberarmknochen, Unterarmknochen, Hand – in Bewegung. Die Bewegung wird in den Gelenken auf ihr Endziel hin ausgeführt.
● Es erfolgt eine Rückmeldung an das Gehirn: Bewegung wie gewünscht ausgeführt!

Bewegungsregel Nr. 1

Ich denke, also bewege ich mich.
Ich bewege mich, also denke ich.

Bewegung verrät das Denken

Haben Sie sich schon einmal überlegt, was Ihr Denken alles über Ihre Bewegungen aussagt und was Ihre Bewegungen über Ihr Denken aussagen? Es klingt beinahe unheimlich, aber es ist möglich, von der Art Ihrer Bewegungen und Ihrer Körperhaltung auf Ihr Denken zu schließen!
Durch die neuromuskuläre Steuerung ist jeder Mensch wie ein offenes Buch. Wer diesen Zusammenhang kennt – und das tun Sie jetzt –, kann bei sich und bei anderen jederzeit erkennen, welche Bewegung

von welchem Denkschema und von welcher geistigen Einstellung herrührt. Unser Ballettlehrer sagte immer zu uns, er könne in unseren Kopf schauen. Wenn wir bei einer Drehung z. B. wackelten, dann erkannte er sofort unsere gegenwärtige geistige Verfassung: Wir waren unkonzentriert und gaben daher nicht die richtigen Befehle an die Muskulatur weiter. Wir schafften es dann nicht, die Drehung in unserem Gehirn, vor unserem geistigen Auge sozusagen, exakt auszuführen. Unser Körper handelte genau nach dem geistigen Befehl, und dieser war schwammig und wackelig. Es fehlte uns das exakte geistige Ausführen der Übung. Die Bewegung machte unser Denken deutlich. So, wie wir dachten, bewegten wir uns auch.

Bewegungsregel Nr. 2

Wie du denkst, so bewegst du dich auch. Oder:
Zeig mir, wie du dich bewegst, und ich sage dir, wie du denkst.

Mentales Training vor dem Hintergrund der neuromuskulären Steuerung

Tänzer und Sportler kennen den neuromuskulären Kreislauf und gehen vor einer Aufführung oder einem Start die kompletten Bewegungsabläufe geistig durch. Der Tänzer sieht sich auf der Bühne stehen, er registriert seine Umgebung, die Beschaffenheit des Bodens, sieht sich in den Kostümen, koordiniert die Musik, die Melodie, den Takt, den Rhythmus mit den Schritten und Bewegungen und tanzt in Gedanken die gesamte Choreografie, einschließlich der Partner und des veränderten Bühnenbilds, durch. Allein das mentale Training bedeutet, dass das Denken so koordiniert und verändert wird, dass eine Veränderung im körperlichen Ausdruck möglich ist. Die richtige geistige Einstellung und Vorbereitung ergibt eine richtig ausgeführte Bewegung und Haltung.

Mental (vom lateinischen »mens« = Sinn, Geist) könnte man in unserem Sprachgebrauch umschreiben mit »in der Vorstellung vorhanden« oder »durch die Kraft der Gedanken gegeben«.

Mentale Studien

Dieses Phänomen wurde in zahlreichen Studien bewiesen, so auch z. B. an der Universität von New York. Eine Gruppe wurde angehalten, bestimmte Haltungsübungen auszuführen. Die andere Gruppe

Wie wir uns fühlen und was wir denken, ist für jemanden, der gelernt hat, in Bewegungen wie in Büchern zu lesen, mühelos zu erkennen. Alle anderen nehmen diese Körpersprache unbewusst auf. Die Reaktionsmuster werden instinktiv wahrgenommen und entscheiden mit über Sympathie oder Antipathie, über Vertrauen und Ablehnung.

führte dieselben Haltungsübungen rein mental aus, also einzig in der Phantasie, mit Hilfe der Vorstellungskraft und der Gedanken. Beide Gruppen erzielten dieselben Ergebnisse. Die Haltung verbesserte sich bei allen teilnehmenden Personen, egal, ob sie die Übung nur mit dem Körper oder rein mental ausführten.

Im Körper kann allein durch einen mentalen Impuls eine Verbesserung und Veränderung bewirkt werden. Die Koordination von Gehirn und Muskulatur funktioniert immer. Dies ist durch den neuromuskulären Kreislauf bestimmt.

Die Rolle der Gefühle im neuromuskulären Kreislauf

Stellen Sie sich vor, Sie wären ein Personalchef und müssten entscheiden, welchen Bewerber Sie einstellen. Vor Ihnen steht ein Mann, der die Schultern nach vorn zieht, einen Rundrücken macht, die Arme nach vorn hält und die Hände vor dem Körper krampfhaft verschränkt. Er hält den Kopf leicht geneigt und scheut sich, Ihnen direkt und frei in die Augen zu blicken. Würden Sie ihn einstellen, rein instinktiv, noch bevor er irgendeinen Ton gesagt hat? Wahrscheinlich nicht. Denn dieser Mensch drückt so offensichtlich Verklemmtheit, Angst, Demut und Unsicherheit aus, dass er für jeden Beruf – egal, für welchen – »auf den ersten Blick« ungeeignet erscheint. Und genau dieser Eindruck ist es, der – ohne dass es dem Entscheidungsträger unbedingt bewusst ist – eine wesentlich größere Rolle spielt als jede fachliche Kompetenz.

Aus der Haltung und den Bewegungen dieses Mannes ist zu erkennen, was er denkt und wie er sich fühlt. Seine negative geistige Einstellung und seine negativen Gefühle lösen seine überaus verkrampfte Haltung aus. Wir alle sind wie offene Bücher.

Und wer den Mechanismus des neuromuskulären Kreislaufs kennt, kann sich diesen Zusammenhang bewusst machen und erkennt die wechselseitige Beeinflussung von Denken, Fühlen und Handeln.

Bewegungsregel Nr. 3

Ich fühle, also bewege ich mich. Ich bewege mich, also fühle ich. Ich fühle, also denke ich. Ich denke, also fühle ich.

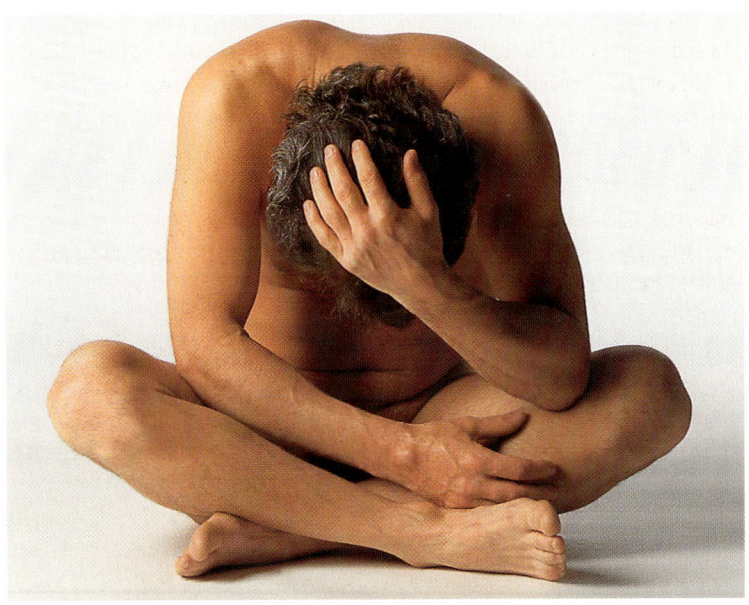

*Den Rücken zu beu-
gen kann viele Ur-
sachen haben bzw.
vieles ausdrücken:
totale Entspannung,
Gram, Kummer,
Angst, sich von der
Welt abschotten zu
wollen, sich schüt-
zen zu wollen
u. v. a. m.*

Die Hauptaufgaben des mentalen Rückentrainings

● Den neuromuskulären Kreislauf bewusst machen und den Zusammenhang von Bewegung (Handeln), Denken und Fühlen erkennen können.

● Krank machende Denkschemata und negative Gefühle wahrnehmen, die zu falschen Bewegungsmustern und zu einer schlechten Haltung führen.

● Neue, positive Bewegungs- und Haltungsübungen mental ausführen, die eine koordinierte, verbesserte Bewegungsfähigkeit und Haltung herbeiführen.

● Über alle Sinne (Augen, Ohren, Haut, Nase, Mund) eine bewusste Wahrnehmung des Istzustands ermöglichen; den Istzustand mit Leib und Seele spüren.

● Den negativen Istzustand mit Hilfe des mentalen Trainings (positive geistige Bilder, neue Bewegungsabläufe, die geistig geübt werden), verändern und ein Wohlgefühl als Grundgestimmtheit erreichen, so dass der veränderte Istzustand in den gewünschten Sollzustand übergehen kann.

**Nutzen Sie die
Kraft der positi-
ven Gedanken für
die Gesunderhal-
tung Ihres
Rückens und
damit auch für
die Gesundheit
Ihres ganzen
Körpers.**

Der positive neuromuskuläre Kreislauf

Wenn eine positive Bewegung zu einem Erfolgserlebnis geführt hat, verstärkt sich die innere Bereitschaft zu weiteren positiven Bewegungen.

Wenn für den neuromuskulären Kreislauf durch das mentale Training die erforderlichen positiven Voraussetzungen geschaffen sind, dann verändert sich sehr viel im Zusammenhang von Denken, Fühlen und Handeln.

- Über eine positive geistige, mit allen Sinnen wahrgenommene Vorstellung wird Wohlgefühl empfunden (Denken und Fühlen werden vom Gehirn gesteuert) und ein korrekter Befehl an die Muskulatur gegeben.
- Die Muskulatur führt den Befehl aus.
- Der Knochenapparat wird in Bewegung gesetzt, so dass das Endergebnis positiv ausfällt.
- Eine Rückkopplung erreicht das Gehirn: Befehl erfolgreich ausgeführt.
- Das bestehende Wohlgefühl motiviert das Gehirn, weitere positive Vorstellungen aufzunehmen und wieder korrekte, vom Wohlgefühl unterstützte positive Befehle auszusenden.
- Der Kreislauf geht weiter, bis die positive Bewegung so oft wiederholt wurde, dass sie zu einem neuen Bewegungsmuster wird.
- Das Bewegungsmuster koppelt sich vom Gehirn ab und erfolgt in korrekter, positiv gefühlter, gedachter und bewegter Form.
- Fazit: Eine Verhaltensänderung ist eingetreten.

Da der Mensch von außen immer wieder durch schlimme Situationen negativ beeinflusst wird, ist er ständig herausgefordert, durch erneute Reflexion Einfluss auf seine Bewegungsmuster und auf sein Verhalten zu nehmen. Immer wieder bewusst Ballast abzuwerfen und das Wohlgefühl durch positive mentale Bilder zu erzeugen bedeutet, unabhängig zu werden von Stress und Dysbalancen.

Mentales Training zur Förderung der Verantwortlichkeit

Soll jeder erfahren, was Sie denken und wie Sie fühlen? Ist es Ihnen nicht unangenehm, wenn jeder gleich weiß, dass Sie ein ängstlicher, verklemmter Typ, zuweilen arrogant oder völlig unkonzentriert sind? Jetzt, da Sie über den neuromuskulären Kreislauf Bescheid wissen, können Sie Ihr Selbstbild so verändern, bis Sie zufrieden mit sich sind und keine Beschwerden mehr haben.

Verantwortung für andere und für sich selbst

In meinen Kursen sehe ich meist gleich, wer welches Problem hat, und ich erkenne erstarrte Denkmuster, massive Koordinationsschwierigkeiten, was ein Mensch gerade fühlt. All das sagt mir die Art und Weise, wie er auftritt und wie er sich bewegt.

Das bedeutet aber auch, dass ich mit meinem Wissen sehr verantwortungsvoll umgehen muss. Ich erinnere noch einmal an die Würde des Menschen. Wer den neuromuskulären Kreislauf kennt, trägt Verantwortung für sich und seine Mitmenschen. Es steht niemandem zu, dieses Wissen auszunutzen, wie es z. B. Werbefachleute und Verkäufer oft tun (müssen), um einen Menschen in ihrem Sinne zu beeinflussen. Im Gegenteil: Es ist Ihre Pflicht, andere auf selbstzerstörerisches Verhalten aufmerksam zu machen.

Wir können anderen Menschen mit unserem Wissen nur helfen, wenn wir nicht vorhaben, sie zu gängeln oder zu manipulieren.

Verantwortung bedeutet also nicht nur, für sein eigenes Wohlbefinden zu sorgen, sondern auch die Fähigkeit, sich in die Lage des anderen hineinzuversetzen, ein Fingerspitzengefühl für die Situationen der Mitmenschen zu entwickeln.

Versuchen Sie, gerade Ihnen nahe stehenden Personen zu helfen, die negativen Mechanismen von Bewegungsmustern, die Beschwerden verursachen zu durchbrechen. Wenn Sie in den Bewegungen des Körpers »lesen«, dass jemand in einem Kreislauf von Unkonzentriertheit und Unwohlsein gefangen ist, dann erklären Sie ihm den neuromuskulären Kreislauf. Wissen ist Macht. Wissen ist auch der erste Schritt zu einer Veränderung.

Wie gehen Sie jetzt vor, wenn Sie selbst und andere aus einem negativen Schema ausbrechen wollen? Ganz einfach: Sie spielen das Detektivspiel!

Sherlock Holmes und Dr. Watson

Dr. Watson: Nun, mein lieber Holmes, Sie wissen, was zu tun ist!
Sherlock Holmes: In der Tat, Watson, in der Tat. Lassen Sie uns den Fall gemeinsam betrachten.

Sie haben also Lust, ein wenig mehr über sich und andere zu erfahren. Also begeben Sie sich auf Sherlock Holmes' Spuren. Schnappen Sie sich eine Lupe, die Pfeife und den karierten Mantel nebst Hut. Es wird sehr spannend und aufregend!

Schleichen Sie zunächst vor den Spiegel. Was denken und fühlen Sie gerade? Da Sie sich vorstellen, Sherlock Holmes zu sein, haben Sie sich automatisch die Bewegungen eines Detektivs zugelegt. Und da es einfacher ist, andere zu beobachten, legen Sie sich auf die Lauer und üben oder perfektionieren Ihre Beobachtungsgabe. Begeben Sie sich völlig unauffällig in die Stadt, und observieren Sie dort die Passanten.

In Bewegungen lesen lernen

Sie haben die Wahl, welche Vorstellungen und Gefühle Sie zum Tragen kommen lassen wollen. Ohne dass wir es merken, treffen wir unentwegt unsere Entscheidungen.

Wie bewegen sie sich? Was könnten sie denken? Wie könnten sie sich fühlen? Wer ist unkonzentriert? Wer hat Schwierigkeiten mit der Koordination der Bewegungen? Bei wem ist der Bewegungsfluss abgehackt und unharmonisch? Wer tappt und torkelt? Was geht in jemandem vor, der sich unrhythmisch bewegt? Was denkt jemand, der vor sich hin trippelt? Was fühlt jemand, der beim Gehen den Bauch herausstreckt? Was denkt jemand, der verkniffene Gesichtszüge hat? Und wie bewegen Sie sich, während Sie andere beobachten? Wie bewegen Sie sich im Alltag, und was denken und fühlen Sie dabei?

Negatives durch Wohlgefühl ersetzen

Wenn Sie alles beobachtet haben, dann gehen Sie dazu über, bewusst aus einem Denk-, Gefühls- und Bewegungsschema auszubrechen. Stellen Sie sich vor, Sie gehen barfuß über eine duftende, blühende Sommerwiese. Nehmen Sie die entsprechende Haltung ein, und lassen Sie das Wohlgefühl auf sich wirken. Jede Handlung, jede Bewegung, die Sie ab jetzt ausführen, wird so gestaltet, als ob Sie den ganzen Tag auf dieser wunderschönen Wiese wären.

Versuchen Sie, alles, was Sie tun, mit diesem Bild auszuführen. Sie sind auf der Wiese und empfinden Wohlgefühl! Wie denken Sie jetzt? Wie bewegen Sie sich jetzt? Und was fühlen Sie dabei?

Wiederholen Sie dieses Spiel immer wieder. Schlüpfen Sie heraus aus einem Schema, und wechseln Sie in ein neues, das von Wohlgefühl getragen wird.

Variieren Sie nun das Spiel. Sobald Sie z.B. einmal Ärger haben und eine schlechte Haltung annehmen, sich mies fühlen und Rachegedanken hegen, tilgen Sie die Negativität und ersetzen sie durch Wohlgefühl.

Das Tagtraumspiel

Tagtraumspiele sind herrlich kreativ. Wer den neuromuskulären Kreislauf kennt, der kann sich ganz bewusst Tagtraumspiele schaffen, um eine Verhaltensänderung herbeizuführen. Erinnern Sie sich an die Tänzer und Sportler, die ganze Bewegungsabläufe und Choreografien mental verinnerlichen. Für Sie bedeutet das, jede Übung, die Sie hier im Buch finden, immer wieder geistig zu trainieren, zu wiederholen und exakt auszuführen.

Wenn Sie Tagträume bewusst in eine Richtung lenken, die Ihnen gut tut, verstärken Sie Ihre positiven Energien.

Und wo können Sie träumen? Einfach jederzeit und wirklich überall: in der Arbeitspause, während des Essens, während des Spaziergehens, auf dem Sofa beim Fernsehen, in Bus und Bahn, beim Fahrradfahren, beim Babywickeln, beim Kochen, beim Vor-sich-hin-Dösen, vor dem Schlafengehen, im Bad, unter der Dusche, in der Badewanne, beim Einkaufen – Ihrer Phantasie sind keine Grenzen gesetzt.

Am geeignetsten sind monotone Tätigkeiten, die Sie beinahe automatisch ausführen. Jetzt können Sie ein angenehmes geistiges Bild dazuschalten und alle Übungen wiederholen.

Das neuronale Netz

Bewegung und geistiges Wachstum

Intellekt, Gefühl und Bewegung gehen Hand in Hand. Verharrt ein Mensch in einem bestimmten Bewegungsmuster, hat dies auch negative Auswirkungen auf sein Gehirn. Eingefahrene Bewegungsmuster bedingen zudem auch »konservative« Denk- und Gefühlsmuster, so dass der Mensch sich immer gleich verhält, gleich handelt, sich gleich bewegt, gleich denkt und fühlt. Dieses ewig Gleiche, Bekannte, Monotone ist Gift für unser geistiges Wachstum; biologisch-genetisch ist unser Gehirn nämlich auf Wachstum angelegt. Doch genau das Gegenteil geschieht in unserem Alltag. Zahlreiche Gehirnforscher sind diesem Phänomen auf der Spur.

Tatsache ist, dass jede Art der Bewegung die Strukturierung des neuronalen Netzes fördert. Obwohl die Anzahl der Neuronen im Laufe des Lebens abnimmt, ist allein die Strukturierung dafür zuständig, ob unser Geist jung sowie frisch bleibt und ob wir ihn fördern. Bei der Geburt hat ein Baby bereits unzählige Neuronen, doch erst allmählich entwickeln und bilden sich sinnvolle Verbindungen. Stellen Sie sich viele Bauklötze vor, die am Boden liegen. Erst wenn Sie beginnen, Türme, Straßen und Häuser aus den Klötzen zu bauen, entstehen sinnvolle Gebilde.

Auf Vergreisung programmiert

Reizen Sie neue Erfahrungen, neue Begegnungen und ungewohnte Situationen? Oder haben Sie eher Angst, etwas Neues könnte Ihnen schaden? Mit positiven Erfahrungen werden Ihr Mut und Ihre Lust auf Neues wachsen.

Wird diese ständige Neustrukturierung nicht gefördert, dann vergreisen wir schneller. Bewegung wirkt dem vorzeitigen Alterungsprozess entgegen und gibt Körper und Geist die Möglichkeit, fit zu bleiben. Unsere Dauersitzkultur ist nicht nur gesellschaftlich veraltet, sondern auch jetzt schon auf dem Weg in die vorzeitige Vergreisung – ein schrecklicher, aber berechtigter Gedanke! Verschärft ausgedrückt bedeutet dies: Ein Mensch, der unter permanentem Bewegungsmangel leidet, lässt nicht nur seine Wirbelsäule »verhungern«, sondern auch sein Gehirn. Seine Kreativität nimmt ab, seine Gedächtnisleistung verringert sich, und der körperliche sowie geistige Verfall schreitet beängstigend schnell voran.

Neue Vernetzungen durch spezielle Reize

Bewegung regt das Gehirn zu neuen Vernetzungen an, alte Muster werden durchbrochen. Deshalb werden Sie in diesem Buch auf sehr viele Übungen stoßen, die Ihnen völlig neu und ungewohnt erscheinen; bekannte Übungen sind langweilig und dienen nicht der neuronalen Neuvernetzung. Durch abwechslungsreiche Bewegungen kann auch eine Verhaltensänderung schneller eintreten. Übungen, die mit allen Sinnen wahrgenommen werden, beschleunigen diesen Prozess ebenfalls. Ihr Gehirn sucht sich die inspirierenden Reize aus, um eine neue Struktur zu bilden. Statt sich von ungefilterten Reizen überfluten zu lassen und abzustumpfen, sensibilisieren Sie durch spezielle Reize die geistige Wahrnehmung, die Körperwahrnehmung; sie leisten einen Beitrag zur Gesunderhaltung Ihrer Wirbelsäule und erhöhen Ihre geistige Kapazität.

Ich persönlich bin z.B. eine Inspirationsfanatikerin. Ganz bewusst suche ich mir Orte, Situationen oder Menschen, die mich inspirieren und die ich mit allen Sinnen erfahren kann. Das funktioniert nicht immer, kann aber mit zunehmender Übung gefördert werden. Wer kreativ tätig ist, ist damit vertraut. Manchmal dauert es lange, bis man so angesprochen wird, dass man körperlich, geistig und seelisch inspiriert und berührt wird, und manchmal reicht es, nur einmal ins Theater oder in eine Ausstellung zu gehen. Das wollen wir gleich einmal üben.

Mit der Wirbelsäule ins Museum

Beginnen wir mit einer recht ungewöhnlichen Übung, die nicht nur Ihrer Wirbelsäule gut tut, sondern vor allem Ihre Inspiration wecken möchte, um Ihren körperlichen und geistigen Alterungsprozess durch Neuvernetzung aufzuhalten. Suchen Sie sich für das nächste Wochenende eine Veranstaltung aus, zu der Sie gern gehen möchten. Wie wäre es z. B. mit einem Museums- oder Galeriebesuch, einem Konzert, einem Ballett, einem Kino- oder Theaterbesuch, einem Trip in eine fremde Stadt oder Naturlandschaft? Wenn Sie dort sind, nehmen Sie die Umgebung mit allen Sinnen wahr.

Reizüberflutung bereichert uns innerlich keineswegs, wohl aber das bewusste, aktive Wahrnehmen unserer Umwelt.

• Was sehen Sie?
• Was ist zu hören?
• Wie riecht es?
• Was für Gefühle haben Sie?
• Gibt es einen Gegenstand, ein Bild, eine Szene, ein Lied, eine Bewegung, die Ihnen ganz besonders zusagen, die Sie fesseln?

Bewusste Wahrnehmung von Details

Nehmen Sie ein Detail ganz bewusst wahr, fühlen Sie es körperlich, geistig und seelisch. Wenn Sie wieder zu Hause sind, versuchen Sie, mit Ihrem Rücken dieses Detail in Bewegung umzusetzen. Haben Sie z. B. ein Bild betrachtet, so versuchen Sie, eine bestimmte Farbe, ein Symbol oder einen einzelnen Gegenstand mit Ihrem Rücken »nachzuzeichnen«. Oder Sie »klopfen« mit Ihrem Rücken den Takt eines Liedes nach. Oder Sie versuchen, die Konturen eines Hauses, einer Filmszenerie oder eines Museumsgegenstandes mit Ihrem Rücken »darzustellen«.

Wenn Sie die Übung erfolgreich beendet haben, suchen Sie sich ein paar Wochen später eine völlig andere Veranstaltung heraus und verfahren gleichermaßen. Wenn Sie einen neuen Menschen kennen lernen, dann spüren Sie nach, ob Sie einen Draht zu dem Betreffenden bekommen können, ob er Ihnen etwas bedeutet, ob er Ihnen sympathisch ist. Wenn ja, dann lassen Sie sich von ihm inspirieren – von der

Art seiner Bewegungen, seiner Stimme, seinem Aussehen, von dem, was er tut und sagt, wie er es sagt, davon, wie Sie sich in seiner Gegenwart fühlen usw. Greifen Sie sich ein Detail, das Ihnen besonders zusagt, heraus, und interpretieren Sie es in Bewegungen Ihrer Wirbelsäule. Wie lassen sich z. B. lange Haare, eine weiche Stimme, herzliches Lachen, nette Worte in Form einer Bewegung darstellen? Was Ihnen dazu auch einfällt, es ist richtig. Es gibt keine »falschen« Bewegungen. Ihr Gehirn und Ihre Wirbelsäule werden für jede Bewegung dankbar sein. Bald werden Sie feststellen, dass Sie eigene Strategien entwickeln, um dem körperlichen und geistigen Verfall entgegenzuwirken, um neue neuronale Strukturen aufzubauen.

Positive Zielformulierung

Versuchen Sie, Ihre Ziele positiv zu formulieren. Sie werden sehen: Sofort verändert sich der Blick auf Ihre Situation.

Wenn ich Sie fragen würde, was denn Ihr Ziel in Bezug auf Ihren Rücken und Ihre Wirbelsäule sei, dann würden Sie mir sicherlich antworten: »Ich möchte keine Schmerzen und Verspannungen mehr haben.« Und genau da beginnt schon der erste Denkfehler. Ihr Gehirn ist nämlich nicht in der Lage, eine Verneinung als solche richtig zu erkennen.

Ein Beispiel: Stellen Sie sich keine roten Luftballons vor. Und was hat Ihr Gehirn getan? Natürlich hat es Ihnen die Information »rote Luftballons« gegeben, denn jede Vorstellung wird wie von einem Computer abgerufen, egal, ob Sie sie positiv oder negativ formulieren. In Bezug auf unsere Wirbelsäule sind die Schlüsselworte »Schmerzen« und »Verspannungen«. Und Ihr Gehirn bleibt in ihnen befangen.

Der erste Schritt zu einer Verhaltensänderung ist deshalb eine positive Zielformulierung. Die Worte »nicht«, »kein« und »nein« sind tabu. Und schon wird es schwieriger, denn wir alle wissen zunächst einmal eher das, was wir nicht wollen, als das, was wir uns wirklich wünschen.

Formulieren Sie also Ihre Ziele positiv, z. B.:

- Mein Rücken ist gesund.
- Mein Rücken ist entspannt.
- Meine Wirbelsäule ist beweglich.
- Meine Muskeln sind flüssig und weich.
- Mein Muskeltonus ist harmonisch und im Ausgleich.

- Mein Körper arbeitet ökonomisch intelligent, gesund und gefühlsbetont.
- Mein Rücken ist stark.
- Meine Haltung ist anmutig und aufrecht.
- Ich bin im Gleichgewicht.
- Ich ruhe in mir selbst.

Realistische Ziele anpeilen

Der zweite Schritt befasst sich näher mit der Zielsetzung. Fragen Sie sich ehrlich, ob und wie Sie Ihr Ziel erreichen können. Sie haben sich z. B. den gesunden Rücken als Ziel gesetzt. Was müssen Sie tun, um dieses Ziel zu erreichen? Ist das Ziel überhaupt im Rahmen Ihrer Möglichkeiten zu erreichen? Was müssen Sie opfern, um Ihr Ziel zu erreichen? Wollen Sie das überhaupt? Um einen gesunden Rücken zu erhalten, müssen Sie ein tägliches (!) Bewegungstraining auf sich nehmen. Sie müssen Ihre Bequemlichkeit aufgeben und das Dauersitzen verringern. Sind Sie dazu bereit? Sind Sie auch zu weiteren unangenehmen Konsequenzen bereit, die eine Verhaltensänderung mit sich bringt? Wenn nicht, müssen Sie das Ziel anders formulieren oder den Weg zum Ziel so verändern, dass er Ihnen entspricht. Das bedeutet, Sie streben ein anders formuliertes Ziel an, z. B. den entspannten Rücken. Dieses Ziel ist einfacher zu erreichen. Oder Sie nehmen einen langen Weg mit Umwegen in Kauf.

»Ja, soll ich denn meinen Beruf aufgeben, um nicht im Büro sitzen zu müssen?«, werden Sie vielleicht fragen. Das wäre unter Umständen eine Radikallösung, auf die Sie gar nicht richtig vorbereitet sind. Muten Sie sich realistische Schritte zu!

Rücken und Atmung

Das Farbenspiel des Winds

Haben Sie schon einmal dem Herbstwind zugesehen, wie er die bunten Blätter in die Luft wirbelt? Oder dem Frühlingswind, wie er die zarten rosa Blüten von den Bäumen hebt und lustig tanzend in den hellblauen Himmel treibt? Was lösen diese schönen Bilder in Ihnen aus? Frische, Leichtigkeit, Dynamik, Aktivität, Befreiung, Beschwingtheit und Entspannung? Der warme, leichte Wind des Frühlings und Sommers hat immer etwas mit verspielter Verzauberung zu tun, während der mächtige Wind des Herbstes und des Winters aktive Befreiung und Kraft versinnbildlicht.

Die Ausatmung

Wann haben Sie das letzte Mal aus voller Brust gejubelt? Und wann zuletzt vor Wut gebrüllt? Lassen Sie ruhig beide Gefühle raus. Dann geht es Ihnen viel besser, als wenn Sie Ihre Gefühle vergraben.

In der Wirbelsäulengymnastik und Rückenschule setzen wir unseren Atem wie den Wind ein. Wir nützen all seine guten Eigenschaften, um uns von Beschwerden zu befreien und leicht zu werden. Der Wind wird dabei zu einem Teil unserer Ausatmung und Einatmung. Die Ausatmung setzt sehr viel Kraft frei. Wenn Sie z. B. wütend sind, was tun Sie dann? Sie schreien und brüllen! Schreien und Brüllen ist dabei eine verstärkte Form der Ausatmung. Eine kraftvollere Ausatmung gibt es selten. Diese Art der Ausatmung wird sehr oft benutzt, und sie tut dem Menschen gut, um negative Gefühle loszuwerden. Schade nur, dass die Menschen diese Art der Ausatmung häufiger benutzen als die positive Äußerungsform. Wann haben Sie z. B. auch mal Ihre Freude und Lust herausgeschrien? Wann haben Sie zum letzten Mal laut »juchhe« gerufen, laut gelacht oder gejauchzt?

Überlegen Sie einmal selbstkritisch, ob es bei Ihnen mehr Gründe zum Brüllen als zum Jubeln gibt. Überwiegen bei Ihnen die negativen Gefühle, dann haben Sie schon einen weiteren Grund gefunden, warum Ihr Rücken streikt. Wenn Sie ein Rücken wären, dann würden Sie erstens viel lieber Jubellaute vernehmen wollen, und zweitens würden Sie, weil es so viel Stress und Wut gibt, diese Belastungen loswerden wollen. Sind Sie und Ihr Rücken so weit, dass Ihnen »der Kragen platzt«? Wenn ja, dann lassen Sie ihn doch endlich platzen. Vergraben Sie nicht die Belastungen wie schmerzende Schichten im Rücken. Lassen Sie den Unrat heraus. Wir wollen Gleiches mit Gleichem austreiben, und deshalb brauchen wir, um Erstarrungen im Rückenbereich zu lösen, um seelischen Frust und körperlichen Schmerz abzuschütteln, die wütende, kraftvolle Ausatmung.

Die Einatmung

Mit der Einatmung bauen wir neu auf. Wir saugen alles in uns hinein, was uns wichtig ist und was wir uns für unseren Körper wünschen. Lernen Sie, mit Ihrer Einatmung die schönen Seiten des Lebens in sich aufzunehmen. Gesundheit, Schönheit, gute Laune, Wohlgefühl, Liebe, Aufmerksamkeit, Zärtlichkeit – all dies soll in Ihrem Körper, in Ihren Gedanken und in Ihren Empfindungen Raum finden. Durch die Ausatmung haben Sie Platz geschaffen und alten Ballast abgeworfen. Mit der Einatmung nehmen Sie Ihre Wünsche und Ziele auf.

Der Herbstwind

Wir fangen mit dem Herbstwind an. Stellen Sie sich einen richtig mächtigen Herbststurm vor, der die bunten Blätter durch die Straßen wirbelt und das letzte Grün von den Bäumen fegt. Und Sie stehen mittendrin. Stellen Sie sich vor, wie der Sturmwind in Ihren Körper eindringt, Ihre Zellen reinigt und den Ballast einfach fortträgt. Er umwirbelt die Wirbelsäule und reißt den Ballast heraus. Er säubert die Wirbel und bläst die verkrusteten Gefühle und Gedanken fort. Er löst den »Ring aus Eis und Schmerz«. Dies unterstützen Sie mit Ihrem Atem. Egal, wo Sie jetzt sind: Atmen Sie kräftig aus. Schleudern Sie mit Ihrem Atem die körperlichen Beschwerden, die seelischen Blockaden und den ganzen Frust aus sich heraus.

Atemübungen sind die Grundlage der meisten Entspannungsformen oder Meditationsübungen. Sie helfen, Körper und Geist in Einklang zu bringen und beide zu stärken.

Der Winterwind

Nach dieser Reinigungsaktion kehrt eine wohltuende Ruhe in Ihren Körper ein. Sie kennen das: Nach einer kraftvollen Aktion ist man erst einmal ausgelaugt. Der kalte Wind des Winters bringt Stille und Besinnung. Stellen Sie sich jetzt vor, Sie legen mit jedem Atemzug den Rücken schlafen. So, wie sich im Winter die Natur zur Ruhe begibt, braucht Ihr Rücken Zeit zur Regeneration. Wo immer Sie jetzt auch sind, stellen Sie sich bei jeder langsamen und langen Aus-

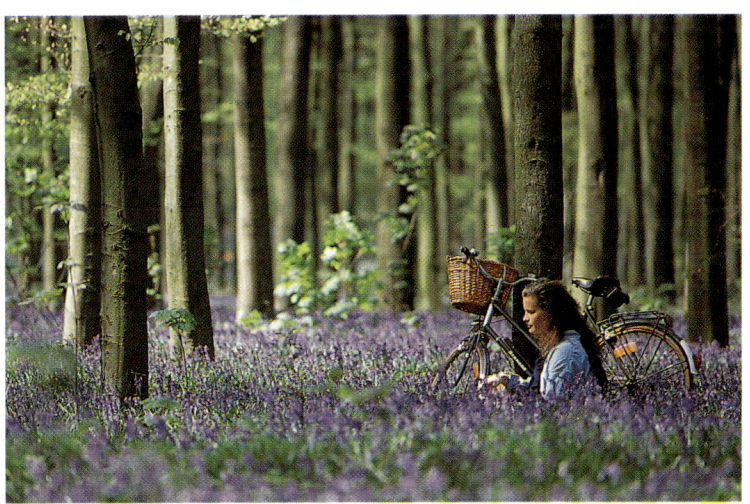

Kaum etwas ist entspannender und erholsamer: Atmen Sie die frische, klare Frühlingsluft mit kräftigen, gleichmäßigen Zügen ein, und genießen Sie dabei die stimulierenden Düfte der Natur.

atmung vor, dass Sie den Rücken frei werden lassen, ihn in die Stille und Erholung sinken lassen. Wirbel für Wirbel kommt zur Ruhe. Muskel für Muskel kann sich entspannen. Sie atmen kurz ein und lassen die Ausatmung lange und genüsslich wie einen schützenden Mantel über den Rücken gleiten. In der Stille liegt die Kraft. Helfen Sie dem Winterwind. Betten Sie die Wirbelsäule zur Ruhe.

Der Frühlingswind

Der Wind ist der Atem der Natur. Und sein Vorbild kann Ihnen den Weg zu einer inneren Reinigung zeigen. Mit jedem Atemzug befreien Sie sich von Ihren alten Lasten. Helfen Sie dem Herbstwind. Wirbeln Sie die Beschwerden einfach weg!

Jetzt ist es Zeit für einen Neubeginn. Das Neue, das Schöne, das Gesunde gleitet in Sie hinein, umfliegt Ihre Wirbelsäule wie ein zarter Frühlingswind, spielt und verwöhnt Wirbel für Wirbel. Die vom Schlaf gesättigte Wirbelsäule kann erwachen und ins Leben zurückkehren – mit Leichtigkeit, Beweglichkeit, Beschwingtheit und Kraft. Stellen Sie sich vor, Sie stehen unter einem Baum und spüren den Frühlingswind, der die kleinen weißrosa Blüten über Sie schüttet. Ihre Einatmung unterstützt den Wind. Saugen Sie das schöne Bild in sich auf. Betonen Sie die Einatmung, und füllen Sie Bauch und Brustkorb mit frischer Energie. Helfen Sie dem Frühlingswind. Kosten Sie die Frische und Leichtigkeit, und schenken Sie Ihrer Wirbelsäule neue Aufbaunahrung.

Der Sommerwind

Nachdem der Wind des Frühlings den Neubeginn eingeleitet hat, gilt es nun, mit Hilfe des Sommerwindes das Gefühl der Frische und Befreiung zu verstärken. Der Sommerwind läßt die ganze Kraft und Fülle erahnen. Der sinnlich-heiße Hauch streichelt saftige Wiesen und grüne Bäume. Die Natur ist in ihrer vollen Reife und Schönheit zu spüren und zu sehen. Sie stehen mittendrin und lassen sich vom Sommerwind umwehen. Er dringt in Ihren Körper ein und festigt Ihre Wünsche und Ziele. Jetzt ist alles so, wie Sie es sich vorgestellt und gewünscht haben.

Einatmung und Ausatmung erfolgen tief und regelmäßig. Ihr Atemfluss ist gleichmäßig und stabil. Der bewusste Atemrhythmus schenkt Sicherheit und Vertrauen. Stellen Sie sich vor, wie Sie mit Ihrer Einatmung und Ausatmung die neue Stärke und Kraft ausdrücken. Helfen Sie dem Sommerwind. Festigen Sie mit dem Fluss Ihres Atems das neue Körpergefühl.

Ein Rückengeheimrezept

Ich möchte Ihnen mein Rückengeheimrezept verraten: Mit Hilfe der Atmung und Vorstellungskraft erhalten Sie ganz schnell Hilfe bei Rückenbeschwerden.

- Es gibt einen Ort, den ich ganz besonders liebe. Obwohl ich diesen Ort in Wirklichkeit noch nicht gefunden habe, ist er in meinen Gedanken so lebendig, als wäre er real. Eine sanfte Hügellandschaft durchzieht das grüne Land, und eine Apfelbaumwiese erstreckt sich im hellen Licht des Frühlings, so weit das Auge reicht. Wenn ich mich unwohl fühle, wandere ich durch diese Apfelbaumlandschaft und stelle mich auf einen der kleinen Hügel. Von dort aus blicke ich hinunter ins Tal und sehe die vielen blühenden Apfelbäume. Am Horizont sehe ich, wie die Sonne hinter den anderen Hügeln aufgeht. Ihre Strahlen lassen die weißen Blüten der Apfelbäume rötlich schimmern. Ich stehe auf dem Hügel in einem meiner luftigen Tanzkleider aus Chiffon, öffne die Arme und warte auf meinen Lieblingswind!

- Dieser Wind ist warm, mild, zart und weht mir entgegen. Dann stelle ich mir vor, der Wind würde durch mich hindurchwehen. Er umweht mich nicht nur und lässt nicht nur mein Chiffonkleid flattern, sondern fließt auch durch mich hindurch. Ich sehe dieses Bild vor mir, spüre den Wind in mir und die Strahlen der aufgehenden Morgensonne auf meiner Haut. Ich atme den Apfelblütenduft und höre das muntere Zwitschern der Vögel. Dann stelle ich mir vor, wie ich einatme und ausatme, wie mein Atem sich mit meinem Lieblingswind vermischt. Der Wind durchflutet mich, reinigt mich. Er macht mich federleicht und beinahe durchsichtig, und ich kann alles Belastende in mir loslassen. Ich gebe es her, ich schenke es dem Wind, der es bereitwillig mitnimmt. Ich genieße dieses Gefühl des Loslassens. Dann stelle ich mir vor, wie mich all die guten Gedanken, die Liebe der Menschen und die Dinge, die ich mag, durchfluten, so dass ich mich sicher und geliebt fühlen kann.

Kennen Sie auch innere Bilder, die ein gesteigertes Gefühl von Glück und Energie in Ihnen auslösen? Sie können sich in einen Tagtraum mit heilender, stärkender Wirkung regelrecht hineinatmen.

Ein Rückengeheimrezept

● Nachdem ich meinen Lieblingswind ausgekostet habe, gehen meine Gedanken in meinen Körper hinein. Ich atme nun ein und aus, wobei ich zunächst den Bauch mit frischem Sauerstoff fülle, dann den Brustkorb und schließlich auch den Halsbereich. Dies tue ich wirklich, also nicht nur mit meinen Gedanken. Dabei stelle ich mir vor, wie bei der Einatmung der frische Sauerstoff die Wirbelsäule hochklettert und bei der Ausatmung wieder heruntergleitet, bis zum Kreuz- und Steißbein. Im Hier und Jetzt beende ich die Übung mit einem kleinen Lächeln, das ich meiner Umgebung schicke.

Tips für Wind- und Atem-Übungen

Der Genuss einer wunderschönen Landschaft oder der freundlichen Natur in irgendeiner anderen Form ist für uns gar nicht mehr so selbstverständlich. Vielleicht tut es uns gerade deswegen gut, uns in die Natur zu versenken.

Gibt es einen Lieblingsort für Sie? Wenn nicht, erfinden Sie einen, oder nehmen Sie meine Apfelbaumwiese.

● Machen Sie sich ein genaues Bild von Ihrem Lieblingswind. Ist er heiß und stürmisch oder eher sanft und frisch? Kommt er von vorn, von hinten oder als Wirbelwind?
● Lassen Sie sich umwehen.
● Lassen Sie sich durchwehen.
● Lassen Sie alles Belastende dabei los.
● Vermischen Sie den Wind mit Ihrer Atmung.
● Lassen Sie sich durchfluten von Wind und Liebe.
● Atmen Sie die Wirbelsäule bewusst auf und ab, jetzt nicht nur in der Vorstellung, sondern tatsächlich.
● Beenden Sie die Übung mit einem Lächeln.

Die Zora-Übung

Mein Name »Zora« ist in Osteuropa gebräuchlich und die Abkürzung für »Aurora«. »Aurora« kommt aus dem Lateinischen und bedeutet Morgenröte bzw. Sonnenaufgang. Ich habe nun meinen ausgefallenen Namen zum Anlass genommen, die Zora-Sonnenaufgang-Atemübung für den Rücken zu entwickeln.

• Stellen Sie sich vor, vor Ihnen liegt eine wunderschöne Baumallee. Sie stehen in der Mitte des Weges und blicken rechts und links auf blühende grüne Bäume. Richten Sie Ihren Blick dann geradeaus. Am Horizont geht langsam die Sonne auf. Goldene Strahlen streifen die Bäume und zaubern das Licht des Morgens.

• Richten Sie sich auf, und setzen Sie sich auf die äußerste Kante Ihres Stuhles. Stellen Sie sich jetzt vor, Sie würden stolz und freudig der Sonne entgegenschreiten. Strecken Sie die Arme gerade nach vorn, so dass sich die Hände berühren, atmen Sie langsam ein, öffnen Sie dabei die Arme, und führen Sie sie nach außen. Währenddessen wölben Sie den Brustkorb nach vorn und neigen den Kopf sanft nach hinten. Jetzt sind Ihre Arme weit geöffnet und nach außen gestreckt.

• Stellen Sie sich vor, Sie lassen die volle Kraft der Sonne auf sich wirken und in Ihren Körper eindringen. Atmen Sie die Sonnenstrahlen ein und aus, und verharren Sie ein paar Sekunden in dieser Position. Dann führen Sie die Arme wieder aufeinander zu, runden den Rücken, wölben den Oberkörper nach hinten und neigen den Kopf nach vorn in Richtung Brust. Dabei atmen Sie aus. Jetzt führen Sie im fließenden Wechsel die Arme zur Seite, dann wieder nach vorn und wölben den Rücken wie einen Bogen vor und zurück. Arme zur Seite (Brust nach vorn wölben), Arme nach vorn (runder Rücken). Atmen Sie nach Belieben im Wechsel ein und aus, und stellen Sie sich vor, wie die rotgoldenen Sonnenstrahlen über das Land flirren.

• Zum Schluss rollen Sie sich ganz klein auf Ihrem Stuhl zusammen und atmen dabei aus. Dann führen Sie die Arme nach oben, rollen den Oberkörper auf und richten sich auf, wobei Sie die Arme bis zur Sonne strecken, die Finger spreizen, einatmen und die Strahlen der Sonne einsaugen. Die Sonne ist jetzt aufgegangen und schenkt Ihnen ihre ganze Kraft. (Die ganze Übung lässt sich natürlich auch im Stehen ausführen.)

In der Dichtung Osteuropas spielen Naturschilderungen eine große Rolle. Der strahlende Sonnenaufgang symbolisiert darin oft einen hoffnungsvollen, zuversichtlichen Neubeginn.

Die Sperrmüllübung

Sie kennen das sicher: In jedem Haushalt sammelt sich von Zeit zu Zeit immer mehr Müll und Ballast an – Papierstapel, Kram, alte Kleidung, Nippes und Möbel. Was tut man dagegen? Man entrümpelt gründlich, bestellt die Sperrmüll-, nutzt die Hausmüllabfuhr, bringt Reste auf den Kompost und wuchtet Altpapier und Altkleider in den

Container. Unserer Wirbelsäule würde eine »Sperrmüllabfuhr« auch einmal gut tun. So wie Sie bei den Winden der Jahreszeiten Ballast abgeworfen haben, können Sie nach Bedarf entschiedener vorgehen und gleich richtig entrümpeln.

Wenn Sie sich in eine Übung sehr intensiv hineinversetzen, kann es sein, dass starke Gefühle wie Angst, Wut, Ärger, aber auch Heiterkeit und Freude in Ihnen aufsteigen. Auch dies gehört zu Ihrem »Hausrat«, und auch hier können Sie entscheiden, was Sie behalten und was Sie »entrümpeln« wollen.

● Stellen Sie sich vor, Ihre Wirbelsäule ist ein Haus. Der Keller ist das Steißbein mit dem Kreuzbein. Die Lendenwirbelsäule ist das Erdgeschoss; die Brustwirbelsäule stellt den ersten Stock dar, die Halswirbelsäule den zweiten Stock und der Kopf den Dachboden. Wo befindet sich Ihrer Meinung nach das meiste Gerümpel? Richtig: im Keller, im Erdgeschoss und auf dem Dachboden. Diese Wirbelsäulenteile werden auch am meisten strapaziert. Die Parallelen zum Haus sind unverkennbar. Da ist Hausputz angesagt!

● Ihr Kopf ist deshalb so belastet, weil ihn oft düstere Gedanken plagen. Also beginnen wir dort und arbeiten uns systematisch weiter nach unten. Stellen Sie sich vor, jeder schlimme Gedanke ist ein altes, unbrauchbares Möbelstück – Gerümpel, das wegmuss. Legen Sie Ihre Hände an den Kopf, atmen Sie kräftig aus, und schieben Sie die Hände weit nach vorn. Sie kippen das Gerümpel aus Ihrem Körper heraus. Packen Sie jeden Gedanken, schauen Sie ihn sich an, ob Sie ihn wirklich noch brauchen. Tante Amalies wurmstichige Kommode alias Ärger mit dem Chef? Nein! Also raus damit! Atmen Sie wieder aus, und unterstreichen Sie diese Entrümpelung mit einer Geste, indem Sie die Hände an den Kopf legen und den Gedanken aus dem Kopf »ziehen«.

● Nach dem gleichen Prinzip verfahren Sie mit der Halswirbelsäule. Wer oder was sitzt Ihnen im Nacken? Lüften Sie im zweiten Stock das »Schlafzimmer« von »altem, erstickendem Bettzeug« und von »Altkleidern«. Legen Sie die Hände ins Genick, atmen Sie kräftig aus, und schleudern Sie sich mit der Atmung und mit den Händen frei.

● Weiter geht es zur Brustwirbelsäule. Gibt es »beengende Möbelstücke«, »alte Vasen« oder »schlechte Luft« im Kinderzimmer des ersten Stocks? Legen Sie die Hände in den Brustwirbelbereich, atmen Sie wieder kräftig aus, und entrümpeln Sie ordentlich.

● Im Erdgeschoss sammeln sich meistens die Papierflut, die Dosen, der Hausmüll, die Glasflaschen. Der Lendenwirbelbereich ist tatsächlich sehr belastet. Tür auf und raus! Legen Sie die Hände in den Lendenwirbelbereich, und stoßen Sie Arme und Atem von sich.

• Im Keller sieht es meistens katastrophal aus. Dort steht so viel herum, dass Sie sich kaum mehr rühren können (typische Schmerzen im Kreuz-Becken-Bereich, die von »Erstarrungen« herrühren). Legen Sie die Hände auf den Steißbein-Kreuzbein-Bereich, und schleudern Sie mit der Atmung den gesamten Müll von sich.

Alltag und Atmung

Alle Übungen, die Sie in diesem Buch finden, werden in einem fließenden Atemrhythmus ausgeführt. Achten Sie bitte darauf, dass Sie niemals die Luft anhalten, sondern Ihren Atem wie die Fluten des Meeres strömen lassen. Der freie Atemfluss hat zudem noch den Vorteil, dass die Stoffwechselvorgänge beschleunigt werden und dass dadurch Schlacken abtransportiert werden können. Außerdem verbrennt der Sauerstoff das Fett und sorgt für neue Nahrung in den Zellen (ohne Sauerstoff wären wir innerhalb von Minuten tot). Auch unsere Zellen brauchen die Sauerstoffnahrung für ihre Funktionstüchtigkeit und als Energiespender.

Sauerstoff ist unsere primäre Lebensenergie und kann durch einen bewussten Atemfluss erhalten bzw. erhöht werden. Wer flach atmet, wessen Atemfluss durch Stress behindert wird, der beschleunigt den Alterungsprozess des Körpers und beraubt sich wichtiger Lebensenergie. Denken Sie im Alltag immer wieder an Ihren Atemfluss. Tanken Sie Sauerstoff!

Der Atem als Weg zu unseren inneren Kräften wird in den östlichen Meditationsübungen schon seit langer Zeit genutzt. Die westliche Welt hat diesen meditativen Weg erst in neuerer Zeit kennen und schätzen gelernt.

Kurztrip zum Energietanken

Nehmen Sie sich jeden Tag mindestens einmal Zeit für einen Kurztrip zum Atmen. Suchen Sie sich in Gedanken Ihren Lieblingsort heraus, an dem Sie jetzt am liebsten sein würden. Konzentrieren Sie sich auf Ihren Atemfluss, auf das regelmäßige Atmen, auf das aktive Einatmen und Ausatmen, das Sie bewusst forcieren. Saugen Sie dabei so viel Sauerstoff wie möglich in Ihren Körper ein. In Gedanken verweilen Sie währenddessen an Ihrem Lieblingsort. Dieser Kurztrip mobilisiert in kurzer Zeit Ihre physischen und psychischen Kräfte und harmonisiert Körper, Geist und Seele.

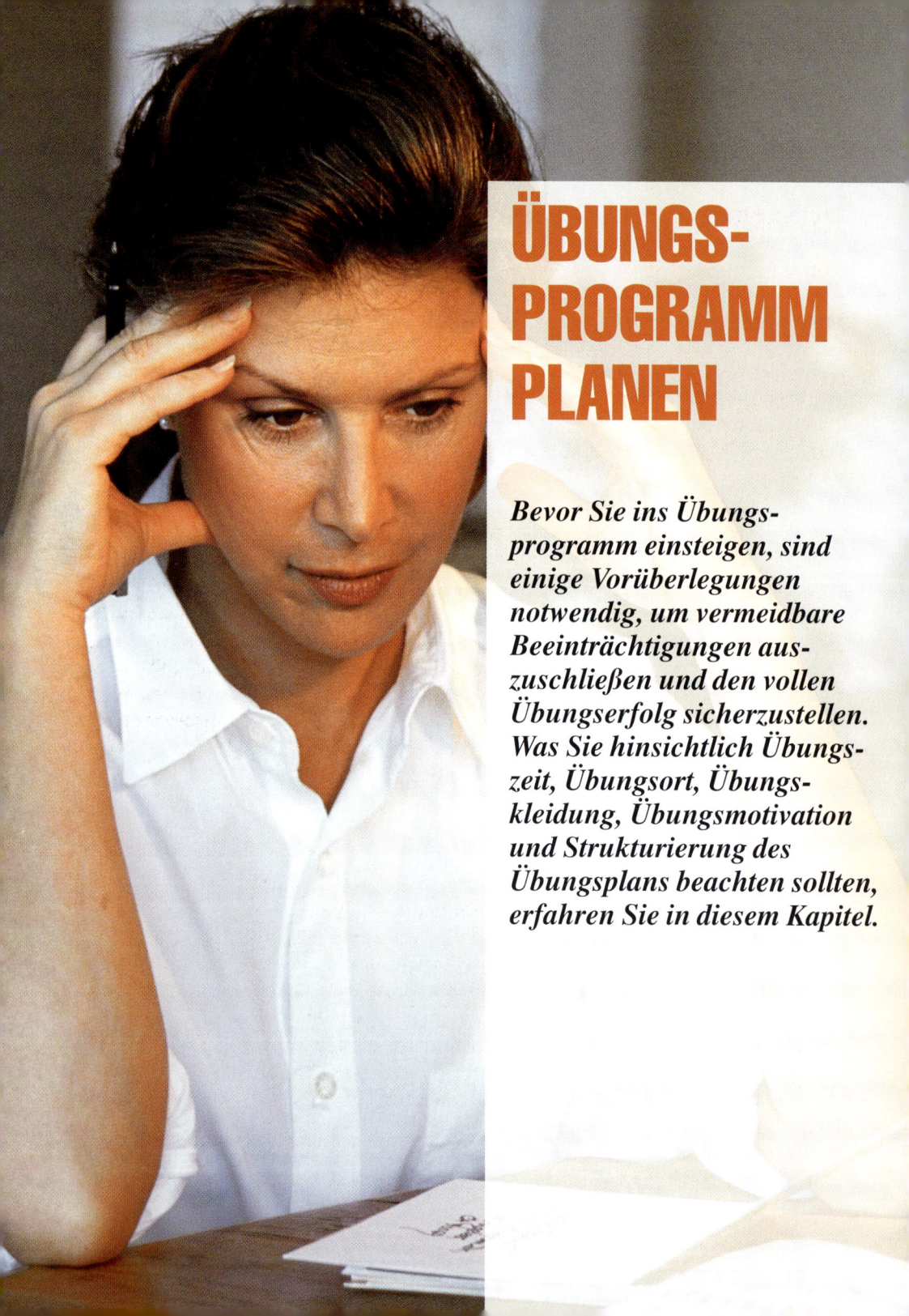

ÜBUNGS- PROGRAMM PLANEN

Bevor Sie ins Übungs- programm einsteigen, sind einige Vorüberlegungen notwendig, um vermeidbare Beeinträchtigungen aus- zuschließen und den vollen Übungserfolg sicherzustellen. Was Sie hinsichtlich Übungs- zeit, Übungsort, Übungs- kleidung, Übungsmotivation und Strukturierung des Übungsplans beachten sollten, erfahren Sie in diesem Kapitel.

Inneres und äußeres Rüstzeug

Übungszeit

Keine der Übungen ist an eine bestimmte Zeit gebunden. Sie können jede Übung dann ausführen, wenn Sie dazu Lust haben oder wann Ihr Rücken nach Bewegung, Aufmerksamkeit und »Nahrung« verlangt. Vorbeugend sollten Sie darauf achten, dass Sie nicht erst dann Ihrem Rücken Beachtung schenken, wenn er eindeutige Schmerz- und Überlastungssignale aussendet. Gönnen Sie sich immer wieder ein paar kleine Übungen, die nur ein paar Sekunden dauern müssen, um neues Wohlgefühl zu tanken. Wenn Sie nicht nur ein paar Übungen in den Alltag einfließen lassen, sondern sich ein persönliches Übungsprogramm zusammenstellen wollen, das Sie täglich absolvieren, dann empfehle ich Ihnen, sich Ihre Lieblingsübungszeit herauszusuchen, die Sie dann regelmäßig einhalten, z. B. immer abends vor den Acht-Uhr-Nachrichten. Ihr Körper gewöhnt sich dann an den Übungsprozess, so dass dieser zu einem festen Bestandteil Ihres Alltags werden wird. Ihrer neuronalen Entwicklungsförderung zuliebe sollten Sie dennoch offen sein für kleine Übungsüberraschungen außerhalb der gewohnten Zeit.

Erinnern Sie sich noch, wie wichtig es ist, unser neuronales Netz durch Abwechslung und neue Reize fit zu halten? Wenn Sie zurückblättern wollen: Auf Seite 71ff. waren wir bei diesem wichtigen Thema.

Üben nach dem persönlichen Tagesrhythmus

Es ist wenig sinnvoll, mit vollem Magen in der Mittagspause ein größeres Übungsprogramm zu starten. Das Leistungshoch des Menschen liegt ungefähr zwischen acht Uhr und elf Uhr vormittags sowie zwischen 17 Uhr und 20 Uhr, individuelle Schwankungen sind möglich. Deshalb ist es ratsam, größere Übungssequenzen in diese Zeit zu legen. Während der übrigen Zeit können Übungen ausgeführt werden, die keine größere körperliche Anstrengung erfordern. Rekeln, Dehnen, Atmen, Entspannen, sanfte Übungen zur Körpererfahrung und mentale Ruhe- und Schmerzübungen eignen sich hervorragend, das Mittagsloch zu überbrücken oder den Abstand ausklingen zu lassen. Gerade die Atemübungen helfen dem Körper, schneller zur Ruhe zu kommen, die Organe mit Sauerstoff zu versorgen und die Stoffwechselvorgänge unterstützend zu begleiten. Kraftraubende Aktivitäten wie Sport, Gymnastik und Tanz sollten in dieser Phase entfallen, denn der Körper benötigt die Ruhezeiten zur Regeneration.

Üben im Jahreszeitenrhythmus

Es gibt wohl Gründe, weshalb traditionell so viele gesellige Anlässe in das Winterhalbjahr fallen. Z. B.: Im Sommerhalbjahr waren die Bauern früher so beschäftigt, dass ihnen keine Zeit zum Feiern blieb. Aber das sollte heute eigentlich nicht mehr von Bedeutung sein!

Auch wenn der menschliche Körper noch so wie in der Steinzeit funktioniert, versucht der Mensch unentwegt, gegen seine natürlichen biologisch-genetischen Vorgaben zu leben. Und das funktioniert eben nicht. So wundere ich mich immer wieder, dass gerade im späten Herbst und im Winter so viele Veranstaltungen, Bälle und Kurse angeboten werden, wenn der Körper sich eigentlich auf Rückzug und Regeneration einstellt. Im Sommer dagegen, auf dem Höhepunkt der körperlichen Leistungsfähigkeit, fallen wir in ein widerwärtig langweiliges Sommerloch, und die Zeit der körperlichen Hochphase wird kaum genutzt.

Ob Sie sich diesem antifunktionellen und körperlich schädigenden Diktat der Gesellschaft unterwerfen wollen, ist Ihre Sache. Bedenken Sie aber, dass die körperlich effektivsten Zeiten für Genesung, zum Krafttanken, zum Fitbleiben und zum Wiederaufbau der Wirbelsäule der Frühling, der Sommer, der Spätsommer und der frühe Herbst sind. Die Zeit danach gehört der Stabilisation und Wahrung des Erreichten und Erübten. Der Körper braucht in der Winterzeit vor allem Erholung. Deshalb strapazieren Sie ihn nicht mit sportlichem Übereifer. Senken Sie bei den im Folgenden beschriebenen Übungen die Intensität und die Zahl der Wiederholungen.

Jetzt werden alle Übungen beinahe meditativ ausgeführt, ohne den schwungvollen Elan der Frühlings- und Sommermonate. Gerade die ruhigen, besinnlichen Übungen kommen jetzt zum Zuge, und die gesamte Übungsausführung wird ruhiger und langsamer.

Übungsort

Viele Übungen werden Sie direkt an Ort und Stelle ausprobieren, ob am Arbeitsplatz, zu Hause auf dem Sofa oder in der Straßenbahn. Sie sind ganz einfach und können beinahe »unsichtbar« ausgeführt werden, so dass sie überall angewendet werden können und schnelle

Hilfe bei Beschwerden versprechen. Mentale Übungen lassen sich selbstverständlich auch überall einsetzen. Sogar die Atemübungen können überall durchgeführt werden, am besten an der frischen Luft. Dies gilt eigentlich für jegliche Bewegung; draußen im Freien, an der frischen Luft macht das Üben nicht nur viel mehr Spaß, sondern ist auch effektiver, höchst wirkungsvoll und gesundheitsfördernd. Ein sonniges, warmes Plätzchen tut sein Übriges, um Ihnen Wohlgefühl pur zu versprechen. Selbst wenn Sie sich an die folgenden mentalen Urlaubsimpressionen halten und die freie Natur im Kopf genauso bewusst erleben können, ist es ein besonderes Erlebnis, den »Urlaubseindruck« an der frischen Luft zu intensivieren. Die herrlichen Bewegungen, Gedanken und Gefühle sind einfach unvergesslich. Wenn Sie einen Garten besitzen, dann probieren Sie doch einige kleine Übungen im Freien aus! Aber auch auf einem Balkon können viele Übungen mit Lust und Behagen ausgeführt werden. Trauen Sie sich ruhig, die Wärme des Frühlings und Sommers aktiv für Ihren Rücken zu nutzen.

Hier und jetzt ist ein guter Zeitpunkt, um mit dem Üben anzufangen. Steigen Sie ein, und probieren Sie es aus!

Üben zu Hause

- Nicht auf kalten Fliesen oder direkt auf Parkett- und Teppichboden trainieren.
- Legen Sie sich eine flauschige Decke parat. Vorsicht: Auf Fliesen und Parkett kann die Decke wegrutschen. Besser ist dann eine Gymnastik- oder Isomatte, die für wenig Geld in Kaufhäusern oder Sportgeschäften zu kaufen ist.
- Lüften Sie vorher den Raum, und achten Sie darauf, dass die Raumtemperatur Ihrem individuellen Wohlgefühl entspricht.
- Üben Sie nicht in unmittelbarer Nähe von scharfen Kanten (Couchtisch), Pflanzen und Stehlampen (können umfallen).
- Übungen im Bett nur ausführen, wenn Sie ein Mittagsschläfchen einplanen oder sich zur Nachtruhe begeben wollen. Erstens ist die Bettmatratze zum aktiven Üben weniger geeignet, da sie zu wenig Widerstand bietet, zweitens besteht die Gefahr, dass Sie vor lauter Wohligkeit einschlummern, ohne dies gerade zu wollen.

Übungskleidung

Sie brauchen keinen schicken, frechen, knallbunten Spezialdress für die Übungen der Rückenschule. Allerdings, wenn Sie ihn gerne anziehen – bitte sehr. Nur bequem sollte er sein und Ihren Körper auch warmhalten.

Alles Bequeme ist wünschenswert! Trennen Sie sich für das Übungsprogramm von Ihren einschnürenden Hosen, zwickenden Röcken und drückenden Schuhen. Schlüpfen Sie ruhig in einen Jogginganzug oder eine lockere Hose mit Gummizug, und ziehen Sie dicke Socken an. Natürlich lassen sich alle anderen Übungen, die an Ort und Stelle ausgeführt werden, mit der momentanen Kleidung durchführen. Für die größer angelegten Übungen rate ich Ihnen von bauchfreien Tops und allzu kurzen Shorts ab. Leicht kann es bei den Entspannungsübungen sonst zu Missempfindungen kommen, wenn ein kalter Luftzug Sie treffen sollte. Angenehm warme Kleidung, vor allem in der Nierengegend, ist unabdingbar und beeinflusst den gesamten Lendenwirbelbereich durch den hautwärmenden Effekt positiv. Wenn Sie zu kalten Füßen neigen, sollten Sie sich unbedingt mit dicken Socken einpacken und darauf achten, dass zwischen Socken und Hose kein Freiraum bleibt, der vor allem bei den Entspannungsübungen kalt werden kann.

Wenig empfehlenswert sind ultramoderne Aerobicmodelle, die hauteng am Körper kleben. Ich selbst verwende sie zur Verbesserung der Übungsdeutlichkeit nur noch für Fotoproduktionen.

Übungsmotivation

Damit Sie sich beim Üben richtig wohl fühlen, sollten Sie sich einen möglichst angenehmen Übungsplatz aussuchen. Nur wenn Sie sich rundherum wohl fühlen – körperlich, seelisch und geistig –, ist Ihr Training effektiv.

Alle Störungen von außen oder innen beeinträchtigen die Übungsmotivation. Mit einer vollen Blase z.B. können Sie genauso wenig sinnvoll üben wie mit vollem oder knurrendem Magen, mit einem Kopf voller aktueller Probleme, mit Liebeskummer oder mit einem Arzttermin im Rücken, den Sie gleich wahrnehmen müssen. Nach Möglichkeit sollten Sie die Sie behindernde Angelegenheit direkt in Angriff nehmen und klären. Manchmal ist es ja gerade sie, die die Rückenprobleme auslöst.

Nach Belieben können Sie sich Ihr Übungsplätzchen schön und Ihre Sinne ansprechend gestalten, z.B. mit ätherischen Ölen im Duftlämpchen, einem Lieblingsgegenstand und musikalischen Rhythmen nach Lust und Laune. Denn alles, was positiv und fein auf Ihre Sinne einwirkt, festigt und verstärkt die Übungsmotivation.

Das Überwinden der Trägheit

Das eigentliche Übel vieler Rückenschmerzen liegt neben zahlreichen seelischen Ursachen vor allem in der Erstarrung des Körpers. Ein lockeres, beschwerdefreies Schwingen der Hüften ist den Menschen unserer Zivilisation kaum noch möglich. Der Körper erstarrt, er erlahmt, und mit ihm die Wirbelsäule und die geistige Flexibilität. In meinen Kursen erlebe ich dies immer wieder. Einige Teilnehmer kommen mit übler Laune, lustlos und mit stummem Gesichtsausdruck zur Gymnastik, als wollten sie sich nur berieseln lassen. Vor allem wenn es um Beweglichkeitsübungen geht, wird ihre katastrophale körperliche Steifheit sichtbar. Doch das ist nicht so schlimm, denn mit ein wenig Freude und Mut kann jeder lernen, wieder mehr Beweglichkeit im Körper zuzulassen. Das eigentlich Schlimme ist die Ignoranz, die das Üben von vornherein vereitelt.

Ja oder nein, entscheiden Sie sich klar. Denn nur wenn Sie sich auch innerlich einlassen wollen, werden Sie auch den Erfolg der Übungen spüren.

Der Antrieb kommt von innen

Die Freude, gerade auch ungewohnte Übungen auszuprobieren, geistige und körperliche Flexibilität zuzulassen, auf Körperentdeckungsreise mit Unvoreingenommenheit und Mut zur eigenen Kreativität und persönlichen Phantasie zu gehen, muss von innen kommen. Sie werden im gesamten Übungsprogramm auf phantasievolle Übungen stoßen, die den neuesten Ergebnissen der Gehirnforschung und der Sportwissenschaft entsprechen, die das individuelle Üben in den Vordergrund stellen und Sie herausfordern, gerade so vernachlässigte Bereiche wie Kreativität im Wirbelsäulentraining und vor allem die Beweglichkeitsförderung zu entdecken. Dazu bedarf es aber der entschlossenen Überwindung der eigenen Trägheit, mancher Vorurteile und falscher Scham. Packen Sie's an!

Das tägliche Übungsprogramm

Sie können sich aus den im Folgenden vorgestellten Übungen ein individuelles Trainingsprogramm, das nach Ihren Bedürfnissen und Vorlieben zugeschnitten ist, zusammenstellen.

Sind Sie jemand, der über einen gewissen Zeitraum hinweg einen festen Bestand an Übungen braucht? Oder wählen Sie sich die Übungen nach Gutdünken aus, um schon am nächsten Tag völlig andere zu bevorzugen? Auch wenn es besser ist, dem Wunsch nach Lockerung und Flexibilität im Wirbelsäulenbereich auch geistig und seelisch nachzugeben und sich die Übungen der jeweiligen Gemütslage entsprechend im zeitlichen Zusammenhang und in beliebiger Reihenfolge zusammenzustellen, so können Sie sich selbstverständlich, wenn Ihnen dies eher zusagt, an die folgenden allgemeinen Richtlinien halten:

- Üben Sie mindestens eine Viertelstunde täglich.
- Suchen Sie sich der Reihe nach jeweils zwei Übungen aus einem Übungsblock heraus.
- Variieren Sie nach Belieben das Übungstempo und die Wiederholungsrate.

Es wird heute eine schier unendliche Zahl an verschiedenen Kursen mit Aerobic und Rückentraining angeboten. Allerdings bieten die wenigsten ein Programm, das wirklich auf die individuellen Ansprüche und gesundheitlichen Erfordernisse der einzelnen Teilnehmer eingeht. Nutzen Sie daher die Möglichkeit eines eigenen Trainingsprogramms.

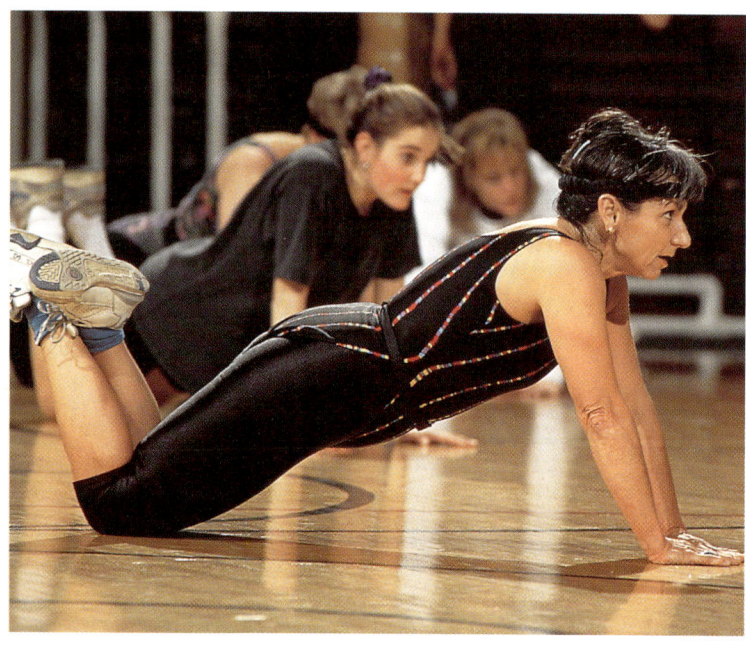

Übungsregeln

- Niemals im akuten Schmerzfall üben.
- Die Reihenfolge der Übungsblöcke beachten, z. B. niemals die Kräftigung vor der Dehnung, Beweglichkeitsförderung und Entspannung absolvieren. Dies ist nicht gesundheitsfördernd.
- Keine Überforderung.
- Tägliche, sanfte Wiederholung ist am gesündesten.
- Den gesamten Körper, vor allem den Rücken und die Wirbelsäule, mit Zartheit trainieren.
- Ruckartige, hastige, gepresste und erzwungene Bewegungen unbedingt vermeiden.
- Mit Herz und Verstand üben: langsam, weich, bewusst und präzise.
- Sich vom persönlichen Wohlgefühl leiten lassen.
- Jede Übung so ausführen, dass sie gut tut. Rein funktionelle Anleitungen wie »Winkelbeschreibungen der Gelenke« außer Acht lassen. Sie taugen im Einzelfall wenig und verleiden den Spaß am Üben.
- Sollte Ihnen eine Übung zu anstrengend oder ungewohnt sein, so variieren Sie sie nach Ihren eigenen Vorstellungen, bis Sie sich wohl fühlen!

Hier geht es um ein für Sie passendes Maß an Übungen. Verlangen Sie von sich nur Leistungen, die Sie auch erfüllen können. Dann haben Sie ein Ziel, das Sie wirklich weiterbringt.

Das Wochenendprogramm

Es gilt dasselbe wie für das tägliche Üben. Unterbrechen Sie am Wochenende das Üben nicht. Erweitern Sie stattdessen das Übungsprogramm um lustvolle Aktivitäten für die Wirbelsäule im Freien. Gehen Sie viel an der frischen Luft spazieren, auch im Winter. Eine zügige Wanderung am Wochenende ist eine Wohltat für Ihren Körper. Radfahren, Schwimmen und auch andere sportliche Aktivitäten halten Sie gesund und in Bewegung.

Vergessen Sie nicht die kulturelle Seite für Geist und Seele. Gerade am Wochenende lassen sich gemeinsame Übungen ausprobieren, z. B. Partnerübungen, Massagen, Rückenspiele, die Ihnen viel Freude bereiten werden.

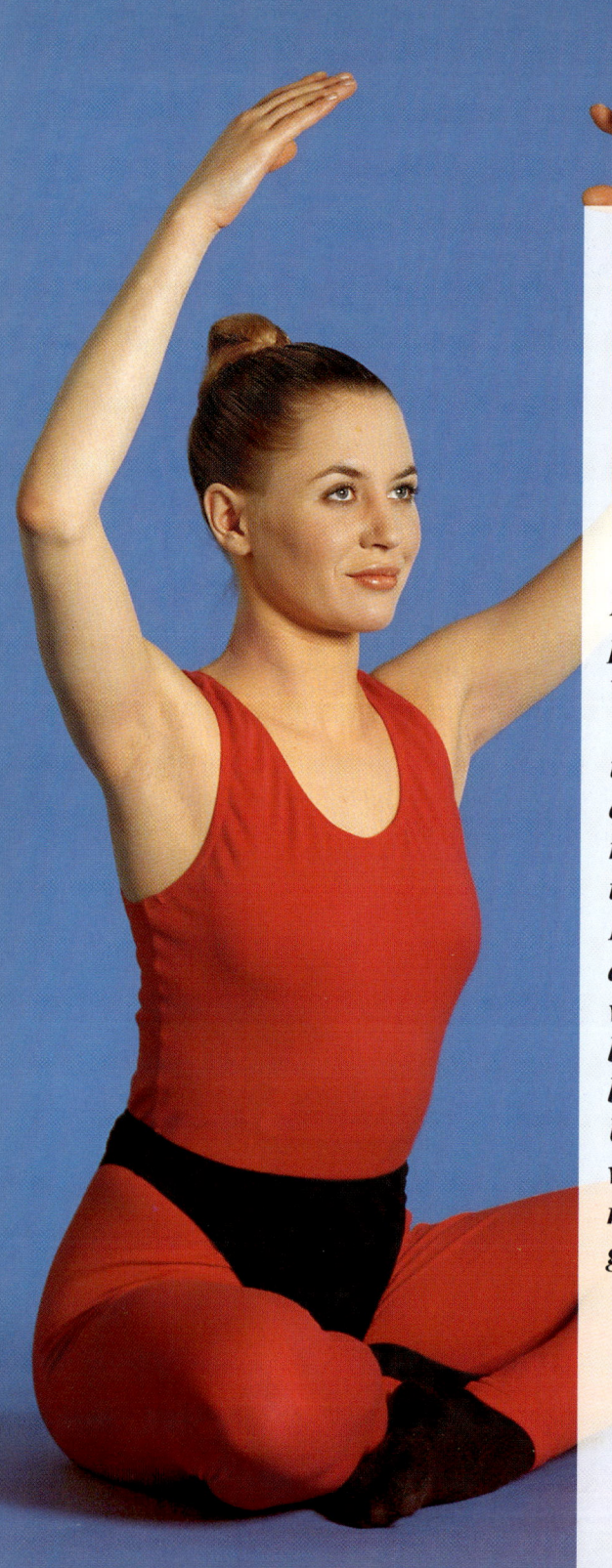

STANDARD-ÜBUNGS-PROGRAMM

Das Standardübungs-
programm bietet Ihnen die
vielfältigsten Übungen für
Wirbelsäule sowie Rücken
und regt Sie darüber hinaus
an, bestimmte Situationen
mittels Ihrer Phantasie den
individuellen Wünschen und
Erfordernissen entsprechend
auszugestalten. Die Übungen
versetzen Sie (im Geist) an
bestimmte Urlaubsorte,
beziehen die verschiedensten
Übungsgegenstände –
vom Ball bis zum Kochlöffel –
mit ein und verfeinern Ihr
gesamtes Körperempfinden.

Balsam für Wirbelsäule und Rücken

Übungen für bestimmte »Urlaubsorte«

Der Aufbau der Übungen

Anfangs habe ich Ihnen versprochen, Sie mitsamt Ihrer Wirbelsäule auf eine erholsame, anregende und entspannende »Urlaubsreise« zu begleiten. Nachdem wir nun alle »Reisevorbereitungen« getroffen und sehr viel über unser unbekanntes »Land« Wirbelsäule erfahren haben, kann es endlich losgehen!

Jede Übung wird also mit einer gedanklichen Urlaubsimpression verbunden. Sie werden sehen, dass für jeden Geschmack etwas dabei ist. Ich habe die Übungen überwiegend nach Urlaubsorten sortiert. Jeder Übungsabschnitt ist folgendermaßen aufgebaut:

- Entspannung und Dehnung
- Beweglichkeitsförderung
- Kräftigung
- Bauch- und Beckenbodenkräftigung
- Rückenspiele.

Sind Sie bereit, ein neues Land, einen unbekannten Ort zu betreten? Sie werden einen angenehmen Aufenthalt haben und sich gut erholen.

Diese Reihenfolge ist das Einzige, das Sie beachten sollten, um ohne Schaden für Ihre Gesundheit üben zu können. Alles andere bleibt Ihnen persönlich überlassen. Nach Belieben können Sie Übungen und Urlaubsimpressionen tauschen, um somit eine größere Variabilität zu erhalten.

Die Rolle der Bauch- und Beckenbodenübungen

Diese Übungen stellen einen Kräftigungsausgleich dar. Bei den meisten Menschen ist die Bauch- und Beckenbodenmuskulatur zu schwach, so dass der gesamte Druck, der auf dem Körper lastet, und das Gewicht einzig von den überbeanspruchten Rückenmuskeln getragen und ausgeglichen werden. Der Muskeltonus verändert sich dahingehend, dass die Bauch- und Beckenbodenmuskeln ihre stützende und tragende Funktion aufgeben und den überforderten Rückenmuskeln die gesamte Arbeit überlassen.

Oftmals wird die Erschlaffung der Bauch- und Beckenbodenmuskeln durch verstärkte Anspannung und Verkrampfung im Schulter-Nacken-Bereich ausgeglichen. Deshalb leiden vor allem junge Mütter nach der Entbindung vermehrt unter Schulterschmerzen. Sie versuchen instinktiv, die noch mangelhafte Stabilität und Elastizität des durch die Geburt überdehnten Beckenbodens mit Hilfe übermäßig angespannter Muskeln im Schulter-Nacken-Bereich auszugleichen.

Wenn Ihre Schulterpartie schmerzt, führt es unter Umständen nicht weiter, die schmerzende Körpergegend zu behandeln. Der Zusammenhang von Beckenbodenmuskulatur oder auch anderen Muskeln und Schulter erfordert eine weiter ausholende Therapie.

Kräftige Bauchmuskeln und entspannte, geschmeidige Rückenmuskeln unterstützen sich gegenseitig; deshalb werden Sie auch viele Übungen zur Kräftigung der Bauch- und Beckenbodenpartie finden, die Sie genauso mit einbeziehen sollten wie alle anderen Übungen. Vor allem der so oft vernachlässigte Beckenboden (auch Männer haben einen) trägt wesentlich zu einem gesunden Rücken bei, wenn er gekräftigt wird.

Kurzinformation zum Beckenboden

Der Beckenboden ist den allermeisten Menschen fremd, obwohl gerade er für die Haltung und Gesunderhaltung der inneren Organe eine wichtige Rolle spielt. Er schließt den Bauchraum ab und umfasst das Muskelgewebe um Scheide und After bzw. um Penis und After. Durch ihn werden die inneren Organe gestützt, geschützt und in Position gehalten. Ein schlaffer Beckenboden verursacht Druck- und Senkungsbeschwerden, die als sehr unangenehm empfunden werden und unter Umständen auch zu Urin- oder Stuhlverlust bei körperlichen Anstrengungen, beim Heben schwerer Gegenstände, aber auch beim Niesen, Husten und Lachen führen. Eine Beckenbodenschwäche muss immer irgendwo im Körper durch besondere Muskelanstrengung ausgeglichen werden. Meistens übernimmt, wie schon erwähnt, die Rückenmuskulatur, vor allem der Schulter-Nacken-Bereich, diese Aufgabe und wird dadurch überlastet.

Die Rolle der Rückenspiele

Sie werden im gesamten Übungsprogramm sehr viele Rückenspiele finden, deren Rahmen ich skizziere, deren Ausgestaltung und Ausführung aber ganz allein Ihnen zusteht und Ihre schöpferische Kraft wecken will. Diese Übungen wirken auf Körper, Geist und Seele gleichermaßen ein, fördern Ihre Kreativität, Ihre seelische Ausgeglichenheit, Ihre Intelligenz sowie die Geschmeidigkeit und Jungerhaltung Ihres Körpers.

Mit Hilfe dieser völlig frei und individuell gestalteten Übungen möchte ich eine Kraft in Ihnen ansprechen, die Ihr Selbstbewusstsein, Ihr Improvisationstalent und Ihre körperliche, geistige und seelische Beweglichkeit stärkt und somit der langfristigen Gesunderhaltung Ihres ganzen Ichs zugute kommt.

Wie oft fahren Sie Lift oder Rolltreppe, wenn Sie gleich daneben eine Treppe zur Bewegung einlädt? Oder setzen Sie sich gar ins Auto, wenn Sie einen schönen Spazierweg gehen könnten? Gönnen Sie Ihrer Wirbelsäule diese Wohltaten, sooft es geht!

Merke

- Betrachten Sie Ihren Körper als Ganzheit! Alle Übungen wirken auf Ihren gesamten Rücken und helfen deshalb bei allen Arten von Beschwerden. In jeder Übungssequenz gibt es natürlich auch spezielle Übungen für den Nackenbereich, die Schultern, die Brust- und Lendenwirbelsäule.

- Da jeder Mensch eine eigene Persönlichkeit ist, führt er die einzelnen Übungen auch nach seinem eigenen Wohlgefühl aus. Ihr Rücken ist dabei Ihr Lehrmeister.

- Denken Sie bitte nicht, dass nach einem zweiwöchigen Übungsprogramm alles wieder in Ordnung ist und Sie Ihr altes rückenfeindliches Verhalten wieder aufnehmen können.

- Ihr Körper ist ein einzigartiges Kunstwerk und bedarf der lebenslangen Pflege und Aufmerksamkeit. Am wohlsten fühlt er sich, wenn er immer in Bewegung gehalten wird. Dazu gehört jegliche Art der Bewegung: vom Treppensteigen über das Einkaufengehen bis hin zur geistigen und seelischen Bewegung, zum Bewegtsein und Zulassen der Gefühle. Vermeiden Sie also zu lange Perioden des (körperlichen und geistigen) »Stillstandes« und der Bewegungsarmut.

- Durch das seelische Bewegtsein und Hören auf die Gefühle können Sie sehr schnell und eindeutig herausfinden, was Ihrem Körper gut tut und was ihm schadet.

- Folgen Sie den wirklichen Wünschen Ihres Körpers, Ihrer Gedanken und Ihrer Gefühle.

Ziele der Übungen

- Individuelles Üben gegen Beschwerden, Schmerzen, Verkrampfungen und Unbeweglichkeit
- Individuelles Üben für die Gesunderhaltung des Rückens
- Individuelles Üben im Zeichen des persönlichen Wohlgefühls
- Individuelles Üben für körperliche und geistige Flexibilität
- Individuelles Üben, um den Rücken zum Lehrmeister zu machen.

Die Fahrt in den Urlaub – die Aufwärmphase

Unser Urlaub ist eine ideale Mischung aus Erlebnis- und Erholungsurlaub, auch wenn er nur in der Vorstellung stattfindet. Anregung und Entspannung ergänzen sich darin.

Ihr Urlaub beginnt immer mit der Aufwärmphase. Nach langem Sitzen oder nach Zeiten der »Unbeweglichkeit« sind Muskeln, Bänder, Gelenke und Bandscheiben »eingeschlafen«. Die folgenden Übungen sind allen anderen Übungen voranzustellen, um den Körper geschmeidiger zu machen.

Das Kofferpacken

Wer in den Urlaub fahren will, muss seine Koffer gepackt haben. Stellen Sie sich aufrecht hin, und werfen Sie Ihre Kleidungsstücke in einen imaginären Koffer. Dabei wippen und federn Sie in den Knien.

Mit offenen Armen dem Urlaub entgegeneilen

Breiten Sie die Arme aus, und treten Sie kräftig auf der Stelle, als ob Sie die herrliche Ferienzeit umarmen wollten.

Auf und davon

Stehen Sie aufrecht, und schwingen Sie Ihre Arme gegengleich vor und zurück, denn jetzt geht es los: Auf und davon!

Auf Unterwasserfahrt

Stellen Sie sich vor, Sie würden mit einem U-Boot einen Ausflug in die schillernde Welt unter Wasser machen. Bunte Fischschwärme ziehen an Ihnen vorbei, während Sie drinnen sitzen und sich von der prachtvollen Unterwasserwelt begeistern lassen. Kühl und frisch umschmeichelt das salzige Blaugrün des Meeres die Korallen und die sich wiegenden Wasserpflanzen. Tausend unbekannte Lebewesen, herrlich farbig und von schöner Gestalt, schwimmen an Ihnen vorbei, und Sie erleben dies alles unmittelbar. Jede Übung, die Sie jetzt ausführen, ist dem Lebensraum Meer gewidmet und soll Sie in die bezaubernde Wasserlandschaft hineinversetzen. Dort sind Sie jetzt mit Ihren Gedanken.

Entspannung und Dehnung

Die Wasserpflanze

Sie liegen auf dem Rücken und legen Ihre Beine auf einen Stuhl. Stellen Sie sich vor, Sie wären eine von den beschriebenen Wasserpflanzen. Ihre Wurzeln (Ihre Wirbelsäule) sind fest verankert im Meeresboden. Sie sinken tief in den Untergrund hinein. Genießen Sie dieses Verankertsein im Boden. Hierbei können sich die Rückenmuskeln und die Bandscheiben entspannen. Atmen Sie dann aus, und sinken Sie noch tiefer in den Meeresboden ein. Stellen Sie sich vor, wie das frische, reinigende Meerwasser jeden einzelnen Wirbel umspült, säubert und freimacht von allen Lasten. Bleiben Sie in dieser Stellung mindestens zwei Minuten lang. Stellen Sie sich dann vor, wie eine sanfte Strömung langsam die Pflanze in Bewegung bringt. Dabei kreisen Sie mit den Füßen und wippen die Beine auf und ab.

Die Koralle

Setzen Sie sich auf den Stuhl, und stützen Sie beide Unterarme auf Ihre Oberschenkel. Lassen Sie den Oberkörper leicht vornüberfallen. Sie sind jetzt eine rote Koralle, die nur leicht von der Strömung bewegt wird; deshalb beugen Sie den Oberkörper beim Ausamten weiter nach vorn und drücken den Rücken beim Einatmen so weit durch (Hohlkreuz), wie es Ihnen möglich ist. Die Koralle bewegt sich nur nach vorn und hinten. Dabei werden die Rückenmuskeln gedehnt. Führen Sie die Übung etwa eine Minute lang aus.

Achten Sie darauf, dass der Raum, in dem Sie üben, eine für Sie angenehme Temperatur aufweist.

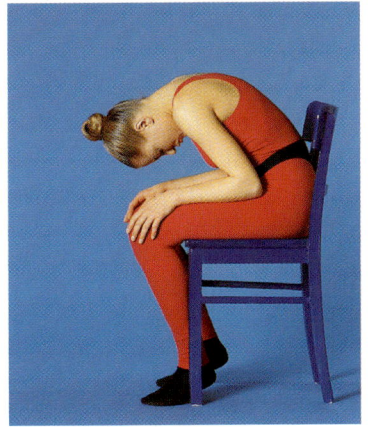 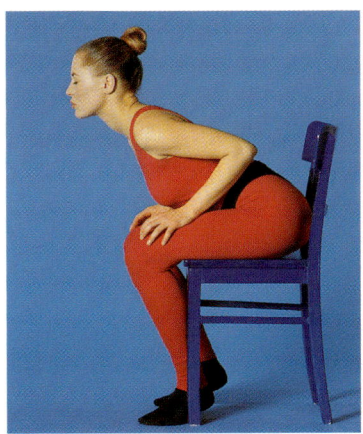

»Die Koralle«. Links: die Stellung beim Ausatmen. Rechts: die Stellung beim Einatmen.

Der Kugelfisch

Sie sitzen auf dem Stuhl und rollen den Oberkörper ganz klein zu einer »Kugel« zusammen. Bleiben Sie in dieser Stellung für ein paar Sekunden, lassen Sie dabei den Kopf und die Arme hängen. Pumpen Sie dann in Ihren Rücken frische Luft, indem Sie kräftig einatmen und sich vorstellen, der Kugelfisch würde noch runder und größer werden. Spüren Sie den Atemfluss hinterher.

Der Seetang

Im Wasser tragen Sie nur noch einen Bruchteil Ihres Gewichts. Ihre Bewegungen werden weich, fließend und sanft, wie schwerelos.

Sie sitzen auf einem Stuhl, atmen ein und strecken beide Arme weit nach oben, als ob Sie Seetang wären, der die Wasseroberfläche berühren möchte. Beim Ausatmen gleiten Ihre Arme langsam wieder nach unten. Wiederholen Sie die Übung mindestens drei Mal. Diese einfache Übung dehnt den Rücken und die Schulterpartie.

Der Seestern

Sie sitzen auf dem Stuhl und strecken beide Arme nach vorn, als ob Sie ein Seestern wären. Dabei atmen Sie aus und lassen ganz sanft den Kopf zur Brust hinsinken. Bleiben Sie in dieser Position für ein paar Sekunden. Stellen Sie sich vor, wie das frische Meerwasser Ihre Halswirbel umfließt. Dann führen Sie beide Arme zu den Seiten, atmen ein und heben den Kopf vorsichtig wieder an. Anschließend legen Sie den Kopf ganz behutsam in den Nacken, öffnen den Mund dabei leicht (ansonsten werden die Muskeln an der Vorderseite des Halses überdehnt), führen die Arme so weit wie möglich nach hinten und atmen nochmals aus. Wiederholen Sie die Übung ein paar Mal. Sie dehnt die Hals- und Rückenmuskeln.

Der Hai

Sie stehen aufrecht, die Füße etwa schulterbreit auseinander, strecken beide Arme nach hinten und umfassen die Hände. Ziehen Sie jetzt Ihre Arme ganz lang nach hinten – sie bilden die Flosse des Hais. Bleiben Sie ein paar Sekunden in dieser Position. Dann beugen Sie die Knie, machen den Oberkörper rund und strecken die umfassten Hände so weit wie möglich hinauf. Lassen Sie den Kopf hängen. Ihre Flosse steht nun ganz nach oben. Halten Sie diese Position zwei Sekunden lang, dann lassen Sie die Hände fallen und rollen den Oberkörper Wirbel für Wirbel ganz langsam auf. Der Kopf hängt dabei so lange nach unten, bis die Halswirbelsäule aufgerollt wird und Sie wieder gerade stehen.

Beweglichkeitsförderung

Jetzt dringen wir noch tiefer in die Geheimnisse des Meeres ein. Stellen Sie sich einen wunderschönen Palast am Meeresboden vor, in einer goldenen Stadt im Meer, wo Poseidon mit seinen Meerjungfrauen wohnt. Der Eingang des Palastes ist von grünen Algen und faszinierenden Wasserpflanzen bewacht, die sich in der sanften Strömung wiegen. Wir begleiten Arielle, die Meerjungfrau, auf ihren interessanten Streifzügen durch den Palast.

Erwachende Meerjungfrau

Sie liegen auf dem Boden und legen Ihre Beine auf einen Stuhl. Sie sind Arielle und erwachen gerade. Rekeln und strecken Sie sich, versuchen Sie, Ihre Wirbelsäule möglichst an allen Stellen vom Boden abzuheben. Ihre Wirbelsäule tastet über den Meeresboden, einmal im Hohlkreuz, einmal im Brustwirbelbereich, einmal im Halswirbelbereich. Versuchen Sie dann, sich am Boden hin- und herzuschieben. Diese Übung können Sie beliebig lang durchführen.

Fällt Ihnen eine Musik ein, die das flirrende, zauberhaft bewegte Leben am Meeresboden ausdrückt? Alle Sinne können unsere Reise miterleben.

Meertanz

Stellen Sie sich vor, Sie hätten einen Fischschwanz. Sie stehen auf dem Boden, die Beine ganz eng beieinander (Fischschwanz). Versuchen Sie, Ihr Becken jetzt ganz langsam nach rechts und nach links zu schieben. Der Oberkörper wird dabei nicht bewegt. Sie sind eine tanzende Meerfrau bzw. ein tanzender Meermann. Dann variieren Sie die Übung und versuchen, Becken und Arme gleichzeitig nach rechts und nach links zu schwingen. Danach probieren Sie, den Schulterbereich hin- und herzuwiegen. Diese Übung lockert den gesamten Rückenbereich und lindert vor allem im Lendenwirbelsäulenbereich Schmerzen.

Das Meeresleuchten

Stellen Sie sich vor, Sie wären ein Licht im Meer. Sie sitzen auf einem Stuhl und beugen den Oberkörper vor, so dass er auf den Oberschenkeln zu liegen kommt. Jetzt schwenken Sie den Oberkörper nach rechts, nach links und in Lichtwellenbewegungen durch das Wasser, um Poseidons Palast zu beleuchten.

Die Meereswellen

Sie sitzen aufrecht auf dem Stuhl (nicht angelehnt) und lassen Wellenbewegungen durch Ihren Körper hindurchgehen. Bewegen Sie sich vor und zurück. Ihre Wirbelsäule führt dabei Wellenbewegungen

Der Wal
Sie gehen auf
Knie und Hände
und stellen sich
vor, Sie wären ein
großer Wal, der
sich nach vor-
wärts bewegt. Die
Wellenbewegun-
gen gehen nun
ganz langsam
und behutsam
durch den Kör-
per nach vorn.

nach vorn aus, der Meeresströmung entsprechend – immer im Rhythmus vor und zurück.

Wasserstrudel

Sie sitzen aufrecht auf dem Stuhl und drehen die Wirbelsäule nach rechts und nach links, so, als ob Sie in einem Wasserstrudel wären. Diese Wirbelsäulenrotation entspannt und entkrampft über die Beweglichkeitsförderung hinaus. Führen Sie die Bewegung langsam und exakt aus.

Der Fischschwarm

Sie gehen in den Vierfüßlerstand (auf Knie und Hände) und stellen sich vor, Sie würden einem großen Fischschwarm hinterherschwimmen. Dabei schwingen Sie das Gesäß nach rechts sowie nach links – und genauso geschmeidig den Kopf, bis eine fließende Wellenbewegung durch den Körper geht.

Die Übung
»Wasserstrudel«
dürfen Sie nur ganz
langsam und
fließend ausführen.
Vermeiden Sie hekti-
sche oder ruckartige
Bewegungen, dre-
hen Sie sich nur so
weit herum, dass Sie
keine Schmerzen
dabei verspüren.
Achten Sie auf
gleichmäßige tiefe
Atemzüge.

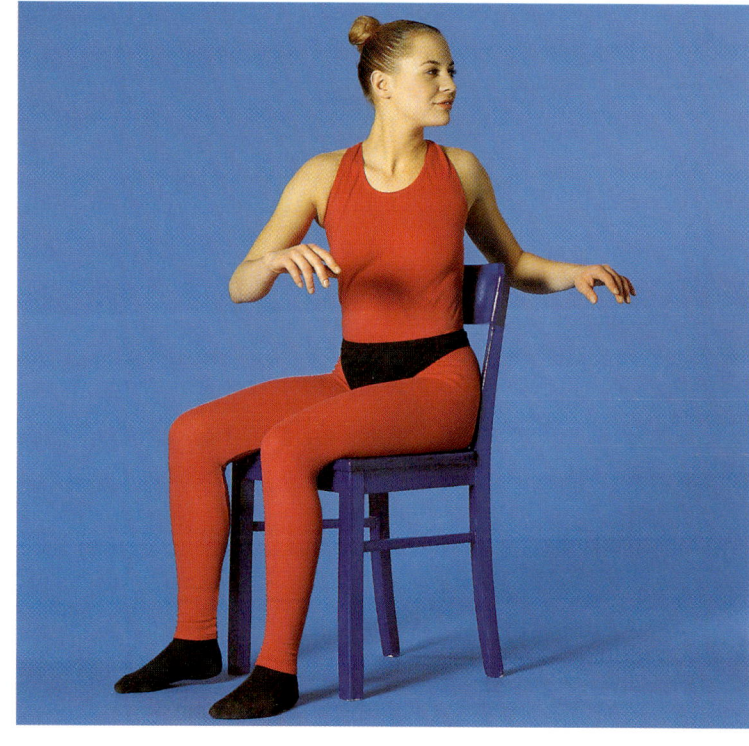

Kräftigung

Denken Sie bei der Kräftigung immer an das frische, kühle Meerwasser, das Sie umfließt und Ihre Beschwerden hinwegspült.

Der Rochen

Sie liegen mit dem Bauch auf einer Decke, winkeln die Arme seitlich am Körper an und heben für zwei Sekunden den Oberkörper an. Stellen Sie sich vor, Sie wären ein flacher Rochen, der durch das Meer schwimmt. Heben Sie dann erneut den Oberkörper an, und führen Sie mit den angewinkelten Armen Auf- und Abbewegungen durch.

Das versunkene Schiff

Sie liegen mit dem Bauch auf einer Decke, stellen beide Arme seitlich auf und stemmen den Oberkörper hoch. Lassen Sie den Kopf dabei zunächst hängen, dann heben Sie ihn an und blicken nach oben. Stellen Sie sich dabei vor, Sie wären ein versunkenes Schiff, dessen Bug nach vorn zeigt.

Alles ist im Meer den sanften, mächtigen Bewegungen des Wassers unterworfen. Überlassen Sie sich diesem schwerelosen Schweben, erleben Sie auch Ihre eigene Kraft dabei.

Bauch- und Beckenbodenkräftigung

Das Meerungeheuer

Sie legen sich auf den Rücken und stellen beide Beine auf. Die rechte Hand stützt den Kopf, während der linke Arm diagonal über den Körper in die Höhe gestreckt und dabei der Oberkörper angehoben wird. Stellen Sie sich vor, Sie wären ein Meerungeheuer, das sich vom Meeresboden aufrichtet.

Der Schiffsmotor

Sie liegen auf dem Rücken. Beide Beine werden an den Körper herangezogen und aufgestellt. Dann treten Sie abwechselnd das rechte und das linke Bein nach vorn. Der Kopf wird dabei mit beiden Händen gestützt, der Oberkörper angehoben. Stellen Sie sich vor, Ihre Beine wären ein Schiffsmotor.

Die Qualle

Sie liegen auf den Unterarmen und kippen das Becken nach vorn, so dass ein leichtes Hohlkreuz entsteht. Atmen Sie dabei ein. Dann lassen Sie das Becken zurückgleiten, so dass der Rücken auf die Unterlage gedrückt wird; dabei atmen Sie aus und spannen Bauch und Beckenboden an. Kneifen Sie das Gesäß zusammen. Führen Sie den gesamten Bewegungsablauf mindestens zehn Mal aus, und stellen Sie sich vor, Sie wären eine Qualle, die sich vorwärts bewegt.

Bewegung im Wasser hat eine besonders heilende und anregende Wirkung. Wassergymnastik und vielerlei Kuranwendungen stellen sie in ihren Dienst.

Rückenspiele

Das Wellenreiten

Stellen Sie sich vor, wie Sie als Surfer oder mit Wasserskiern über die Wellen reiten. Welche Bewegungen sind dazu notwendig? Probieren Sie es gleich aus.

Die Perlmuschel

Stellen Sie sich vor, Sie wären eine Muschel, in der eine Perle zu Hause ist. Voller Freude schenken Sie einem mutigen Taucher Ihre Perle und öffnen dabei den Muschelpanzer. Wie würden Sie dies ausführen?

Der Delphin

Stellen Sie sich vor, Sie wären ein Delphin und schwämmen geschmeidig durchs Wasser. Wie würde dies bei Ihnen aussehen?

Meeresblumen

Stellen Sie sich vor, Sie wären eine Meeresblume, die fest im Boden verankert ist, sich aber in der Meeresströmung wiegt. Dann kommt ein starker Sog und reißt die Meeresblume aus, so dass sie mit den Wellen fortgetragen wird. Wie würden Sie dies mit Ihrem Körper ausdrücken und in Bewegung umsetzen?

Auf der Wiese

Ich möchte Sie nun zu einem Ausflug auf eine blühende Frühlingswiese mitnehmen. Hummeln und Bienen summen über den jungen Blüten, über den Gräsern und den Bäumen. Ein Lüftchen bewegt die Grashalme und lässt die weißen Wölkchen am Himmel weiterziehen. Vergnügt sitzen Sie im Gras und lassen sich von den warmen Strahlen der Frühjahrssonne bescheinen. Ihre nackten Füße berühren den glitzernden Morgentau. Sie picknicken und legen sich dann ins weiche Gras, um die Wolken am hellblauen Himmel zu beobachten.

Entspannung und Dehnung

Im Wiesengrund

Stellen Sie sich vor, Sie würden auf der Wiese liegen. Strecken Sie Arme und Beine weit von sich. Dehnen, strecken und rekeln Sie sich.

Versuchen Sie dann, verschiedene Stellen Ihrer Wirbelsäule zu spüren. Die erspürten Teile versuchen Sie nun ganz behutsam um ein paar Millimeter anzuheben. Verändern Sie dann die Position, indem Sie den Druck verändern, mit dem Sie aufliegen, z. B. indem Sie das Kreuz gegen den Boden pressen, dann die Halswirbelsäule usw. Führen Sie die Übung mindestens eine Minute lang aus.

Der Grashalm

Stellen Sie sich vor, Sie wären ein Grashalm. Sie sitzen auf dem Boden und beugen den Oberkörper so weit vor, dass er auf den Oberschenkeln zu liegen kommt. Jetzt kommt der Sonnenschein. Sie strecken sich der Sonne entgegen. Ihre Arme führen Sie so weit hinauf, als wollten Sie sie berühren. Dann bildet Ihr Rücken zusammen mit den Armen ein Halbrund nach hinten, Sie sind im Hohlkreuz. Bleiben Sie für mindestens drei Sekunden in dieser Position. Danach sinken Sie ganz langsam wieder nach vorn und rollen sich Wirbel für Wirbel ein, bis der Oberkörper wieder auf den Oberschenkeln liegt.

Die Wiesenblume

Sie sitzen auf dem Boden und stellen sich vor, Sie wären eine Wiesenblume. Mit Ihren Armen bilden Sie einen Kreis vor dem Körper, als ob Sie einen Ball umfassen würden. Jetzt öffnet sich die Blüte Ihrer Wiesenblume, d.h., Sie führen die Arme langsam seitwärts, so weit es Ihre Schulterblätter zulassen. Legen Sie dabei den Kopf vorsichtig in den Nacken. Verharren Sie etwa drei Sekunden in dieser Position. Dann führen Sie die Arme wieder zum Kreis zusammen, legen den Kopf auf die Brust und wölben den Rücken zum Katzenbuckel.

Tragen Sie bei Ihren Übungen möglichst Kleidungsstücke aus atmungsaktiven Materialien. Vermeiden Sie Synthetikfasern, in denen Sie schwitzen.

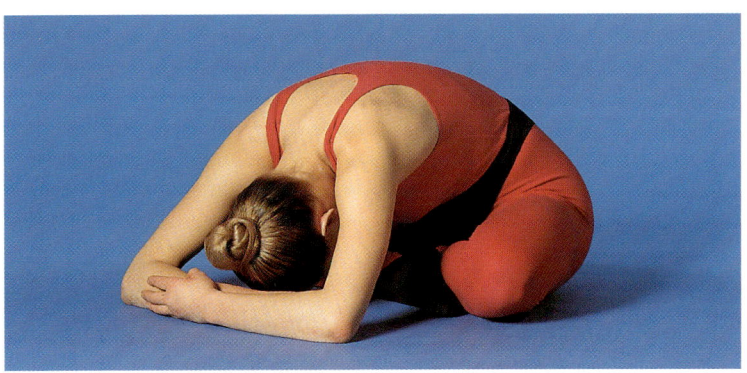

Die Ausgangsstellung der Übung »Der Grashalm« sieht vielleicht so aus, als ob sie nur von sehr gelenkigen Personen ausgeführt werden kann, aber mit ein bisschen Übung gelingt es Ihnen auch.

Beweglichkeitsförderung

Die Margerite
Sie stehen aufrecht und stellen sich vor, Sie wären eine Margerite, die sich im Wind wiegt. Ihr Oberkörper bewegt sich dabei nach rechts und nach links; dabei lassen Sie die Arme baumeln.

Stellen Sie sich bei den folgenden Übungen vor, ein sanfter Wind würde über die Wiese wehen und alle Blumen sowie Grashalme würden sich sanft im Windhauch wiegen.

Der Löwenzahn

Sie stehen aufrecht und stellen sich vor, Sie wären ein Löwenzahn, der oben eine schöne gelbe Blüte und unten viele dichte Löwenzahnblätter hat. Beide Arme strecken Sie zur rechten Seite (Löwenzahnblätter) und drehen den Kopf zur linken Seite (Blüte). Dann machen Sie es umgekehrt und wiederholen das Ganze im fließenden Wechsel. Diese Wirbelsäulenrotation hilft vor allem bei Beschwerden im Halswirbel- und Brustwirbelbereich.

Der Schmetterling

Das Bienchen
Stellen Sie sich vor, Sie wären eine Biene, die Honig sammelt. Sie sitzen dazu auf einem Stuhl und tauchen Ihren Kopf »in eine Blüte«, indem sie ihn nach vorn kreisen und wieder zurücknehmen. Wiederholen Sie dies im fließenden Wechsel. Diese Übung fördert die Beweglichkeit im Halswirbelsäulenbereich.

Stellen Sie sich vor, Sie wären ein kleiner Schmetterling, der über die Wiese fliegt und an so mancher Blume naschen möchte. Breiten Sie dazu beide Arme zur rechten und zur linken Seite aus. Schieben Sie nun das Becken nach rechts sowie nach links, und bewegen Sie dazu den Oberkörper seitwärts mit, als ob Sie fliegen wollten. Atmen Sie dabei tief und gleichmäßig. Diese Übung lockert den Lendenwirbelbereich und hilft bei Kreuzschmerzen.

Kräftigung

Der Apfelbaum

Sie liegen auf dem Rücken, heben das Gesäß vom Boden ab (so weit, wie es möglich ist), drücken Ihre Schultern fest in die Decke und strecken ein Bein gerade nach vorn. Stellen Sie sich vor, Sie wären ein stattlicher Apfelbaum, während Ihr gestrecktes Bein die Baumäste und die Baumkrone darstellt. Wechseln Sie dann nach fünf Sekunden das Bein.

Das Picknick

Sie befinden sich im Vierfüßlerstand (auf Knien und Händen). Strecken Sie das rechte Bein und den linken Arm nach hinten. Stellen Sie sich vor, Sie wären ein Tisch, auf dem Sie jetzt picknicken möchten. Da sehr viele Menschen an dem Tisch Platz haben sollen, strecken Sie Ihr Bein so weit wie möglich nach hinten, Ihren Arm so weit wie möglich nach vorn. Halten Sie diese Position etwa fünf Sekunden, dann wechseln Sie Bein und Arm.

Bauch- und Beckenbodenkräftigung

Die Ameise

Sie liegen auf dem Rücken und stellen die Beine auf. Dann stützen Sie mit dem rechten Arm den Kopf, Ihr rechtes Bein strecken Sie nach oben. Ihr linker Arm wandert ganz langsam am rechten Bein aufwärts, so wie eine Ameise an einem Grashalm hochklettert. Dabei heben Sie den Oberkörper an. Diese Übung führen Sie mindestens zwei Minuten lang aus, dann tauschen Sie die Seiten.

Die Pusteblume

Sie liegen auf dem Rücken und stellen die Beine auf. Mit der rechten Hand stützen Sie den Kopf, den linken Arm strecken Sie weit nach vorn und heben gleichzeitig den Oberkörper an. Stellen Sie sich vor, wie Sie beim Vorbeugen eine Pusteblume anblasen. In kreisenden Bewegungen führen Sie nun den freien rechten Arm nach vorn, als würden die Pusteblumenschirmchen davonfliegen. Dann wechseln Sie die Seiten. Führen Sie die Übung zwei Minuten lang aus.

Als Kind war es für Sie sicherlich ganz selbstverständlich, sich in eine Blume, einen Grashalm oder in jedes beliebige Objekt unserer belebten und unbelebten Natur zu »verwandeln« und die Welt aus dieser Perspektive zu betrachten.

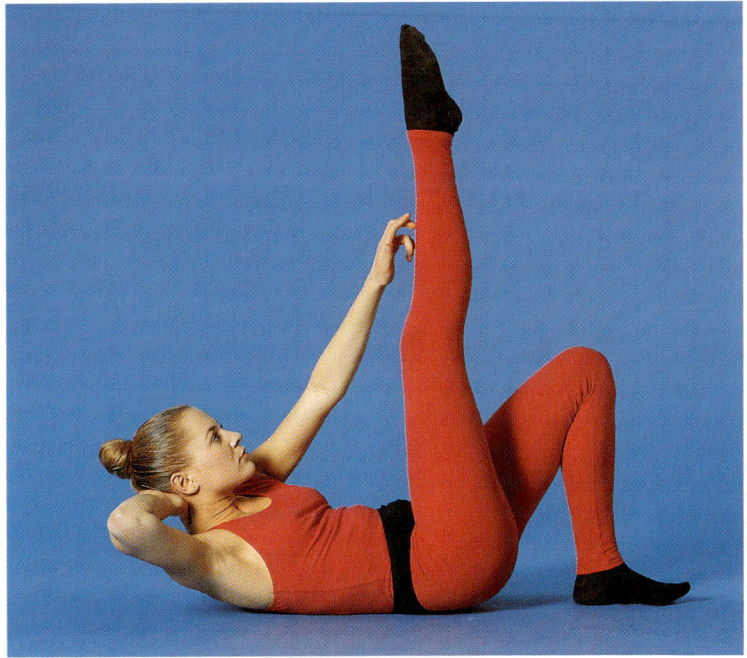

Vergessen Sie bei der Übung »Die Ameise« nicht das Atmen! Also nicht die Luft anhalten, sondern langsam und gleichmäßig aus- und einatmen, während sich die Ameise emsig den Grashalm hinaufarbeitet.

Bei den
Rückenspielen
ist Ihre
Phantasie und
Kreativität
gefragt. Gehen
Sie Ihren
spontanen
Eingebungen
ruhig nach!

Rückenspiele

Der Morgentau

Stellen Sie sich vor, Sie wären barfuß und würden über eine weiche Wiese laufen. Wie würden Sie gehen? Rollen Sie die Fußsohle ganz ab. Probieren Sie die Übung tatsächlich draußen im Morgentau und drinnen aus. Setzen Sie einen Fuß ganz vorsichtig vor den anderen. Ein gesunder Rücken hängt auch vom richtigen Gang ab – diese Übung fördert das Empfinden der Füße. Probieren Sie verschiedene Gangarten aus.

Die Käferchen

Begeben Sie sich auf Hände und Füße, und stellen Sie sich vor, Sie wären ein Käfer. Wie würde dieser sich vorwärts bewegen? Krabbelt ein Marienkäfer anders als ein Hirschkäfer oder Maikäfer? Probieren Sie verschiedene Käfergangarten auf allen vieren aus. Diese Übung dient jedoch nicht nur Ihrem Rücken, sondern schult vor allem auch die Koordinationsfähigkeit Ihres Gehirns.

Der Schmetterlingstanz

Stellen Sie sich vor, Sie wären ein Schmetterling, der über die Wiese fliegt. Schweben Sie mit über die Wiese!

Der Blumenstrauß

Stellen Sie sich vor, Sie würden sich einen großen Wiesenblumenstrauß pflücken. Begrüßen Sie jede kleine Blüte, und reihen Sie sie in den Strauß ein. Rechts, links, vor und hinter Ihnen wachsen die schönsten Blumen. Pflücken Sie sie ab.

Die Wiesenparty

Stellen Sie sich vor, Sie würden zu einer großen Überraschungsparty auf der Wiese einladen. Sie müssen Girlanden aufhängen, Tische aufstellen und das Essen zubereiten. Hinterher gibt es einen Wiesentanz im Mondschein.

Der Grashüpfer

Stellen Sie sich vor, Sie wären ein Grashüpfer, und bewegen Sie sich entsprechend. Wie hüpft er? Wie zirpt er? Wie schaukelt er auf den Grashalmen?

Am Strand

Unser nächster gemeinsamer Urlaub führt uns an einen herrlichen weißen Strand. Unter grünen Palmen liegen wir am Meer und lauschen dem Rauschen der Brandung. Das Wasser schimmert blaugrün. Weich im Schatten geborgen, sehen wir zum strahlend blauen Himmel empor. Wir genießen die Ruhe und Besinnlichkeit, das faule Leben und die kühle Erfrischung im Meerwasser.

An unserem Strand herrscht kein Leistungsdruck und auch kein Urlaubsstress. Die Bewegungen Ihres Körpers entstehen locker, wie von selbst.

Entspannung und Dehnung

Die Sandkuhle

Sie liegen auf dem Rücken und legen Ihre Beine auf einen Stuhl. Stellen Sie sich vor, Sie atmen den Wind, der vom Meer kommt, und hören das Rauschen der Wellen im Hintergrund. Abwechselnd drücken Sie die Region um die Lendenwirbelsäule, die Brustwirbelsäule und die Halswirbelsäule in den Sand hinein. Führen Sie diese Bewegungen ganz behutsam aus. Dann drücken Sie sich mit den Unterschenkeln vom Stuhl ab, so dass Ihr Gesäß ein paar Zentimeter angehoben wird. Lassen Sie Ihr Gesäß wieder sinken, und stellen Sie sich dabei vor, Sie würden ganz sanft in den Sand zurückgleiten. Reiben Sie mit dem Gesäß über die Unterlage, als wollten Sie eine gemütliche Sandkuhle ausschaben.

Die Sanddüne

Sie begeben sich in den Vierfüßlerstand (auf Hände und Knie) und rollen sich anschließend am Boden zu einem Päckchen zusammen. Legen Sie Ihre Stirn auf die Unterlage, und führen Sie anschließend die Arme nahe an den Körper heran. Stellen Sie sich dabei vor, Sie wären eine Sanddüne, über die der Meerwind weht. Atmen Sie kräftig in den Rücken hinein, um die Muskeln zu dehnen. Gehen Sie beim Einatmen ein paar Zentimeter senkrecht nach oben, ohne die Gesamtposition zu verändern. Beim Ausatmen lassen Sie sich wieder ganz nach unten sinken.

Das Schifflein

Stellen Sie sich vor, Sie wären ein kleines Segelschifflein, das über die Wellen schaukelt. Dazu legen Sie sich auf den Rücken, winkeln die Beine an und umfassen Ihre Kniekehlen mit den Händen. Schaukeln Sie sanft nach Belieben von rechts nach links und vor und zurück. Rollen Sie sich behutsam über Ihren Rücken.

»Die Möwe« ist eine ideale Übung zur Kräftigung Ihrer Rückenmuskulatur. Außerdem trainieren Sie damit Ihr Gleichgewichtsorgan sowie Ihre »Standfestigkeit«.

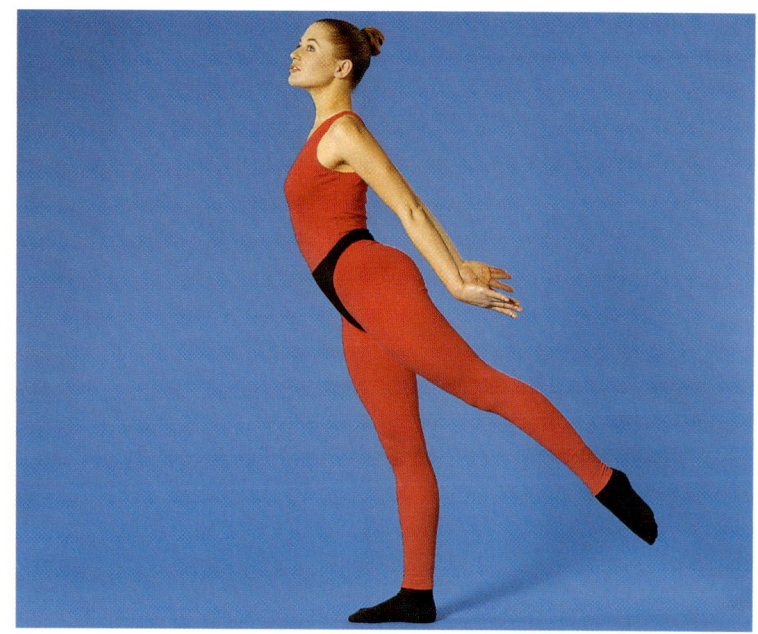

Beweglichkeitsförderung

Die Wanderdüne
Sie liegen auf dem Rücken und stellen die Beine auf. Stellen Sie sich vor, Sie wären eine Wanderdüne. Dazu drücken Sie Ihr Becken (Ihr Kreuz) fest auf die Unterlage und rollen es von rechts nach links, vor und zurück, seitlich nach oben in Richtung Ohren.

Die Palme
Sie liegen auf dem Rücken und stellen die Beine auf. Heben Sie das Gesäß an, und schwingen Sie Ihr Becken in alle Richtungen, nach rechts, links, im Kreis, auf und ab, in Wellenbewegungen – wie ein Palmblatt, das vom Wind bewegt wird.

Die Wellen
Sie begeben sich in den Vierfüßlerstand (auf Hände und Knie). Setzen Sie sich auf die Fersen, und strecken Sie beide Arme gerade nach vorn. Bewegen Sie Ihren Oberkörper in Richtung Oberschenkel. Stellen Sie sich vor, Sie wären einen Welle, die an den Strand schlägt und sich anschließend wieder zurückzieht. Ziehen Sie sich aus der beschriebenen Position über einen runden Rücken (Katzenbuckel) nach vorn, bis Sie auf Knien und Händen Halt finden. Dann knicken Sie in den Armen in Richtung Boden ein und bewegen sich zurück, bis Sie wieder auf den Fersen sitzen. Anschließend können Sie die Wellenbewegung umkehren.

Der Sonnenschirm

Stellen Sie sich vor, Sie wären ein Sonnenschirm, der sich im Wind des Meeres dreht. Sie stehen aufrecht mit geschlossenen Füßen am Boden. Dann spannen Sie wie ein Schirm Ihre Arme seitwärts auf und lassen den Meerwind mit ihnen spielen. Ihre Füße bleiben fest am Boden verankert, während Ihre Wirbelsäule mittels Rumpfdrehung hin- und herbewegt wird.

Kräftigung

Der Liegestuhl

Sie gehen in den Vierfüßlerstand (auf Hände und Knie) und drücken die Knie durch, so dass die Beine gestreckt sind. Stützen Sie sich gut mit den Händen ab. Dann spreizen Sie ein Bein nach hinten waagrecht ab und sehen aus wie ein zusammenklappbarer Liegestuhl.

Die Möwe

Sie stehen aufrecht und strecken beide Arme weit nach hinten. Legen Sie vorsichtig den Kopf in den Nacken, und spreizen Sie ein Bein nach hinten ab, so dass Sie einer Möwe ähnlich sind. Diese Übung kräftigt nicht nur die Rücken- und Beinmuskulatur, sondern fördert auch den Gleichgewichtssinn und Ihre Geschicklichkeit.

Spüren Sie nach jeder Übung das belebende, warme Strömen in Ihrem Körper. So belohnen Sie sich mit jeder Übung selbst.

Bauch- und Beckenbodenkräftigung

Die Sandburg

Sie liegen auf dem Rücken und stellen die Beine auf. Stützen Sie mit der rechten Hand den Kopf ab. Dann heben Sie den Oberkörper und strecken den linken Arm zur Seite. Beginnen Sie, mit dem linken Arm zu buddeln, als ob Sie eine Sandburg bauen wollten. Nach mindestens zehn Sekunden wechseln Sie die Seiten.

Der Krebs

Sie liegen auf dem Rücken und winkeln die Beine an. Beide Hände stützen den Kopf. Nun führen Sie Ellbogen und Knie im fließenden Rhythmus zusammen. Sie sehen aus wie die Schere eines Krebses.

Das Sandkorn

Setzen Sie sich in den Schneidersitz. Stellen Sie sich vor, Sie müssten Sandkörnchen zählen. Im schnellen Wechsel spannen Sie Ihren Beckenboden an und entspannen ihn wieder – im Rhythmus des fließenden Sandes.

Rückenspiele

Die Sonnencreme

Stellen Sie sich vor, Sie wären flüssige Sonnencreme, die auf einem Rücken aufgetragen wird. Versuchen Sie, sich ganz geschmeidig zu bewegen, als ob Sie tief in die Haut eindringen wollten.

Das Badetuch

Wie liegt ein Badetuch auf dem unebenen warmen Sand? Versuchen Sie, dies darzustellen.

Die Schwimmente

Mit einer Schwimmente kann man nicht untergehen. Sie sind jetzt so eine Ente und versuchen, sich und den, der darauf sitzt, über Wasser zu halten.

Der Meerwind

Sie wissen, der Meerwind kann sehr heftig sein und viel Sand aufwirbeln. Bewegen Sie sich wie der Meerwind!

Der Taucher

Wie ist es, zu tauchen und das klare Wasser zu erleben? Stellen Sie es dar!

Der Surfer

Sie schaukeln über die Wellen, und surfen Sie über die Wasseroberfläche.

Der Schwimmer

Stellen Sie sich vor, Sie wären jetzt im Meer und würden im frischen Salzwasser schwimmen. Wie bewegen Sie sich?

Denken Sie auch an die Atmung! In der kräftigen Meeresluft füllen sich die Lungen besonders tief.

Im Wald

Im kühlen Wald ist der Boden weich und elastisch. Dunkle Tannen, grüne Laubbäume, helle Lichtungen und verwunschene Pfade säumen unseren gemeinsamen Weg durch den Wald. Wir atmen den würzigen Duft den Pflanzen und die Frische im Schatten der dichten Bäume, wandern über geheimnisvolle Wurzeln, wirres Gehölz und klare Bächlein. Von weitem erhaschen wir einen kurzen Blick auf Rehe, Hirsche, Vögel und andere Waldbewohner. Unser Weg im Wald ist voller Kraft, Besinnlichkeit, Stille, Erhabenheit und Anmut.

Entspannung und Dehnung

Der Baumstamm

Sie liegen auf dem Rücken und winkeln die Beine an. Dann lassen Sie die Beine auf die rechte Seite fallen und drehen den Kopf auf die linke Seite. Liegen Sie ganz ruhig in dieser Position, und stellen Sie sich einen Baumstamm vor, der Kraft und Ruhe ausströmt. Spüren Sie in die Dehnung hinein, die durch die Drehung der Wirbelsäule entsteht. Nach einer Minute wechseln Sie die Seiten.

Die Tanne

Sie liegen auf dem Rücken und strecken die Beine aus. Dann heben Sie ein Bein gerade in die Höhe und legen es auf der gegenüberliegenden Seite ab. Den Kopf drehen Sie in die entgegengesetzte Richtung. Stellen Sie sich vor, Sie wären eine große dunkle Tanne, die ihre Zweige (Ihr Bein) weit in den Wald hinausstreckt.

Der Waldboden

Strecken Sie sich auf dem Rücken aus, und stellen Sie sich vor, Ihr Rücken hätte Füße. Sie betreten mit ihm den erdigen, weichen Waldboden. Verschieben Sie ganz leicht, nur millimeterweise die Wirbel; drücken Sie genauso behutsam Ihre Wirbelsäule in den Boden hinein.

Stellen Sie sich auch den wunderbaren, würzigen Geruch vor, der Sie im Wald empfängt. Lassen Sie diesen Reiz genüsslich auf Ihren Körper und Ihre Seele wirken.

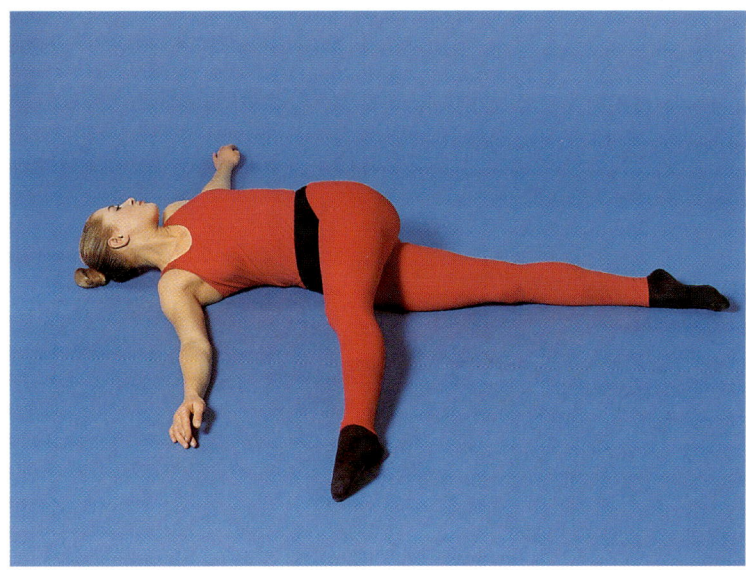

Achten Sie bei den Übungen im Liegen – wie hier bei »Die Tanne« – darauf, dass Sie nicht direkt auf dem kalten Boden liegen. Verwenden Sie eine Decke oder Gymnastik- bzw. Isoliermatte als Unterlage.

Vor dem Training sollten Sie möglichst nichts essen, denn ein voller Magen würde Sie bei Ihren Übungen nur behindern.

Beweglichkeitsförderung

Das Reh

Begeben Sie sich auf alle viere. Beginnen Sie dann, Ihre Becken zu kreisen, ganz leicht nach rechts sowie nach links, und stellen Sie sich vor, Sie wären ein graziöses Reh.

Der Farn

Sie liegen auf dem Rücken, die Beine angewinkelt, und beugen den Oberkörper zur rechten und zur linken Seite – wie ein Farn, der sich zu Boden neigt.

Die Wanderung

Stellen Sie sich vor, Sie würden eine Waldwanderung unternehmen. Heben Sie abwechselnd das rechte und das linke Bein, führen Sie Wanderbewegungen aus, und zwar so, dass Sie mit dem gesamten Körper »mitwandern«, den Körper in Bewegung setzen.

Die Waldfee

Waldfeen sind klein, durchsichtig, leicht und haben einen kleinen Zauberstab in der Hand. Diesen Zauberstab schwingen Sie jetzt. Sie stehen dazu aufrecht und schwingen abwechselnd den rechten und den linken Arm vor dem Körper nach rechts und nach links. Der gesamte Körper kommt dabei in Bewegung.

Die Bewegungen bei »Die Waldfee« sollten langsam, weich und fließend sein. Atmen Sie bei der Bewegung nach rechts kräftig aus und bei der nach links wieder tief ein.

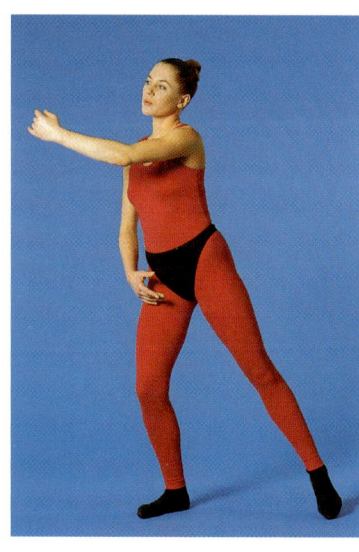
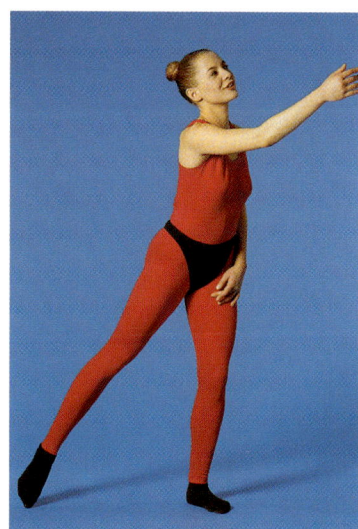

Die Waldhexe

Sie sitzen auf einem Stuhl, strecken beide Arme zur rechten Seite und wechseln fließend auf die linke Seite: Sie strecken also die Arme im schnellen Wechsel einmal auf die rechte, einmal auf die linke Seite. Stellen Sie sich dabei vor, Sie wären eine gute Waldhexe, die ihre Zaubersprüche in den Wald hinausschickt.

Die Waldbirke

Stellen Sie sich vor, Sie wären eine biegsame Birke. Nehmen Sie dazu die Arme über den Kopf, und formen Sie eine schöne Baumkrone. Jetzt biegen Sie sich nach rechts und nach links so tief wie möglich. Diese Übung sorgt zugleich für eine schöne Taille.

Kräftigung

Der Pilz

Sie knien sich auf den Boden, winkeln die Arme wie das Hütchen eines Pilzes seitlich ab und führen sie so weit wie möglich nach hinten. Halten Sie mindestens fünf Sekunden diese Position.

Tannennadeln

Stützen Sie sich im Sitzen rückwärts auf Ihre Hände, der Bauch zeigt zur Decke. Strecken Sie dann ein Bein möglichst gerade nach oben (wie eine Tannennadel), und halten Sie diese Position mindestens fünf Sekunden lang.

Bauch- und Beckenbodenkräftigung

Das Wildtier

Begeben Sie sich auf alle viere. Setzen Sie die Zehen auf, und drücken Sie den gesamten Körper drei bis vier Zentimeter nach oben. Dann beginnen Sie auf und ab zu wippen. Stellen Sie sich vor, Sie wären ein wildes Tier, das durch den Wald jagt. Diese Übung kräftigt nicht nur Bauch- und Beckenbodenmuskulatur, sondern auch die Oberschenkel und das Gesäß.

Die Eiche

Legen Sie sich auf den Rücken, und stellen Sie die Beine auf. Ein Bein bleibt angewinkelt, das andere wird gestreckt und schwingt zunächst nach rechts und nach links wie ein Pendel, dann auf und ab. Beide Arme liegen dabei auf dem Boden. Stellen Sie sich vor, Ihr schwingendes Bein wäre der vom Wind bewegte Ast einer starken Eiche.

Gönnen Sie sich die Wanderungen durch die inneren Landschaften. So angenehme Erlebnisse und Eindrücke schlummern in Ihnen und wollen wachgerufen werden.

Natureindrücke sprechen uns unmittelbar in der Seele an. Bekommen Sie auch Lust, so etwas in der Realität wieder einmal zu erleben?

Rückenspiele

Die Blätter im Wald

Stellen Sie sich vor, Sie wären braune Blätter, die von den Bäumen fallen und am Boden liegen bleiben. Wie würden Sie zu Boden schweben? Wie wäre es, wenn der Wind Sie noch einmal hochwirbelt?

Auf der Jagd

Stellen Sie sich vor, Sie wären ein Wild, das gejagt wird. Wie huschen Sie durch das Unterholz?

Der Waldschrat

Stellen Sie sich vor, Sie wären ein kauziger, verschrobener Waldschrat. Nehmen Sie die gleiche Stellung ein wie der Waldschrat in Ihrer Phantasie.

Auf Kräutersuche

Stellen Sie sich vor, Sie würden Kräuter im Wald suchen. Wie würden Sie sich bewegen?

In den Bergen

Freudig und beschwingt besuchen wir die faszinierende Bergwelt. Frische Luft atmen wir auf dem Weg über Felsen, durch Schluchten, über klare Bächlein, an wilden Bergpflanzen vorbei. Ganz oben auf den Berggipfeln liegen Schnee und Eis, und wenn wir ins Tal blicken, sehen wir die Almen und Wiesen von weitem. Auf dem Gipfel sind wir dem Himmel ganz nah.

Entspannung und Dehnung

Das muntere Bächlein

Legen Sie sich auf die Seite. Rollen Sie sich anschließend ganz klein zusammen, und atmen Sie in den Rücken hinein. Genießen Sie diese Position. Dann strecken Sie Arme und Beine seitlich aus und ziehen sich wieder zusammen. Diese Übung führen Sie im fließenden Wechsel aus wie ein vor sich hin plätscherndes Bächlein.

Die Felsspalte

Legen Sie sich auf den Rücken, und platzieren Sie die Unterschenkel auf einen Stuhl. Dann strecken Sie beide Arme nach der rechten Seite aus und drehen Ihren Kopf mit. Bleiben Sie so liegen, und stellen Sie sich vor, Sie wären eine Felsspalte, von der nur ein kleiner Ausschnitt zu sehen ist.

Beweglichkeitsförderung

Berg und Tal

Sie stehen aufrecht und rollen Wirbel für Wirbel Ihre Wirbelsäule ein: Zunächst sinkt Ihr Kopf ganz langsam in Richtung Brust, dann machen Sie einen Rundrücken und lassen dabei die Arme hängen. Sind Sie im Tal angekommen, müssen Sie wieder auf den Berg steigen. Rollen Sie nun genauso behutsam Ihre Wirbelsäule wieder auf. Der Kopf hängt bis zuletzt vornüber.

Bei dieser Übung ist es wichtig, dass Sie wirklich einen Wirbel nach dem anderen aufrichten – also ganz langsam und bewusst.

Das Alpenveilchen

Sie sitzen auf einem Stuhl und verschränken die Hände hinter dem Kopf. Sie stellen sich vor, Sie wären ein Alpenveilchen, das den Kopf hängen lässt. Lassen Sie langsam beim Ausatmen den Kopf in Richtung Brustbein sinken. Die Hände bleiben am Kopf. Verharren Sie in dieser Position, und atmen Sie bewusst in die Halswirbelsäule hinein. Dann richten Sie den Kopf wieder auf. Wiederholen Sie die Übung im fließenden Wechsel. Diese Übung hilft vor allem bei Nackenschmerzen.

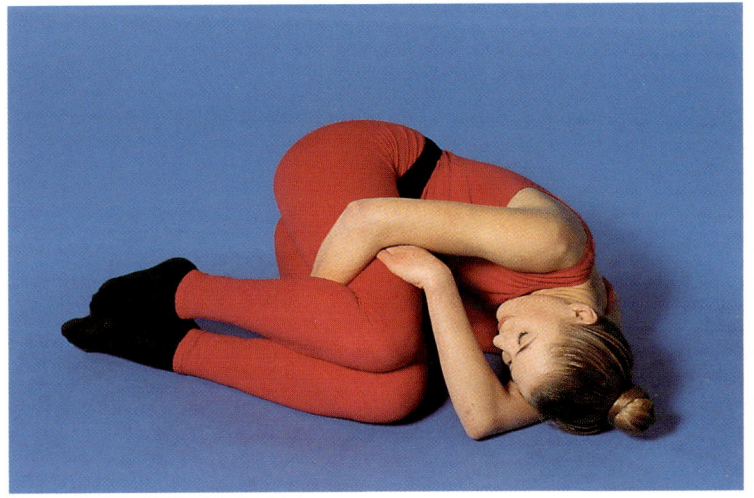

Dies ist die Ausgangsposition der Übung »Das muntere Bächlein«. Es ist wichtig, dass Sie wirklich ganz ruhig und vor allem bewusst Ihren Atem in Ihren Rücken hineinleiten. Das erfordert allerdings eine gewisse Übung.

115

Der Gletscher

Stellen Sie sich aufrecht hin. Breiten Sie die Arme seitwärts aus, und schwingen Sie sie um den Körper herum. Die Arme »fliegen« dabei ohne Kraftaufwand um den Körper. Unterstützen Sie die Übung, indem Sie in der Hüfte nachgeben und auch das Becken mitdrehen. Stellen Sie sich vor, Sie wären ein riesiger Gletscher mit einer großen Schneekuppe.

Die Grotte

Stellen Sie sich vor, Sie wären in einer geheimnisvollen Grotte – die so niedrig ist, dass Sie nicht richtig stehen könnten. Aus dem aufrechten Stand biegen Sie den Oberkörper zur rechten Seite. Ziehen Sie dabei die linke Schulter nach oben, und wechseln Sie fließend auf die andere Seite (Oberkörper nach links abbiegen und die rechte Schulter hochziehen).

Die Höhle

Stellen Sie sich vor, Sie würden eine Tropfsteinhöhle besuchen. Stellen Sie sich aufrecht hin, beugen Sie dann den Oberkörper nach vorn, und stützen Sie die Hände auf den Oberschenkeln auf. Der Rücken bleibt gerade. Strecken Sie Ihr Gesäß nach hinten, und schwingen Sie es behutsam nach rechts und nach links.

Die Bergwelt symbolisiert sowohl Erhabenheit als auch Bedrohung, strahlende Herrlichkeit und auch entfesselte, zerstörerische Gewalt. In vielen Kulturen werden die Berge als Sitz der Götter angesehen.

Kräftigung

Der Fels

Legen Sie sich auf die Seite, winkeln Sie die Beine an, und stützen Sie sich auf den Unterarm. Dan stemmen Sie den gesamten Oberkörper hoch, so dass nur die Beine am Boden bleiben. Stellen Sie sich vor, Sie wären ein starker Fels.

Der Gipfelstürmer

Legen Sie sich auf den Rücken, und stellen Sie die Beine auf. Nun heben Sie das Gesäß an, nehmen ein Bein vom Boden und winkeln es kurz vor der Brust an – so, als ob Ihr Bein hinauf zum Gipfel eilen wollte.

Bauch- und Beckenbodenkräftigung

Das Geröll

Legen Sie sich auf den Rücken, und verschränken Sie die Hände hinter dem Kopf. Ziehen Sie beide Beine an den Körper heran. Dann strecken Sie das rechte Bein hoch und bewegen den rechten Ellenbogen in Richtung linkes Knie. Wechseln Sie die Seiten fließend. Stellen Sie sich vor, Sie würden Geröll beobachten, das den Hang hinunterrollt.

Die Gämse
Begeben Sie sich in den Vierfüßlerstand (auf Knie und Hände). Überkreuzen Sie nun die Füße, und heben Sie Füße und Unterschenkel an. Ihr Rücken ist gerade. Nun beugen Sie die Arme so, dass der Kopf in Richtung Boden geführt wird. Stellen Sie sich vor, Sie wären eine Gämse, die Futter sucht. Wiederholen Sie die Übung zehn Mal. Diese Übung kräftigt nicht nur den Bauch, sondern vor allem auch den Schulterbereich.

Die Bergtour
Legen Sie sich auf den Rücken, und stellen Sie die Beine auf. Die rechte Hand stützt den Kopf, während der linke Arm gerade hochgestreckt wird. Nun heben Sie den Oberkörper an und strecken den Arm noch höher. Stellen Sie sich vor, Sie wären auf einer Bergtour, wobei Ihr Arm den Weg nach oben weist.

Die Berggeister
Legen Sie sich auf den Rücken, und stellen Sie die Beine auf. Pressen Sie die Knie gegeneinander (atmen Sie dabei aus), und spannen Sie gleichzeitig den Beckenboden an – ganz fest, als ob Sie sich vor den Berggeistern schützen müssten.

Wie fühlen Sie sich im rauen Hochgebirge? Hier brauchen Sie Ihre Ausdauer, Ihr Selbstvertrauen – und einen langen, tiefen Atem.

Damit Ihre Knie bei » Die Gämse« geschont werden, können Sie ein Kissen unterlegen. Wer allerdings Knieprobleme hat, sollte auf diese Übung ganz verzichten.

Rückenspiele in
der Bergregion:
In der klaren,
frischen Bergluft
können Sie sich
frei sowie
unbeschwert
fühlen und
einmal von oben
herabschauen
auf die Welt,
in der Sie sonst
mittendrin
stecken.

Rückenspiele

Der Schatzsucher

Stellen Sie sich vor, in einem Berg wäre ein Schatz versteckt. Sie schürfen nach dem Schatz mit Schaufel und Pickel. Wie würden Sie das in Angriff nehmen?

Das Freeclimbing

Stellen Sie sich vor, Sie müssten lediglich unter dem Einsatz Ihrer Muskelkraft einen Felsen hochklettern. Wie würden Sie das bewerkstelligen?

Die Alpen

Versuchen Sie bei dieser Übung, verschieden hohe Berge mit Ihrem Körper darzustellen.

Die Bergstiefel

Stellen Sie sich vor, Sie würden ganz schwere Bergstiefel tragen. Wie würden Sie sich bewegen?

Rübezahl

Stellen Sie sich vor, Sie wären Rübezahl, riesengroß und mächtig. Bauen Sie sich zu Ihrer vollen Körpergröße aus, und schleudern Sie »Blitz und Donner« auf die Erde.

Dschungel, Steppe und Savanne

Hat es Sie nicht schon immer gereizt, einen Abenteuerurlaub in tropischer Vegetation, mit wilden Tieren und gefährlichen Geheimnissen zu verbringen? Jetzt haben Sie die Gelegenheit dazu! Tiere aller Arten, spannende Abenteuer und unbekannte Orte und Pflanzen erwarten Sie zur »Wirbelsäulensafari«.

Entspannung und Dehnung

Der Elefant

Sie sitzen auf einem Stuhl und stellen sich vor, Sie wären ein Elefant, der seinen Rüssel hin und her schwenkt. Schaukeln Sie mit dem Oberkörper ganz langsam nach rechts, nach links, und lassen Sie dabei die Arme seitlich hängen. Diese Übung schaukelt im wahrsten Sinne des Wortes sehr viele Beschwerden weg (sie macht allerdings auch ein wenig müde).

Der Löwe

Löwen ruhen sich gern nach der Jagd und wenn sie sich gesättigt haben unter großen Bäumen aus. Legen Sie sich auf eine Körperseite. Atmen Sie in den Rücken hinein, und machen Sie ihn rund, indem Sie ihn nach hinten wölben. Dies wiederholen Sie während dieser Übung einige Male.

Das Krokodil

Legen Sie sich auf den Rücken, und ziehen Sie beide Beine zum Körper hin an. Legen Sie die angezogenen Beine links vom Körper ab. Strecken Sie die Arme seitwärts aus, und drehen Sie den Kopf nach rechts. Dann machen Sie es umgekehrt (Beine rechts ablegen, Kopf nach links drehen). Stellen Sie sich vor, Sie wären ein wachsames Krokodil, das nach Beute Ausschau hält.

Beweglichkeitsförderung

Die Schlange

Legen Sie sich auf den Bauch, und schlängeln Sie sich in Wellenbewegungen nach rechts und nach links vorwärts.

Dschungel und Steppe sind voll von buntem, vielfältigem Leben. Seien Sie auf Überraschungen und vorher nie Erlebtes gefasst!

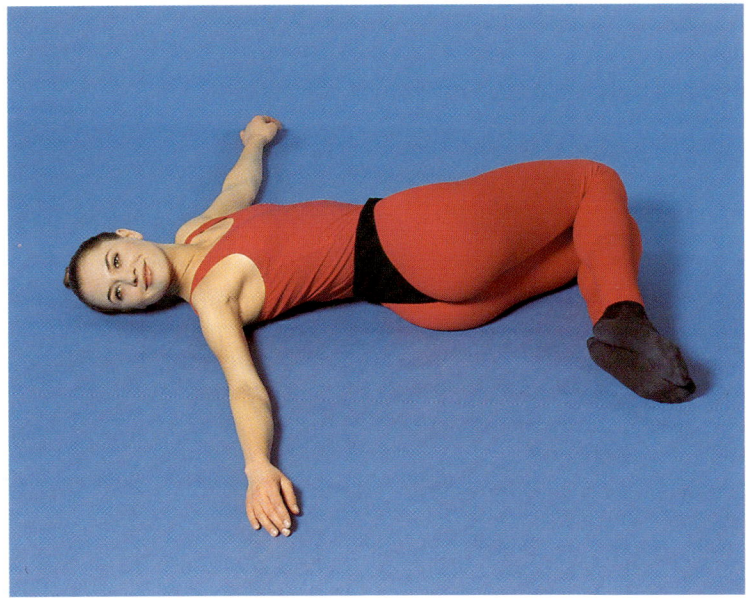

Bleiben Sie bei »Das Krokodil« in dieser Stellung für einige lange Atemzüge liegen, bevor Sie die Seite wechseln. Führen Sie die Übung fünf- bis zehnmal durch.

119

*»Das Känguru«.
Links: die
Ausgangsposition.
Rechts: die
Zwischenposition.*

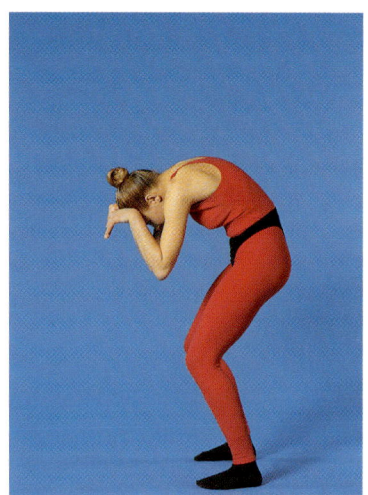 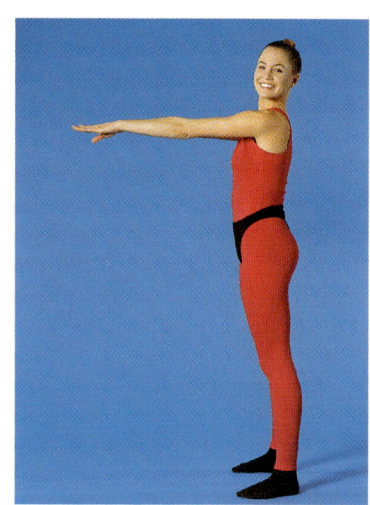

Das Känguru

Wir brauchen die natürlichen, ursprünglichen Paradiese, den realen tropischen Regenwald ebenso wie den »inneren Urwald« in unserer Psyche. In beiden Fällen gerät etwas aus dem ökologischen Gleichgewicht, wenn wir der Natur ihren Raum und die Möglichkeit der Regeneration beschneiden.

Sie stehen aufrecht und strecken beide Arme wie Kängurupfötchen von sich. Machen Sie einen Rundrücken. Dann recken Sie sich und strecken beide Arme nach vorn, um anschließend wieder in die Ausgangsposition zurückzukehren. Führen Sie die Übung im fließenden Wechsel durch.

Auf dem Amazonas

Stellen Sie sich vor, Sie würden in einem Boot sitzen und auf dem Amazonas dahingleiten. Stellen Sie sich aufrecht hin, und führen Sie abwechselnd mit dem rechten und dem linken Arm seitwärts Paddelbewegungen aus. Beugen Sie dabei den Oberkörper in die entsprechende Richtung.

Der Bär

Stellen Sie sich aufrecht hin, und tapsen Sie wie ein Bär von einem Bein auf das andere.

Kräftigung

Der Kolibri

Stellen Sie sich vor, Sie wären ein kleiner Kolibri. Nehmen Sie beide Arme gestreckt nach hinten, und schwingen Sie sie in flirrenden Bewegungen auf und ab.

Der Flamingo

Stellen Sie sich aufrecht hin, und heben Sie ein Bein nach vorn an. Dann umfassen Sie es mit beiden Armen und legen den Kopf auf das Knie des erhobenen Beins. Halten Sie diese Position mindestens fünf Sekunden.

Die Giraffe

Stellen Sie sich in den Ausfallschritt (die Füße stehen auf einer Linie, Fuß vor Fuß, etwa 50 Zentimeter auseinander), und strecken Sie beide Arme über den Kopf gerade nach oben. Halten Sie diese Position etwa fünf Sekunden.

Bauch- und Beckenbodenkräftigung

Großwildjäger

Sie liegen auf dem Rücken und stellen die Beine auf. Beginnen Sie nun, mit beiden Beinen abwechselnd auf den Boden zu treten, als ob Sie sich als Jäger an das Wild heranschleichen wollten.

Die Liane

Sie sitzen auf einem Stuhl mit geöffneten Beinen. Die Liane schwingt auf Sie zu, und Sie fangen sie mit den Beinen ein, indem Sie diese zusammenpressen; dabei spannen Sie den Beckenboden an.

Um das Gleichgewicht geht es auch ganz real, wenn Sie auf einem Bein stehend ausharren. Suchen Sie ohne Hast nach Ihrem Schwerpunkt. Gelingt es nicht gleich beim ersten Mal, dann setzen Sie noch einmal ab, bis Sie sich ausbalancieren können.

Rückenspiele

Tarzan und Jane

Stellen Sie sich vor, Sie wären Tarzan und Jane, würden sich auf den Brustkorb trommeln und von Liane zu Liane schwingen. Wie würden Sie das darstellen?

Der Vogelschwarm

Stellen Sie sich vor, Sie wären ein Vogelschwarm, der übers Land zieht.

Der Tiger

Ahmen Sie einen Tiger nach, der sich an seine Beute heranschleicht.

Am Wasserloch

Ahmen Sie die Tiere am Wasserloch nach. Wie trinken sie? Was passiert am Wasser?

In der Stadt

Ein Urlaub in einer großen unbekannten Stadt hat seine ganz besonderen Reize. Kunst und Kultur, Architektur und Weltoffenheit treffen aufeinander und geben jeder Stadt ihr besonderes Flair. Lassen Sie sich in die atemberaubende Atmosphäre einer Weltstadt Ihrer Wahl entführen, und genießen Sie die interessanten Menschen und Plätze. Häuser, Monumente, Baudenkmäler, verwinkelte Ecken, Straßen, Alleen und zahlreiche Geschäfte laden zum Bummeln ein.

Entspannung und Dehnung

Im Hotel

Sie liegen auf dem Rücken und rekeln sich ausgiebig, als ob Sie in einem weichen Hotelbett liegen würden. Ballen Sie die Hände zu Fäusten, und öffnen Sie sie wieder. Bewegen Sie die Fußspitzen vor und zurück.

Die Brücke

Legen Sie sich mit dem Bauch über einen Stuhl. Lassen Sie Kopf und Arme hängen. Sie stellen jetzt eine Brücke dar.

Beweglichkeitsförderung

In der Straßenbahn

Sie setzen sich verkehrt herum auf einen Stuhl (Lehne vor dem Oberkörper) und halten sich an der Lehne fest. Stellen Sie sich vor, Sie würden in einer hin und her schaukelnden Straßenbahn fahren. Sie schwenken und drehen den Oberkörper in alle Richtungen und lassen Wellenbewegungen durch den Körper laufen. Schaukeln Sie von rechts nach links, nach vorn und hinten.

Die Rathausuhr

Stellen Sie sich vor, Sie wären eine uralte, historische Rathausuhr. Sie stellen sich aufrecht hin und führen ganz langsame Pendelbewegungen nach rechts und nach links aus (ticktack): zunächst mit dem Kopf, dann mit dem Oberkörper, schließlich mit dem Becken.

Der Schaufensterbummel

Stellen Sie sich aufrecht hin, und schirmen Sie beide Hände über die Augen, als ob Sie etwas besser begutachten wollten. Dann wenden Sie sich im fließenden Wechsel nach rechts und nach links, als ob Sie Schaufensterauslagen betrachten.

Einkauf am Markt

Stellen Sie sich vor, Sie trügen mit beiden Händen große Einkaufstaschen, weil Sie am Markt reichlich eingekauft haben. Heben Sie die Schultern an, und lassen Sie sie fallen. Dann schwenken Sie die Arme vor und zurück.

Der Ziehbrunnen

Sie sitzen auf einem Stuhl und kreisen die Schultern. Beugen Sie sie vor und zurück bzw. zurück und vor wie ein alter Ziehbrunnen.

Kräftigung

Der Eiffelturm

Stellen Sie sich mit gespreizten Beinen hin. Beugen Sie dann die Knie, dabei bleibt der Rücken gerade. Strecken Sie beide Arme gerade hoch, und halten Sie diese Position. Stellen Sie sich vor, Sie wären der legendäre Eiffelturm. Zur Vervollständigung des Bildes können Sie die Handflächen aneinander legen.

Das Denkmal

Setzen Sie sich auf einen Stuhl, und beugen Sie den Oberkörper nach vorne; der Rücken bildet dabei eine Gerade. Dann strecken Sie beide Arme hoch und halten diese Position. Stellen Sie sich vor, Sie wären ein Denkmal, das von Touristen bewundert wird.

Große Städte überfluten uns mit Eindrücken. Gönnen Sie sich zwischendurch auch eine Ruhepause, um all das Aufgenommene zu verarbeiten.

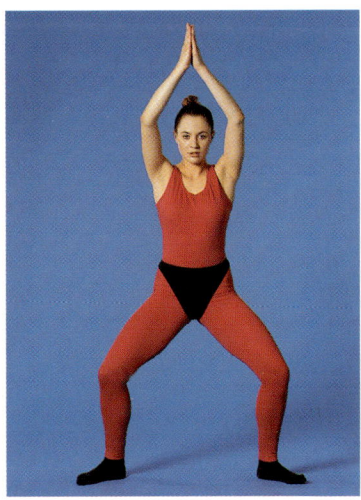

Links: »Einkauf am Markt«. Rechts: »Der Eiffelturm«.

123

Bauch- und Beckenbodenkräftigung

Das Hochhaus

Sie sind zu Besuch in einer großen Stadt. Die Hektik um Sie herum können Sie mit Neugier und Interesse beobachten, Sie selbst bleiben ruhig und gelassen.

Legen Sie sich auf den Rücken, und stellen Sie die Beine auf. Dann strecken Sie das rechte Bein gerade in die Höhe. Die rechte Hand stützt dabei den Kopf. Strecken Sie den linken Arm aus, und versuchen Sie, mit den Fingerspitzen die Zehen des gestreckten rechten Beins zu erreichen. Dabei wird der Oberkörper angehoben. Dann wechseln Sie die Seiten. Stellen Sie sich vor, Sie wären ein Hochhaus (Arm und Bein weisen hoch hinaus).

Die Kunstausstellung

Legen Sie sich auf den Rücken, und stellen Sie die Beine auf. Die rechte Hand stützt den Kopf. Dann heben Sie den Oberkörper an und ziehen mit dem freien linken Arm hinunter in Richtung linker Fuß. Wiederholen Sie dies mindestens zehn Mal, dann tauschen Sie die Seiten. Stellen Sie sich vor, Sie würden viele Bilder einer Ausstellung betrachten.

Im Restaurant

Stellen Sie sich vor, Sie würden in einem gepflegten Restaurant sitzen. Setzen Sie sich auf einen Stuhl, und stellen Sie sich vor, Ihr Beckenboden würde mitessen. Spannen Sie ihn in kurzen Intervallen an, als ob ihm kleine Bissen in den Mund geschoben würden – jede Anspannung entspricht dabei dem Hinunterschlucken eines Bissens. Anschließend kostet der Beckenboden von einem köstlichen Wein. Atmen Sie ein, und spannen Sie dabei den Beckenboden an, als ob er den Wein schlürfen würde.

Bei »Die Kunstausstellung« haben Sie die Möglichkeit, alle Ihre Lieblingsbilder und Lieblingsobjekte vor Ihrem geistigen Auge mit Muße und Genuss zu betrachten.

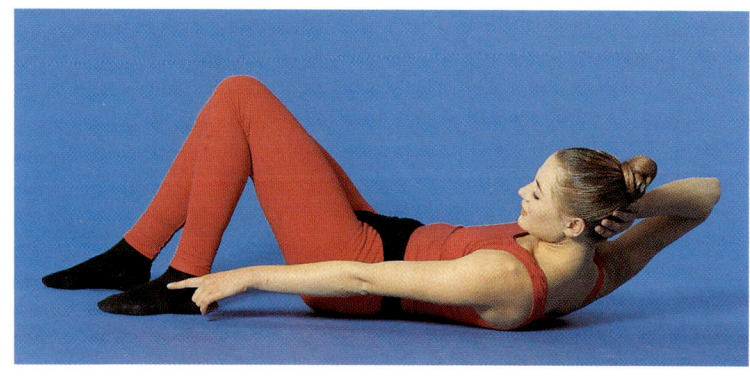

124

Rückenspiele

Im Ballsaal

Stellen Sie sich einen großen Empfang in einem Ballsaal vor. Sie schreiten die Empfangstreppe hinunter. Dann wird ein Menuett gespielt. Versuchen Sie ein paar Schritte mit Verbeugung und Knicks. Achten Sie auf den Wechsel der Beine.

Shopping

Was wollten Sie sich schon immer in einer großen Stadt kaufen? Kaufen Sie es sich in Gedanken, und führen Sie die entsprechenden Bewegungen mit dem Körper durch.

Die Bar

Tun Sie so, als ob Sie ein paar Gläser in sich hineinschütten würden. Kippen Sie »edle Spirituosen« in kleinen Mengen hinein.

Nachtgespenst im Schloss

Stellen Sie sich vor, Sie wären ein Nachtgespenst im Schloss. Geistern Sie durch die Zimmer. Huschen Sie über die Flure.

Übungen für verschiedene »Orte« und »Situationen«

Die nun folgenden Übungen sind so vielseitig wie ein Kurzurlaub übers Wochenende. Aus allen Übungsbereichen finden sich hier wirkungsvolle Variationen für den Rücken, Bauch und Beckenboden und natürlich viele verschiedene »Urlaubsorte«, »Stationen« und »Situationen«.

Im Weltraum

Stellen Sie sich vor, Sie wären im Weltraum und würden kleine Sternchen über sich werfen. Dabei sitzen Sie auf einem Stuhl, führen beide Arme gestreckt zur rechten Seite und tun so, als ob Sie Sterne über sich werfen. Dann die Seiten im fließenden Wechsel tauschen.

Beim Skilaufen

Stellen Sie sich aufrecht hin, und pressen Sie beide Beine zusammen. Dann führen Sie Wedelbewegungen aus, ohne die Füße von der Stelle zu nehmen. Die Arme schwingen gegengleich mit, als ob Sie tatsächlich eine Piste herunterfahren.

Sie reisen durch die bunte Welt und erleben ständig Neues. Aber etwas bleibt auch immer gleich und bekannt für Sie: Ihre körperliche Anwesenheit, Ihre Erfahrung, Ihr Selbstvertrauen und Ihre Phantasie sind überall Ihre treuen Begleiter.

Bei diesen Übungen geht es um Wirbelsäule und Rücken, aber zugleich auch um Kreativität, motorisches Vorstellungsvermögen und um das Kennenlernen Ihres Körpers und Ihrer eigenen Bedürfnisse. Denn zwischen all dem gibt es einen erstaunlichen Zusammenhang.

Formel-1-Slalom

Stellen Sie sich vor, Sie würden an einem Formel-1-Rennen teilnehmen. Setzen Sie sich auf einen Stuhl, und spielen Sie den Fahrer!

Feuer, Wasser, Erde, Luft

Jedes Element drückt sich anders aus. Versuchen Sie, jedes Element darzustellen. Wie lodert das Feuer? Wie fließt das Wasser? Wie bläst der Wind? Was spielt sich in der Erde ab?

In der Prärie

Setzen Sie sich auf ein federndes Sofa oder Bett, und stellen Sie sich vor, Sie würden ein wildes Pferd reiten. Halten Sie die imaginären Zügel, und »reiten« Sie auf dem federnden Sofa.

Frühlingsimpressionen

Legen Sie sich auf den Rücken. Beide Hände stützen den Kopf, die Ellenbogen zeigen zur Seite. Stellen Sie sich vor, Sie wären in einer Frühlingslandschaft und würden dort träumen. Heben Sie nun den Oberkörper an, nur mit der Kraft Ihrer Bauchmuskeln. Die Ellenbogen bleiben nach außen gerichtet. Nicht am Genick reißen!

Das Sommerlüftlein

Stellen Sie sich aufrecht hin, und schwingen Sie beide Arme im fließenden Wechsel nach rechts und nach links, als ob Sie ein leichtes Sommerlüftlein wären.

Links: »Beim Skilaufen«, siehe Seite 125. Rechts: »Das Sommerlüftlein«.

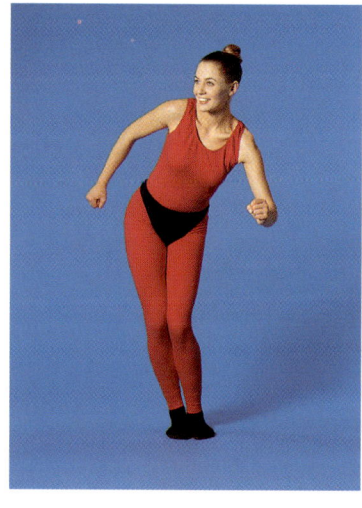
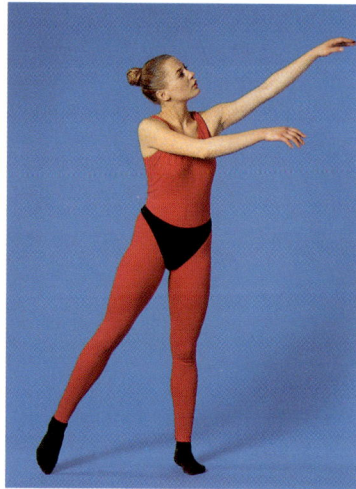

Goldener Herbst

Sie sitzen auf einem Stuhl und strecken beide Arme nach oben. Sie umfassen Ihre Hände und drehen sie nach außen, so dass die Handflächen nach oben zeigen. Dann beugen Sie leicht den Oberkörper nach rechts, anschließend nach links. Stellen Sie sich vor, Sie würden den goldenen Herbst noch einmal grüßen.

Schneeflöckchen im Winter

Sie sitzen auf einem Stuhl und strecken den rechten Arm schräg nach oben. Der Kopf folgt dabei der nach oben gestreckten Hand. Dann wechseln Sie die Seiten. Stellen Sie sich vor, es wäre Winter und würde schneien. Sie fangen die Schneeflöckchen.

Am Nordpol

Sie begeben sich in den Vierfüßlerstand (auf Hände und Knie). Strecken Sie den rechten Arm und das linke Bein geradeaus (Arm, Rücken und Bein ergeben eine gerade Linie). Weil es am Nordpol so bitterkalt ist, ziehen Sie das gestreckte Bein und den gestreckten Arm zum Körper hin. Die Knie und die Ellenbogen treffen sich unter Ihrem Bauch.

Auf der Riesenrutsche

Setzen Sie sich am Boden auf Ihre Fersen. Strecken Sie beide Arme gerade nach vorn, so dass Sie die Nase auf den Boden legen können. Halten Sie die Position. Sie stellen jetzt eine Riesenrutsche dar.

Die Silvesterparty

Stellen Sie sich vor, Sie wären auf einer Silvesterparty. Ein flotter Cha-Cha-Cha wird gespielt. Stellen Sie sich aufrecht hin, und lassen Sie Ihr Becken Cha-Cha-Cha tanzen: Schieben Sie es im Cha-Cha-Cha-Rhythmus von rechts nach links. Vielleicht haben Sie ja auch eine passende Musik dazu.

Bei den Indianern

Stellen Sie sich vor, Sie würden an den Marterpfahl gebunden. Drücken Sie dazu Ihren Rücken flach gegen eine Wand. Erspüren Sie, welche Stellen des Rückens die Wand berühren, wenn Sie sich in normaler Haltung an die Wand drücken.

Im Zoo

Sie besuchen den Zoo und sehen ein Eselchen. Setzen Sie sich auf einen Stuhl. Legen Sie beide Hände an den Hinterkopf. Senken Sie beim Ausatmen den Kopf ganz langsam zum Brustbein. Die Hände

Für manche Übungen genügen schon wenige Sekunden, und Sie brauchen weder Vorbereitungen noch irgendwelche Hilfsmittel. Sie können im wahrsten Sinne des Wortes aus dem Stand mitten in eine spannende Übungssituation hinüberwechseln.

Manche Passanten werden Sie vielleicht für verrückt erklären, wenn sie zufällig dazukommen, während Sie gerade mit dem imaginären Fußball dribbeln oder die Waschmaschine beim Schleudergang nachmachen. Damit Sie sich in einer solchen Situation nicht verlegen fühlen, können Sie entweder abwarten, bis Sie unbeobachtet sind; oder Sie sprechen mit den Passanten ganz offen über dieses Buch!

bleiben am Hinterkopf. Nach ein paar Sekunden lösen Sie die Hände und rollen den Kopf ganz langsam beim Einatmen wieder hoch. Variation: Sie legen eine Hand um den Kopf ans gegenüberliegende Ohr. Dann ziehen Sie ganz sacht den Kopf zur Seite. Nach der anderen Seite hin wiederholen.

Im Mondschein

Stellen Sie sich vor, Sie säßen auf einer Parkbank und würden den Mondschein betrachten. Legen Sie dazu ganz sacht den Kopf in den Nacken, und schieben Sie den Unterkiefer von rechts nach links.

Am Kaminfeuer

Sie sitzen auf einem Stuhl. Legen Sie die rechte Hand auf die linke Schulter. Atmen Sie aus, und drücken Sie dabei die Schulter ganz behutsam nach unten. Beim Einatmen lösen Sie den Druck. Wiederholen Sie dies im Atemrhythmus. Dann zur anderen Seite wechseln. Stellen Sie sich dabei vor, Sie würden gemütlich an einem Kaminfeuer sitzen.

Dromedar in der Wüste

Sie begeben sich in den Vierfüßlerstand (auf Knie und Hände) und drücken den Rücken nach oben, ähnlich dem Höcker eines Dromedars. Der Kopf hängt entspannt nach unten. Sie halten die Position für ein paar Sekunden und versuchen dann, das rechte Knie und die linke Hand eine Handbreit vom Boden abzuheben. Die Seiten tauschen, und die Übung im fließenden Wechsel ausführen.

Am Fußballplatz

Stellen Sie sich vor, Sie würden Fußball spielen. Spielen Sie mit einem imaginären Ball und einem ebenso imaginären Gegner.

Im Waschsalon

Stellen Sie sich aufrecht hin, und beginnen Sie, ganz schnell aus den Knien und Oberschenkeln heraus den ganzen Körper in Vibration zu versetzen – wie eine Waschmaschine beim Schleudergang. Jetzt rüttelt und schüttelt sich der ganze Körper, je nachdem, wie schnell Sie die Knie vor- und zurückbewegen können.

Im Kaffeehaus

Im Kaffeehaus gibt es Torte mit Sahne. Ein großer Rührer schlägt die Sahne steif. Sie knien sich auf den Boden und kreisen Ihr Becken, ohne sich dabei abzusetzen: So stellen Sie den Rührer dar. Dann »rühren« Sie in die andere Richtung.

Auf der Autobahn

Legen Sie sich auf den Rücken. Stellen Sie die Fersen auf, so dass die Fußspitzen in die Luft zeigen. Dann beginnen Sie, von den Fersen aus den ganzen Körper in Bewegung zu versetzen. Schaukeln Sie vor und zurück. Kippen Sie dazu die Füße vor und zurück. Die Fersen bleiben dabei immer am Boden haften. Die Vibration sollte bis in den Kopf hineinreichen. Diese Übung aktiviert die allgemeinen Energien und lockert Verspannungen. Stellen Sie sich dabei vor, Sie wären eine Autobahn, über die der Verkehr hinwegbrummt.

Am Flughafen

Sie liegen auf dem Rücken und stellen die Beine auf. Dann strecken Sie ein Bein nach oben und ziehen es gleich wieder an den Körper heran. Strecken und beugen Sie das Bein im Wechsel – ähnlich einem Flugzeug, das startet und landet. Dann die Seiten tauschen.

Lieber spaßige Übungen der Rückenschule als ernste Probleme mit Rückenschmerzen – oder wie stehen Sie zu dieser Frage?

Der Wirbelsäulenspruch

Es gibt einen kleinen Wirbelsäulenspruch, der alle Elemente enthält, die für eine schnelle Entspannung von Rückenmuskeln und Bandscheiben sorgen. Jedem Spruchteil ist eine Miniübung zugeordnet. Sie können die Übungseinheit am Boden sitzend oder auf einem Stuhl ausführen. Wenn Sie den Spruch auswendig lernen und sich die dazu passenden Übungselemente merken, haben Sie im Alltag immer eine Wirbelsäulensoforthilfe parat.

Schifflein fahren, Schifflein fahren, Schifflein auf dem See
(dabei im Schneidersitz oder auf dem Stuhl sitzen und von einer Gesäßhälfte zur anderen wechseln, ähnlich einem Schiff, das sich auf dem See wiegt)

Segel setzen, Segel setzen, Arme in die Höh
(dabei während des Wechselns von einer Gesäßhälfte zur anderen die Arme abwechselnd nach oben strecken)

Nun kommt der Sturm (dabei den Oberkörper kreisen)

Und wirft mein Schifflein um – Bum
(dabei den Oberkörper in Richtung Oberschenkel einrollen, Kopf hängen lassen und Rücken rund machen).

Übungen mit dem großen Ball

Machen Sie den Sitzball zum viel benützten Sitzmöbel. Jede »Sitzung« auf dem Ball ist eine Wohltat für Ihren Rücken.

Zum vorbeugenden Rückentraining, aber auch zur akuten Schmerzbehandlung und zum täglichen Ausgleich eignet sich der große Sitzball hervorragend. Am Arbeitsplatz kann er zur rückenfreundlichen Stuhlergänzung jederzeit eingesetzt werden, denn mit ihm ist ein gesundheitsförderndes aktives, dynamisches Sitzen möglich, das Ihren Körper ständig in Bewegung hält und somit Ihrer Wirbelsäule die notwendige »Nahrung« zukommen läßt. Der Ball hält nicht nur gesund sowie fit und sorgt für die Geschmeidigkeit, Entspannung und sanfte Anregung Ihrer Rückenmuskeln, sondern entlastet vor allem die Bandscheiben während einer sitzenden Tätigkeit.

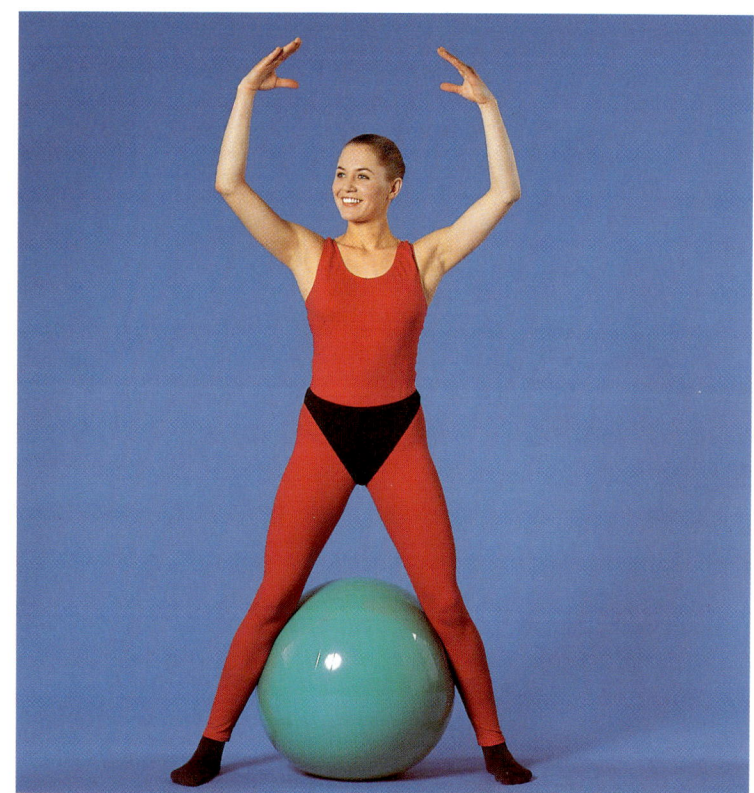

Der »Baum« kann sich auch in einem lauen Frühlingslüftchen wiegen. Schwingen Sie dazu ganz leicht hin und her.

130

Was Sie beim Kauf des Balles beachten sollten

- Achten Sie bitte darauf, dass Sie die richtige Größe bekommen. Meistens eignen sich die grünen »Pezzibälle« mit 65 Zentimeter Durchmesser für die ganze Familie.
- Der Ball sollte so aufgepumpt sein, dass er hart ist und dennoch beim Hüpfen elastisch reagiert. Die Hüftgelenke sollten über den Kniegelenken liegen, und Ihre Füße müssen sicher auf dem Boden aufliegen.
- Bitte beim Üben keine rutschigen Socken verwenden. Üben Sie barfuß oder mit Turnschuhen.

Das Hüpfen auf dem Ball schont die Gelenke, aktiviert den Beckenboden, lockert körperliche Verspannungen, sorgt durch ein freudiges, lustvolles Trainieren für geistigen Ausgleich und somit auch für seelische Entspannung. Probieren Sie das flotte Hüpfen oder sanfte Schaukeln auf dem Ball! Es hilft meist sofort gegen kleinere und größere Beschwerden.

Die Marionette
Sie sitzen auf dem Ball und richten den Oberkörper auf. Legen Sie den Zeigefinger einer Hand auf den Kopf, so dass Sie das Gefühl haben, der Finger berühre die Mitte. Stellen Sie sich vor, Ihr Finger wäre der Faden einer Marionette. An diesem Faden hängen Sie ganz sicher und dennoch locker und entspannt. Sie können immer aufrecht im Leben sein, denn dieser unsichtbare Faden, durch Ihren Finger symbolisiert, ist immer da und hält Sie ganz fest.

Die Statue
Stellen Sie sich hin, und halten Sie den Ball über Ihren Kopf. Legen Sie ihn vorsichtig auf Ihren Kopf. Richten Sie sich ganz gerade auf, und stellen Sie sich vor, Sie wären eine schöne Statue.

Der Baum
Stellen Sie sich aufrecht hin, und klemmen Sie den Ball zwischen Ihre Beine (Beine weit grätschen). Bilden Sie mit Ihren Armen eine Baumkrone über dem Kopf. Stellen Sie sich vor, Sie wären ein Baum mit festen Wurzeln (Füße), einem sicheren Stamm (Wirbelsäule) und einer schönen Krone (Arme und Kopf).

Stühle zum Sitzen gab es schon in der Antike. Zunächst waren Einzelsitze – z. B. als Thron – den Würdenträgern vorbehalten. Heute ist es keine Auszeichnung mehr, auf einem Stuhl zu sitzen. Im Gegenteil – es wäre besser, wir säßen nicht so viel.

Das Pendel

Sie sitzen auf dem Ball und schwingen den Oberkörper langsam von rechts nach links. Ihr Arm zieht dabei gestreckt nach unten. Stellen Sie sich vor, Sie wären ein Pendel.

Die Wiege

Sie sitzen auf dem Ball und schieben Ihr Becken von rechts nach links wie eine Wiege. Stützen Sie die Hände dabei in die Hüften.

Das Karussell

Stellen Sie sich vor, Sie säßen auf einem Karussell. Sie sitzen auf dem Ball und kreisen Ihr Becken nach rechts und anschließend nach links. Beschreiben Sie große Kreise auf dem Ball, und stützen Sie dabei wieder die Hände in die Hüften.

Das Boot

Bekommen Sie Lust darauf, mit dem großen Ball zu üben? Seine pralle, federnde Masse, sein Hüpfen und Vibrieren fordern geradezu zur Bewegung heraus.

Sie sitzen auf dem Ball und schieben Ihr Becken vor und zurück über den Ball. Wenn Sie das Becken nach vorn schieben, machen Sie den Rücken rund, beim Zurückschieben wird der Rücken ganz gerade. Stellen Sie sich vor, Sie wären ein Boot, das über die Wellen nach vorn schaukelt.

Das Schaukelpferd

Hängen Sie sich mit dem Oberkörper über den Ball, und schaukeln Sie nach Belieben hin und her wie auf einem Schaukelpferd.

Der Propeller

Legen Sie sich mit dem Bauch auf den Ball. Die Füße sind fest am Boden aufgestellt. Stützen Sie sich mit einer Hand am Boden auf. Der freie Arm wird gerade nach oben gestreckt, so dass sich der Oberkörper dreht. Dann die Seiten tauschen. Sie stellen den Propeller einer alten Flugmaschine dar.

Das Wasserbett

Setzen Sie sich auf den Ball, und lassen Sie sich ganz langsam nach hinten gleiten, bis Sie mit dem Rücken auf dem Ball liegen. Lassen Sie den Kopf auf dem Ball liegen, die Arme hängen seitwärts. Stellen Sie sich vor, Sie würden auf einem Wasserbett liegen. Nach Belieben können Sie hin und her schaukeln.

Die schiefe Ebene

Setzen Sie sich auf Ihre Fersen. Der Ball liegt vor Ihnen. Sie strecken die Arme aus und hängen sich an den Ball. Ihr Körper sieht wie eine schiefe Ebene aus. Der Rücken wird gedehnt und ist gerade.

Das Haus
Legen Sie sich auf den Rücken. Die Beine werden auf den Ball gelegt. Spüren Sie, wie Ihr Rücken ganz tief in den Boden einsinkt. Ihre Wirbelsäule ist jetzt so sicher wie das Fundament eines Hauses. Schaukeln Sie nach einer Weile beliebig die Beine samt Ball nach rechts und links.

Der Sonnenanbeter
Rollen Sie den Ball gegen eine Wand. Setzen Sie sich mit der Rückseite vor den Ball, und lehnen Sie sich mit dem Rücken an ihn. Drücken Sie das Gummi des Balls fest gegen die Wand. Federn Sie den Ball gegen die Wand. Anschließend legen Sie den Kopf nach hinten auf den Ball und ruhen sich aus. Jetzt sind Sie ein Sonnenanbeter.

Der Fotoapparat
Sie sitzen auf dem Ball und hüpfen. Dabei drehen Sie den Oberkörper nach rechts und nach links, als ob Sie eine Gegend betrachten würden, von der Sie Fotos machen wollen. Legen Sie dann die Hände auf die Schultern, und schwingen Sie wieder nach rechts und nach links.

Der Adler
Sie sitzen auf dem Ball und hüpfen. Legen Sie die Hände auf die Schultern, und schwingen Sie sie während des Hüpfens auf und ab.

Übungen mit dem Flexaband

Die Übungen, die mit dehnbaren Bändern auszuführen sind, dienen vor allem der Kräftigung der Muskulatur. Bei Ungeübten können sie sehr leicht einen Muskelkater verursachen, denn das Band stellt einen elastischen Widerstand dar, gegen den sich die Rückenmuskeln behaupten müssen. Zur effektiven Kräftigung der Rückenmuskulatur sind Bandübungen ideal. In kürzester Zeit wird die gesamte Rückenmuskulatur trainiert und aktiviert.

Das Band wird in verschiedenen Stärken und Ausführungen im Handel angeboten. Sie sollten sich vor dem Kauf beraten lassen, um ein Band zu erstehen, das Ihren Kraftreserven entspricht. Das Band sollte sich gut dehnen lassen, ohne Sie zu unterfordern oder zu überfordern. Männer benötigen deshalb eine höhere Bandstärke. Beim Halten wickeln Sie das Bandende um Ihre Handgelenke.

Achtung beim Training mit dem Ball! Achten Sie besonders darauf, dass keine harten Gegenstände oder Kanten in Reichweite sind, gegen die Sie stoßen könnten. Auch müssen Sie aufpassen, dass der Ball nicht irgendetwas umstürzen oder beschädigen kann, falls er unkontrolliert ins Rollen kommt.

> ## Merke
> Zur Beweglichkeitsförderung und zur Entspannung sind diese Übungen nicht geeignet; sie dienen einzig dem Krafttraining und dem Aufbau der Rückenmuskulatur. Deshalb ist es nötig, vor den Bandübungen Entspannungsübungen und Übungen zur Beweglichkeitsförderung auszuführen! Sonst könnte die Bandübung schmerzhaft sein, bei einer nicht aufgewärmten Muskulatur Muskelrisse verursachen und schon bestehende Beschwerden verschlimmern.

Das Flexaband ist ein Gerät zum Trainieren der Muskulatur. Trotzdem wird es hier ein wenig anders eingesetzt als in einem gewöhnlichen Muskelaufbautraining. Denn in der Rückenschule ist vor allem die Balance und das Zusammenwirken des gesamten Muskelsystems wichtig.

Die Elfe
Stellen Sie sich aufrecht hin. Nehmen Sie beide Arme gestreckt hinter den Rücken. In jeder Hand befindet sich ein Ende des Bandes. Versuchen Sie nun, das Band auseinander zu ziehen. Stellen Sie sich vor, Sie wären eine Elfe, die die Schwingen ausbreitet.

Der Kobold
Sie stehen aufrecht und strecken beide Arme hinter den Rücken. In jeder Hand befindet sich ein Ende des Bandes. Ein Arm wird nach oben gestreckt, der andere nach unten. Jetzt ziehen Sie das Band auseinander und stellen sich vor, Sie wären ein lustiger Kobold. Wechseln Sie dann die Seiten.

Die Fee
Sie stehen aufrecht und strecken beide Arme zu einer Körperseite. In jeder Hand befindet sich ein Bandende. Nun ziehen Sie das Band auseinander und stellen sich vor, Sie wären eine liebe Fee, die ihren Zauberstab schwingt. Dann die Seiten tauschen.

Das Tauziehen
Sie stehen aufrecht und strecken beide Arme ganz gerade nach vorn. In jeder Hand befindet sich ein Bandende. Dann ziehen Sie das Band auseinander, als ob Ihre Hände ein Tauziehen veranstalten würden.

Der Kaugummi
Sie stehen aufrecht. Einen Fuß stellen Sie auf das eine Ende des Bandes. Das andere Ende befindet sich in einer Hand. Der entsprechende Arm wird zur Seite gestreckt. Nun ziehen Sie das Band auseinander, als ob es ein Kaugummi wäre.

Das Pferd

Stellen Sie sich vor eine Wand. Das Band spannen Sie unter Ihre Achseln. Jede Hand hält ein Bandende fest, dann legen Sie die Hände samt Band auf die Wand. Jetzt drücken Sie Ihren Rücken gegen den Widerstand des Bandes nach hinten. Machen Sie einen Rundrücken, als ob Sie ein Pferd wären, das gesattelt werden soll.

Das fliegende Band

Sie stehen aufrecht und strecken beide Arme gerade nach oben. Jede Hand hält ein Bandende fest. Jetzt ziehen Sie das Band auseinander und senken bei jedem Zug die Arme Stück für Stück nach unten, bis die Arme vor Ihrem Körper sind. Ihr Band »fliegt« von oben nach unten.

Der Gesäßgalopp

Sie stehen aufrecht und umspannen Ihr Kreuz mit dem Band. Jede Hand hält ein Bandende fest. Dann drücken Sie Ihr Kreuz gegen den Widerstand des Bandes. Der ganze Rücken wird dabei rund. Ihr Gesäß hat Lust zum Galoppieren.

Der Wanderstab

Sie stehen aufrecht und strecken beide Arme nach hinten. Jede Hand hält ein Bandende fest. Die linke Hand bleibt in Rückenhöhe, und nur der rechte Arm zieht das Band zur Seite gerade nach außen. Dann die Seiten tauschen. Stellen Sie sich vor, Sie würden einen Wanderstab hinter dem Rücken hervorholen.

Je stärker die Dehnung des elastischen Bandes ist, desto stärker werden die Rückstellkräfte. Diese einfache physikalische Eigenschaft macht das Band zu einem reizvollen Übungsgerät.

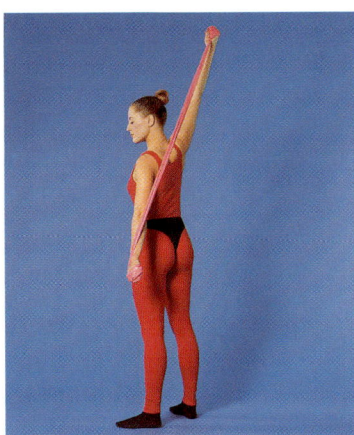

*Übungen mit dem Flexaband.
Links: »Die Elfe«.
Rechts: »Der Kobold«.*

Der Aufzug

Handtücher, Tennisbälle, Möbel und Schirme – alles kann Sie in Ihrem Bewegungsdrang beflügeln. Letztlich ist gar nicht der Gegenstand entscheidend, sondern Ihre Lust, mit diesen Dingen in Bewegung zu kommen.

Sie stehen aufrecht und stellen sich mit einem Fuß auf ein Bandende. Beide Hände falten Sie auf dem Rücken (die Arme sind gestreckt). Das andere Bandende wird mehrmals um die Handgelenke gewickelt, bis Sie genug Widerstand spüren. Dann ziehen Sie mit beiden nach hinten gestreckten und umschlossenen Armen das Band nach hinten wie einen Aufzug. Die Arme müssen dabei gestreckt bleiben.

Übungen mit Möbeln und Gegenständen aus dem Haushalt

Diese Übungen sollen Ihnen die Vielseitigkeit der Wirbelsäulengymnastik aufzeigen und Ihnen vor allem auch Spaß bereiten. Sie werden erstaunt sein, was alles mit einfachen Gegenständen möglich ist! Darüber hinaus sollen diese Übungen Sie anregen, eigene Variationen zu finden, um Ihrer Kreativität freien Lauf zu lassen. Ihre Wirbelsäule benötigt nichts dringender als Bewegung. Diese kann in jeder Form geschehen, und Sie sind gefordert, Ihren Rücken ständig »bei Laune« zu halten. Bald werden Ihnen sehr viele Alternativen einfallen, um Ihren Rücken mit flotten Bewegungsübungen unter Zuhilfenahme von Haushaltsgegenständen gesund zu halten.

Handtuchstretching

Falten Sie ein Handtuch längs auf die Hälfte, und halten Sie in jeder Hand ein Handtuchende. Dann führen Sie beide Arme gestreckt nach hinten und ziehen sich lang. Nehmen Sie das Handtuch dann über den Kopf oder gestreckt auf eine Körperseite. Ziehen Sie sich jedes Mal lang, um den Körper zu dehnen.

Tennisballstanding

Nehmen Sie vier alte Tennisbälle, und legen Sie sie unter Ihre Füße: Jeder Fuß steht auf zwei Tennisbällen. Rollen Sie dabei die Bälle so, dass Sie gut darauf stehen können (keine Angst, das funktioniert tatsächlich), und balancieren Sie Ihr Gewicht aus. Diese Übung ist ideal für die Haltungsschulung, denn man kann sich auf den Bällen nur aufrecht halten, wenn man im Lot ist. Außerdem wirken die Bälle positiv auf die Fußreflexzonen.

Sofaliegen

Legen Sie sich auf Ihr Sofa, und platzieren Sie die Beine auf die Sofalehne. Oberkörper und Kopf hängen leicht nach unten, denn die Sitzfläche des Sofas ist nicht so breit. Lassen Sie sich ganz bewusst hängen, und atmen Sie in den Körper hinein. Diese Übung entspannt nicht nur, sondern wird auch gegen Depressionen empfohlen, weil der Kopf gut durchblutet wird.

Die Ballerina

Stellen Sie sich vor einen Stuhl, und halten Sie sich an der Stuhllehne fest. Richten Sie sich auf, als ob Sie eine Ballerina wären. Stellen Sie sich auf die Fußspitzen, und halten Sie die Balance. Dann lösen Sie die Hand vom Stuhl, ohne umzukippen. Halten Sie sich dann wieder fest, und beugen Sie leicht die Knie, ohne dass der Rücken seine gerade Position verliert.

New York, New York

Nehmen Sie einen langen Schirm in beide Hände (jeweils ein Schirmende). Stehen Sie aufrecht, und halten Sie den Schirm mit gestreckten Armen über den Kopf. Beugen Sie nun den Oberkörper nach rechts und nach links. Dann drehen Sie den Oberkörper, wobei Sie in den Knien abfedern.

Beim »Spitzentanz« balanciert die Ballerina ihr ganzes Körpergewicht auf den Fußspitzen, ohne dass die Zehen einknicken. Ohne spezielle Schuhe, die die Fußspitzen stützen, könnte allerdings auch eine Ballerina kaum einen ganzen Tanz auf den Fußspitzen schweben.

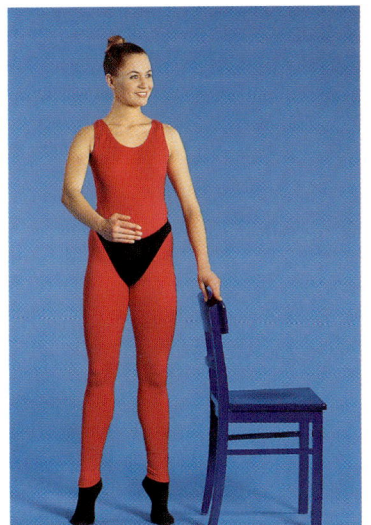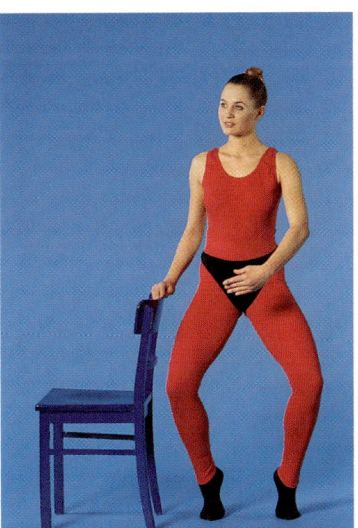

Glauben Sie es ruhig: Auch in Ihnen steckt eine begabte Ballerina – Sie benötigen dazu nur einen Stuhl.

Manche Übung werden Sie – vielleicht abgewandelt – schon kennen, denn es gibt eine ganze Reihe von Übungen, die sich bereits seit langer Zeit bewährt und ihre positive Wirkung schon seit Generationen bewiesen haben.

Der sterbende Schwan

Nehmen Sie einen luftigen, breiten Schal oder ein luftiges Tuch in beide Hände. Stehen Sie aufrecht, und führen Sie beide Arme nach hinten. Stellen Sie sich vor, Sie wären ein Schwan, der mit den Flügeln schlägt. Ihre Arme führen Flügelbewegungen nach hinten aus, der Schal bewegt sich dabei.

Die Buchbalance

Legen Sie sich ein Buch auf den Kopf, und versuchen Sie es auszubalancieren. Dann gehen Sie vorwärts, ohne dass das Buch vom Kopf fällt. Das ist eine der ältesten und besten Haltungsübungen.

Türgriffstretching

Öffnen Sie eine Ihrer Zimmertüren. Jede Hand greift nach einem Türgriff. Dann gehen Sie in die Hocke und hängen sich an den Türgriff. Ihre Arme und Ihr Rücken werden lang gezogen und gedehnt. Diese Übung hilft auch schnell bei lästigen Verspannungen nach langem Sitzen.

Apfelschieben

Legen Sie sich auf den Bauch, und legen Sie einen Apfel vor Ihr Gesicht. Versuchen Sie nun, den Apfel mit der Nase vorwärts zu rollen. Rollt er weg, robben Sie wie eine Eidechse hinterher. Sie dürfen sich dabei aber nicht vom Boden abheben. Diese Übung trainiert die Muskeln der Halswirbelsäule. Das Eidechsenrobben macht die gesamte Wirbelsäule beweglich.

Kochbeutelreis-Rocking

Ihre Küche beherbergt sicher eine ganz Menge Vorräte. Schnappen Sie sich einen Reiskochbeutel, begeben Sie sich in den Vierfüßlerstand (auf Hände und Knie), und legen Sie sich den Kochbeutel auf den Rücken. Dann drücken Sie den Rücken nach oben zu einem Katzenbuckel und lassen anschließend den Bauch hängen (Pferderücken), ohne dass der Kochbeutel herunterfällt. Probieren Sie dies mit abgepackten Spaghetti, Bananen, Äpfeln, langen Gurken, Müslipackungen usw. Diese Übung stimuliert auch Ihr Körperempfinden und macht außerdem viel Spaß. Anschließend versuchen Sie, die Gegenstände auf dem Kopf zu balancieren.

Die Afrikanerin

Nehmen Sie eine große Vase, und stellen Sie sie auf den Kopf. Halten Sie sie mit beiden Händen fest, und schreiten Sie voran.

Der Wäschekorbtango

Nehmen Sie einen leeren Wäschekorb in beide Hände, und stellen Sie sich vor, er wäre Ihr Tangotanzpartner. Wirbeln und schwingen Sie ihn um Ihren Körper herum. Nehmen Sie ihn mit gestreckten Armen über den Kopf, steigen Sie über ihn. Drehen Sie sich mit ihm um die eigene Achse, springen Sie darüber usw.

Übungen für die Körperempfindung

Was die Wahrnehmung des eigenen Körpers betrifft, liegt in unserer heutigen Zivilisationsgesellschaft vieles im Argen. Vor allem Körperteile, die nicht direkt mit den Augen wahrnehmbar und sinnlich erfahrbar sind, bleiben uns meistens fremd. Das bedeutet, dass wir im Alltag überhaupt keine Wahrnehmung mehr mit diesen Körperteilen (vor allem Rücken und Beckenboden) verbinden, es sei denn, sie werden überbeansprucht und schmerzen. Durch ein gesteigertes Körperempfinden und das aktive wie passive Kennenlernen der Rückenmuskulatur soll die Bereitschaft geweckt werden, auf die Bedürfnisse des Rückens einzugehen und in Zukunft schon vor einer lästigen Schmerzempfindung auf die vom Körper ausgesandten Signale hören zu lernen. Je mehr wir unser Körperempfinden schulen und unsere Sinneswahrnehmung auch auf bisher uns fremde Körperbereiche lenken, desto sensibler können wir auf negative Veränderungen reagieren und positive Veränderungen freudig genießen.

Es scheint so, als hätten wir die Fortschritte unserer Zivilisation mit Rückschritten in unserem Verhältnis zu uns selbst und zu unserem Körper erkauft. Ein wahrer Fortschritt wäre, wenn wir den Wert von beidem achten würden.

Die Vorzüge der Wahrnehmungsschulung

Wie Sie schon erfahren haben, begünstigen eine sensibilisierte Körperwahrnehmung (Reizdifferenzierung statt -überflutung) und die Schulung der einzelnen Sinnesorgane auf kleine, besondere Reize die neuronale Vernetzung im Gehirn. Ein gesteigertes Körperempfinden wirkt sich also nicht nur rein körperlich positiv aus, sondern wirkt auch der geistigen Vergreisung entgegen. Seelisch betrachtet erhöht eine Sensibilisierung der Körperwahrnehmung das individuell empfundene Wohlgefühl.

Fühlst du mich, hörst du mich, riechst du mich, siehst du mich?

Bei der Körper-empfindung muss eigentlich niemand etwas Neues lernen, sondern nur das, was jeder schon kennt, zulassen und beachten.

Ich werde Ihnen im Folgenden einige Übungen vorstellen, die Sie für sich allein ausführen können und bei denen es einzig auf Ihre Sinnes-empfindung und Ihre Körperwahrnehmung ankommt. Bei diesen Übungen gibt es nicht Richtig und Falsch. Das, was Sie empfinden, ist immer richtig. Selbst die ungewohnteste Wahrnehmung ist in die-ser Situation und zu diesem Zeitpunkt genau richtig. Es ist aber durchaus möglich, dass dieselbe Übung zu einem anderen Zeitpunkt von Ihnen völlig anders aufgenommen wird. Auch das ist in Ordnung. Probieren Sie die Übungen am besten in verschiedenen Situationen und zu verschiedenen Zeiten aus:

- Nach einem Arbeitstag
- Am Sonntag
- Im Urlaub
- Morgens, mittags oder abends
- Wenn es Ihnen seelisch nicht so gut geht
- Wenn Sie glücklich und fröhlich sind.

Sie werden sicher-lich staunen, wie un-terschiedlich – ab-hängig von Ihren verschiedenen Stimmungslagen – sich ein Kochlöffel anfühlen kann. »Touch me« ist ein erstaunliche Übung …

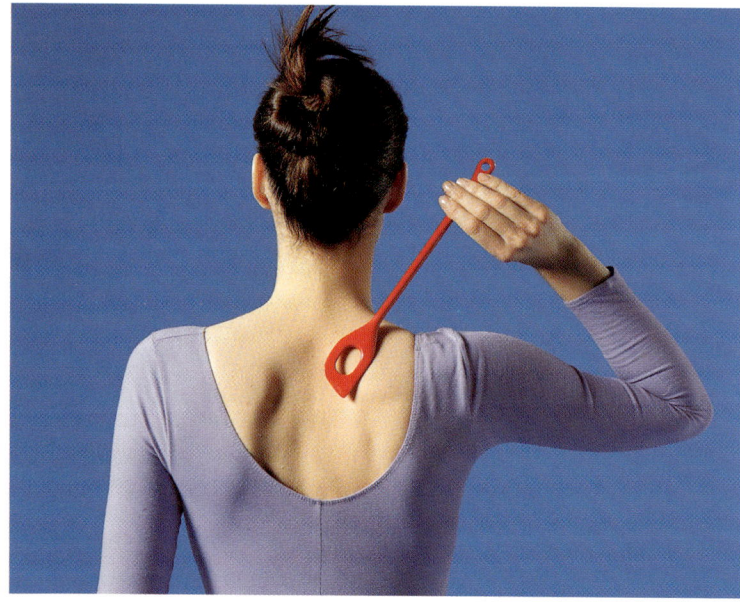

Notieren Sie sich am besten die Ergebnisse. Können Sie völlig unterschiedliche Eindrücke verzeichnen, oder bleibt alles wie immer?

Touch me

Nehmen Sie verschiedene Haushaltsgegenstände, und berühren Sie damit Ihren Rücken. Wie fühlt es sich an, wenn Sie den Rücken mit dem Kochlöffel kratzen? Wie fühlt sich ein kalter Teller auf nackter Haut an? Wie ist es, wenn Sie mit einer Gabel Ihren Rücken leicht piken? Kämmen Sie doch mal Ihren Rücken mit Ihrer Bürste! Sprühen Sie auf den nackten Rücken ein bisschen Wasser aus der Blumensprühkanne! Ihnen fallen bestimmt noch mehr Beispiele ein. Zur verstärkten Sensibilisierung schließen Sie die Augen. Jetzt können Sie noch intensiver fühlen.

Boden und Wand

Legen Sie sich mit dem Rücken auf verschiedene Böden. Wie fühlt es sich an, wenn Sie auf Fliesen liegen? Wie ist es, auf einem warmen Parkett- oder Teppichboden zu liegen? Und ein flauschiges Kissen, eine kuschelige Decke, wie fühlen diese sich an? Natürlich können Sie dieses Spiel auch draußen weiterspielen: auf Gras, auf Erde, auf der Terrasse, auf Sand. Anschließend probieren Sie es mit allen Arten von Wänden aus. Wie fühlt sich der Rauputz an, das Kellergewölbe oder Klinkersteine? Lehnen Sie sich an verschiedene Wände in Ihrer Umgebung.

Auch in diesen Fällen schließen Sie zur verstärkten Sensibilisierung die Augen. Dann können Sie intensiver fühlen.

Augen zu

Stellen Sie sich einfach irgendwie hin, und schließen Sie die Augen. Müssen Sie jetzt die Position verändern, oder stehen Sie sicher? Sollten Sie die Position verändern müssen, ist dies ein Beweis für Sie, dass Sie noch nicht sicher und tatsächlich aufrecht gestanden sind. Wiederholen Sie die Übung.

Alles mit der Linken (mit der Rechten)

Wenn Sie Rechtshänder sind, versuchen Sie doch, eine Stunde lang jegliche Tätigkeit mit der linken Hand, dem linken Bein, der linken Schulter, der linken Gesäßhälfte usw. auszuführen. Wenn Sie Linkshänder sind, mit der rechten Hand usw.

Hier einige Beispiele: Tasche über die linke Schulter hängen, Tasse mit der Linken halten, mit dem linken Bein zuerst die erste Treppen-

Es macht viel Spaß, wenn Sie Ihre Empfindungen und Entdeckungen jemandem mitteilen können. Aber es gibt auch andere Formen der Mitteilung, z. B. in einem Tagebuch. Sie werden staunen, wie überraschend die scheinbar banalen Beobachtungen sein können.

*Die »Fußgym-
nastik« kräftigt die
gesamte Musku-
latur Ihrer Füße.
Die positiven Folgen
für Ihren Rücken
ergeben sich dann
aus dem besseren
Gang sowie der in-
tensiveren Durch-
blutung Ihrer Beine.*

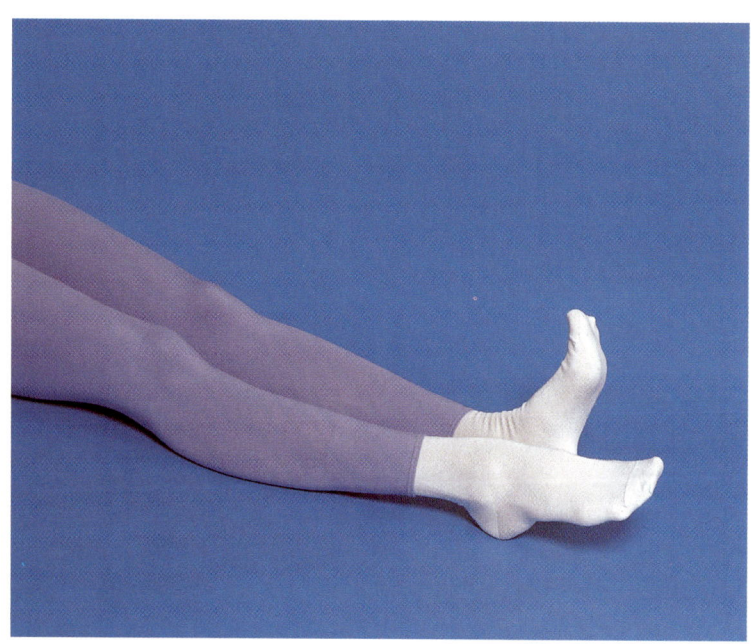

**Mit den Füßen
stehen wir auf
dem Boden und
haben so den
allerengsten
Kontakt zu
unserer Umwelt
über unsere Fuß-
sohlen. Dabei
haben wir nur
selten das Gefühl,
dass wir die
Welt auch über
unsere Füße
wahrnehmen.**

stufe hoch- oder heruntergehen, die Türe mit der Linken öffnen, mit dem linken Bein ins Bett steigen, mit der Linken den Fernseher einschalten, die Mikrowelle bedienen, die Spülmaschine einschalten, die linke Gesäßhälfte zuerst auf den Stuhl setzen …

Barfuß laufen

Ziehen Sie Socken und Schuhe aus, und fühlen Sie den Boden Ihrer Wohnung, Ihres Gartens, Ihres Arbeitsplatzes (in der Mittagspause) mit bloßen Füßen. Wie ist die Empfindung? Ist es angenehm? Ungewohnt? Kalt? Warm? Rau? Spitzig?

Gehen Sie so oft wie möglich barfuß, und gewöhnen Sie Ihre Füße an die verschiedenen Böden. Im Sommer sollten Sie eigentlich in Haus und Garten nur barfuß laufen. Beim Spazierengehen und Wandern sollten Sie öfter mal die Schuhe ausziehen und den Wald- und Wiesenboden spüren.

Fußgymnastik

Zu einer guten Haltung und einem sicheren Gang gehören gesunde, sensible Füße, denn sie bilden das Fundament, auf dem der Körper steht und das Gesamtgewicht lastet. Setzen Sie sich auf den Boden, und strecken Sie die Beine aus. Klappen Sie die Füße vor und zurück. Dies aktiviert die Beinmuskeln, fördert die Durchblutung, wirkt Krampfadern entgegen und trainiert die Füße. Dann die Zehen rauf- und runterklappen. Mit den Füßen kreisen, mal schnell, mal langsam, mal rechtsherum, mal linksherum.

Zehengymnastik

Für eine gute Haltung und einen sicheren Gang muss auch die Koordination der Zehen bzw. der Füße trainiert werden. Folgende Übungen sind speziell darauf ausgerichtet: Setzen Sie sich auf einen Stuhl oder auf den Boden, und versuchen Sie, mit Ihren Zehen einen Bleistift aufzuheben; die Augen schließen und mit den Füßen verschiedene Gegenstände abtasten: ein Stofftier, einen Stein, ein Buch, einen Schirm oder irgendeinen Haushaltsgegenstand Ihrer Wahl. Weitere ideale Übungen sind: mit den Füßen durch eine Pfütze patschen, im Sand wühlen, Wassertreten, im Regen gehen, im Matsch waten… Ihrer Phantasie und Ihrem Einfallsreichtum sind keinesfalls Grenzen gesetzt.

Im Duschvergnügen

Verstellen Sie beim Duschen die Stärke des Wasserstrahls und genauso die Temperatur. Spüren Sie die Unterschiede? Wie bekommt Ihnen ein starker Strahl, wie ein weicher? Wie sind kältere Temperaturen zu ertragen?

Machen Sie aus dieser Übung eine kneippsche Anwendung. Duschen Sie abwechselnd mit kaltem und heißem Wasser, und beenden Sie, bevor Sie sich abtrocknen, die Übung mit kaltem Wasser. Dadurch wird nicht nur die Haut stimuliert, sondern auch der Kreislauf und die Durchblutung werden angeregt, der Körper wird aktiviert, unnötige Schlacken über die Haut auszuscheiden, und die Muskulatur durch den Wechsel von kaltem und warmem Wasser entspannt.

Rubbel, rubbel

Nach dem Baden oder morgens nach dem Aufstehen kann der Rücken durch aktivierende Rubbeleffekte rundherum erneuert werden. Ein Sisalhandschuh, Holzroller für den Rücken, Noppenbürsten oder ein raues Handtuch leisten hier gute Dienste. Wie ist dabei die Empfindung? Wie fühlen Sie sich vorher, wie während der Anwendung und wie nachher?

Kalt duschen will gewohnt sein. Wenn Sie vor dem kalten Strahl zurückschrecken, beginnen Sie vorsichtig an den Beinen und Armen. Dann werden Sie bald das knackig-frische Körpergefühl genießen, das der kalte Wasserstrahl hervorruft.

143

Mit dem Noppenball

Sollten Sie einen Noppenball (auch Igelball genannt) besitzen, so können Sie ihn jederzeit anwenden, um lästige Beschwerden loszuwerden und die Haut zu stimulieren. Setzen Sie sich auf den Boden, und rollen Sie vorsichtig mit leichtem Druck das Noppenbällchen die Beine hinauf (immer von unten nach oben arbeiten). Rollen Sie nicht über die Beine, wenn Sie Krampfadern haben. Anschließend über Oberschenkel, Hüfte und Bauch kreisen (das wirkt auch besonders gut gegen Zellulite), über die Arme, die Schultern und das Genick rollen und schließlich ganz vorsichtig über die Kopfhaut rollen (passen Sie auf die Frisur auf, Sie müssen öfter absetzen). Nach Belieben können Sie noch ganz leicht und sanft über das Gesicht rollen. Zum Schluß die Fußsohlen über den Ball kreisen lassen.

Ihre Haut braucht und liebt Berührungsreize. Massagen sind eine hoch entwickelte Form davon. Schärfen Sie Ihren Berührungssinn, dann können Sie viel von Ihrer Umwelt bewusst über Ihre Haut wahrnehmen.

Sie werden feststellen, dass einige Körperpartien, gerade auch auf der Kopfhaut, im Nacken und auf den Schultern, beim Drüberrollen schmerzhaft reagieren. Dort sitzen »versteckte« Verspannungen, die zu Kopf-, Nacken- und Schulterschmerzen führen können. Versuchen Sie, diese Schmerzherde ganz behutsam wegzurollen. Wie ist dabei die Empfindung?

Selbstmassage

Genauso wie mit dem Noppenball können Sie sich selbst massieren, indem Sie mit leicht knetenden Fingern (die Hände vorher heiß waschen und aneinander reiben; eventuell etwas Massageöl verwenden) über den Körper massieren und gerade schmerzhafte Stellen im Schulter-Nacken-Bereich sanft wegkneten. Stellen Sie sich dabei vor, die Schmerzen flössen an Ihren Händen herunter, die Muskeln würden weich und flüssig werden. Anschließend klopfen Sie mit den Fingerkuppen den Körper ab und streifen mit allen Fingern über Beine und Arme.

Klopfen Sie die Kopf- und Gesichtshaut mit den Fingerkuppen ab, um dort Verspannungen zu lösen. Dann fahren Sie mit Ihren Fingernägeln über die Kopfhaut und anschließend mit allen zehn Fingern in die Haare. Ziehen Sie die Haare fest von der Kopfhaut weg. All diese Übungen helfen mit, vor allem Spannungskopf- und Nackenschmerzen zu lösen. Achten Sie dabei wieder auf Ihre Empfindungen. Tun Ihnen die Übungen gut? Wann tun sie Ihnen besonders gut, wann weniger?

Das Atemspiel

Setzen Sie sich aufrecht auf einen Stuhl. Atmen Sie gleichmäßig in den Rücken hinein, und spüren Sie dem Atemfluss hinterher. Dann variieren Sie die Atmung. Hecheln Sie wie ein Hund, blasen Sie die Lungenflügel aus, schnauben Sie kräftig wie ein Walross, atmen Sie im Walzertakt (ein – aus – aus), schicken Sie Ihren Atem in den Nacken, in die Brustwirbelsäule, in die Kreuzwirbel- und Lenden-wirbelbereich, in die Seite und in die Schulter. Atmen Sie einmal nur mit der Nase, dann nur mit dem Mund. Dann atmen Sie ein mit der Nase, aus mit dem Mund und umgekehrt. Atmen Sie langsam und schnell, atmen Sie im Takt zu einer Musik (Cha-Cha-Cha, Tango, Beat, Paso doble usw.). Dann verändern Sie die Position. Legen Sie sich auf den Bauch und auf die Seite. Knien Sie sich hin, gehen Sie auf Hände und Knie, legen Sie sich auf den Rücken. Jedes Mal spüren Sie intensiv dem Atem hinterher und nehmen wahr, wie der Atmen auf den Rücken Einfluss nimmt. Versuchen Sie, mit Ihrem Atem die Rückenmuskulatur zu aktivieren.

Lenken Sie Ihre Achtsamkeit auf den Atem. Dann wird Ihnen schnell deutlich, dass auch die Atmung über die ein- und ausge-atmete Luft in ständigem Kontakt mit der Umwelt steht.

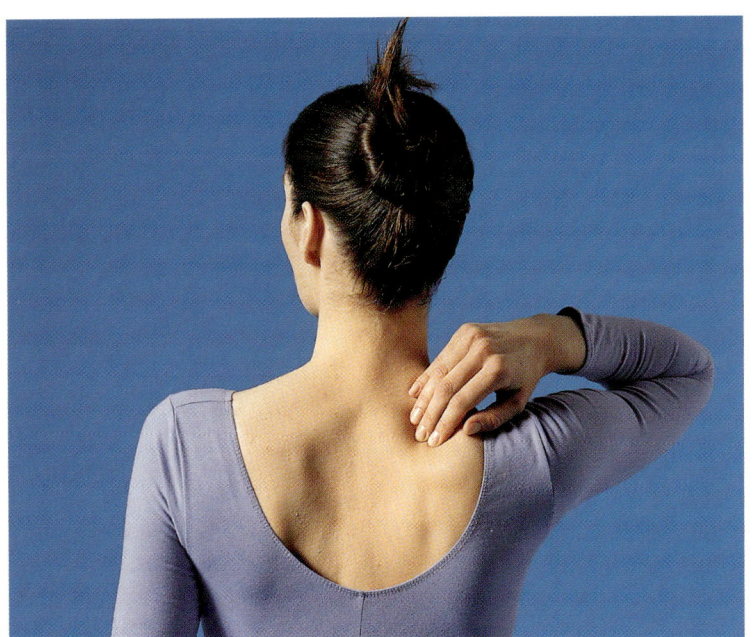

Mit der Zeit werden durch die »Selbst-massage« Ihre Fingerspitzen immer mehr geschult: Sie können dann ganz exakt feststellen, welche Stellen be-sonders verspannt sind. Manchmal sind kreisrunde ver-härtete Stellen, so-genannte Myoge-losen, zu tasten. Sie sollten sie nur ganz vorsichtig massieren.

145

Partnerübungen und -massagen

»Ich nehme mir Zeit für mich« – das ist eine Grundvoraussetzung. Wenn dann noch ein Partner da ist, der auch so denkt, gibt es eine zusätzliche Fülle schöner Übungen.

Am allerschönsten ist es, wenn der schmerzhafte, aber auch der gesunde Rücken den liebevollen Händen eines Partners überlassen werden kann. Die folgenden Übungen werden Sie sanft und präzise anleiten, nicht nur dem Rücken Ihres Partners mit zarten Händen zu mehr Wohlgefühl zu verhelfen, sondern auch die eigene Rückseite kennen zu lernen. Die Aufgabe der Partnerübungen und der einfachen Massagegriffe ist es, Beschwerden zu lindern, die Muskulatur zu entspannen, Verkrampfungen zu lösen und das Körperempfinden zu sensibilisieren.

Da unser Rücken uns selbst nur schlecht zugänglich ist, wird eine Sensibilisierung des Körperempfindens meist erst durch einen Partner ermöglicht. Auch wenn die »Übungen mit Gegenständen« und »Übungen für die Körperempfindung« zur Steigerung der Körperwahrnehmung beitragen, liegt vor allem in den Partnerübungen ein großes Potenzial, verschiedene Reize, die auf den Rücken einwirken, wieder vollständig wahrnehmen zu können.

Partnerübungen

Der Wirbelwind

Setzen Sie sich Rücken an Rücken, und hängen Sie sich beim Partner ein (Arme gegeneinander verschränken). Nun kreisen Sie Ihre Oberkörper gemeinsam im gleichen Rhythmus.

Der Traktor

Sie sitzen Rücken an Rücken und hängen sich beim Partner ein (Arme gegeneinander verschränken). Der eine Partner wechselt auf die rechte Gesäßhälfte und hebt die linke an, der andere Partner wechselt gleichzeitig auf die linke Gesäßhälfte und hebt die rechte an. Dies führen Sie im fließenden Wechsel aus. Versuchen Sie, das Tempo zu variieren.

Der Schaukelstuhl

Sie sitzen Rücken an Rücken und hängen sich beim Partner ein (Arme gegeneinander verschränken). Der eine Partner beugt den Oberkörper nach vorn, während der andere sich nach hinten beugt. Dann im fließenden Wechsel die Bewegungen umkehren und rhythmisch vor- und zurückschaukeln.

Das Fließband

Diese Übung ist nur möglich, wenn sie zwei ungefähr gleich schwere Partner ausführen oder der schwerere Partner unten liegt. Ein Partner legt sich auf den Bauch. Der andere legt sich mit dem Rücken auf den Rücken des Partners, und zwar so, dass sein Schulterbereich und sein Kopf in der Vertiefung der Lendenwirbelsäule des Partners liegen. Zunächst spürt er die ungewohnte Liegeposition. Dann beginnt der unten Liegende, die Rückenmuskeln, die Gesäßhälften und die Oberschenkel zu spannen und den Körper leicht in ein sanftes Schaukeln zu bringen. Der oben Liegende spürt den Empfindungen nach und lässt sich mit bewegen, ohne selbst die Muskeln anzuspannen.

Hase Langohr

Ein Partner begibt sich in die Hocke und streckt beide Arme nach oben. Der andere steht hinter ihm, umfasst seine Hände und zieht nach oben die Arme lang.

Schieb in'n Ofen rein

Sie stehen sich gegenüber und reichen sich die Hände. Dann drücken Sie die Handflächen gegeneinander und schieben die Arme vor und zurück. Schieben Sie die Arme des Partners so weit weg, dass seine Schulterblätter zusammengedrückt werden. Im fließenden Wechsel hin- und herschieben.

Offen werden, spüren und zulassen ist der Zweck dieser Übungen, Akrobatik braucht daraus im Regelfall nicht zu werden.

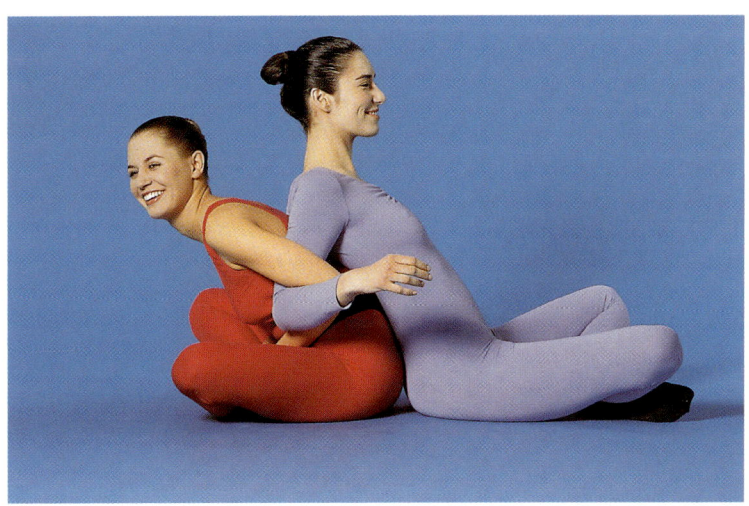

Die Übung »Der Schaukelstuhl« werden Sie sicherlich noch aus Ihren Kindertagen kennen. Instinktiv haben Sie damals Ihrem Rücken schon Gutes getan. Also tun Sie es wieder!

**In Partner-
übungen kommt
oft bildhaft etwas
zum Ausdruck,
was auch außer-
halb der Übungs-
situation charak-
teristisch für einen
oder beide Partner
ist. Nehmen Sie
es als eine spiele-
rische Anregung,
darüber nach-
zudenken!**

Die Leiter

Ein Partner geht auf alle viere und rollt sich zu einem Päckchen zusammen. Der andere kniet sich hinter ihn und legt eine Hand auf den untersten zu ertastenden Wirbel am Kreuz. Nun steigt die Hand Wirbel für Wirbel hinauf, wobei der Eingerollte entsprechend jedem Wirbel den Oberkörper wieder aufrollt.

Drück mal

Sie stehen Rücken an Rücken und versuchen, sich gegenseitig wegzudrücken.

Drück und pass auf

Sie stehen Rücken an Rücken. Suchen Sie sich einen sicheren Halt. Dann drücken Sie die Rücken gegeneinander, als ob Sie sich wegdrücken wollten. Irgendwann hört der eine blitzartig auf zu drücken und macht einen Schritt nach vorn. Der andere muss so sicher stehen, dass er nicht umfällt.

Malen

Ein Partner legt sich auf den Bauch. Der andere malt einen Buchstaben oder eine Zahl mit dem Finger auf den Rücken. Der Liegende muss das Gemalte erraten.

*Bei »Die Leiter«
richten Sie Ihre ma-
ximal gekrümmte
Wirbelsäule Wirbel
für Wirbel wieder
auf. Der Partner
tippt dazu den jewei-
ligen Wirbel an.
Anschließend wird
gewechselt.*

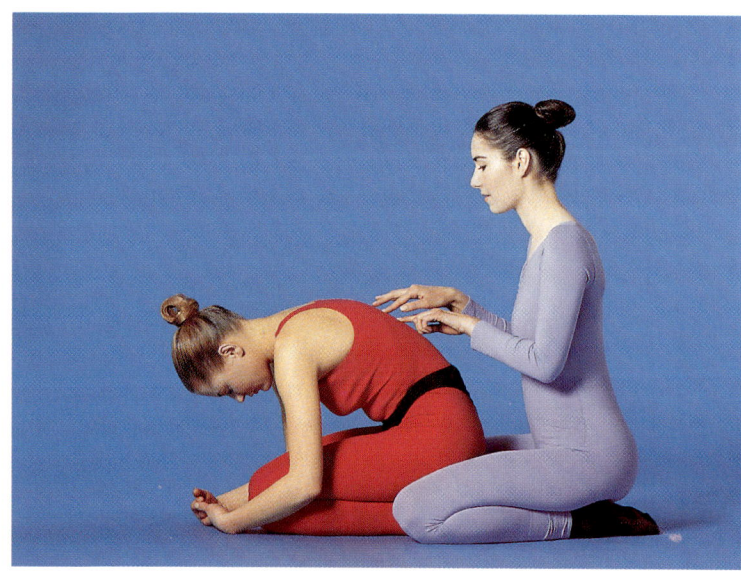

Wie viele Finger

Ein Partner sitzt hinter dem anderen. Der hintere drückt seine Fingerkuppen in den Rücken des vor ihm sitzenden Partners. Dieser muss
erraten, wie viele Finger es sind. Variieren Sie einige Male die Anzahl
der Finger (einmal drei, einmal acht, einmal fünf usw.). Diese Übung
ist sehr schwierig, weil der andere sich nur auf sein Gespür verlassen
kann. Wenn Sie ein stark visuell veranlagter Typ sind, wird Ihnen
diese Übung schwer fallen, aber Sie können mit ihrer Hilfe die takti-
le Wahrnehmung trainieren.

Auto fahren

Sie setzen sich hintereinander. Der hintere Partner legt seine beiden
Hände auf die Schulterblätter des vor ihm sitzenden, der nun mit
Hilfe seiner Schulterblätter die auf ihm liegenden Hände in Bewe-
gung bringen muss:

- Schultern so weit wie möglich hochziehen – die Hände wandern
hinauf.
- Schultern so weit wie möglich absenken – die Hände wandern hinunter.
- Schultern zusammenführen – die Hände bewegen sich aufeinander zu.
- Schultern auseinander drücken – die Hände bewegen sich voneinander weg.
- Schultern kreisen lassen und Richtung ändern – die Hände kreisen
gegengleich aufeinander zu oder voneinander weg.
- Beide Schultern in die gleiche Richtung kreisen lassen, dann die
Richtung ändern – beide Hände kreisen in der gleichen Richtung, mal
rechtsherum, mal linksherum.

Die Barbiepuppe

Zunächst kneten Sie Ihren Partner gut durch, als ob er aus Lehm oder
Knetmasse wäre. Dann bringen Sie ihn in eine von Ihnen gewünschte Position und formen ihn wie eine Barbiepuppe. Sie stellen z. B. sein
rechtes Bein auf, legen ihm die rechte Hand auf den Kopf, drehen ihn
in der Lendenwirbelsäule usw. Ihr Partner muss alles mit sich geschehen lassen. Sie modellieren und verändern ihn ständig.

Der Computer

Sie stellen sich aufrecht hintereinander. Der hintere Partner drückt
mit einem Finger irgendwo sanft in den Rücken des vorderen hinein.

Denken Sie weniger darüber nach, was Ihr Partner macht oder machen sollte, sondern mehr darüber, was Sie selbst machen. Wenn etwas gelingt, haben beide ihren Anteil daran, und wenn etwas schief geht, ebenso.

Dieser muss dort, wo er den Druck gespürt hat, den Rücken wegziehen. Als Variation erwidert der vordere Partner den Druck und drückt mit dem berührten Rückenteil gegen den Finger.

Einklemmen

Lassen Sie sich bei dieser Übung Zeit zum Erspüren. Selbst wenn Ihr Rücken viele Dinge nicht »erkennen« wird, so schult diese Übung doch die Körperwahrnehmung und das Wahrnehmen verschiedener feiner Reize.

Sie setzen sich hintereinander. Der hintere Partner hat einen Gegenstand in der Hand (Stofftier, Bleistift, Kochlöffel, Buch usw.) und presst ihn zwischen die Schulterblätter des vorderen. Dieser muss versuchen, den Gegenstand mit den Schulterblättern zu ertasten und festzuklemmen. Das wird Ihnen zwar nicht gelingen, aber der Versuch trainiert wie kein anderer die Schulterpartie.

Gegenstände spüren und erraten

Ein Partner legt sich mit freiem Oberkörper auf den Bauch (bitte dementsprechend die Heizung aufdrehen). Der andere Partner setzt sich daneben und berührt den Liegenden mit verschiedenen Gegenständen, die der Liegende erspüren und erraten soll: Feder, Blumenblatt, Stofftier, Stift, Leder, Holz, Stein, Wolle etc.

Der Sitzende sollte in unterschiedlicher Weise berühren: einmal leicht über den Rücken streifen, einmal in den Rücken hineindrücken, einmal etwas darüber rollen lassen usw.

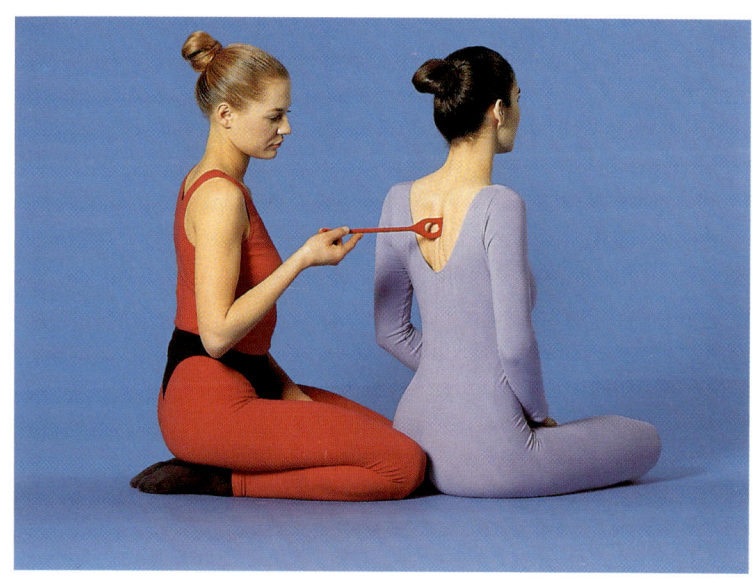

Die Übung »Einklemmen« ist das ideale Training für Ihren gesamten Schultergürtel. Außerdem beugt sie hervorragend einem Rundrücken vor, wie er beispielsweise bei Osteoporose droht.

Mit Ingo

Auf einer Fortbildung in neurolinguistischem Programmieren (NLP) habe ich eine Übung kennen gelernt, besser gesagt, wieder entdeckt, die eigentlich uralt ist, die ich aber als sensationell in Erinnerung habe und die auf eine ganz einfache Weise die Sinne und das Körperempfinden schult. Mein Dank gilt hierbei Ingo Oppermann, mit dem ich diese Übung ausführen konnte. Wir konnten uns absolut aufeinander verlassen, obwohl wir uns eigentlich bis zu diesem Zeitpunkt völlig fremd waren. Ich nenne die Übung deshalb »Mit Ingo«.

Es geht hierbei um das »blinde Führen«. Ein Partner schließt die Augen und hält sie für mindestens 15 Minuten geschlossen. Der andere führt ihn. Er hält ihn fest und führt ihn überallhin. Am allerbesten ist die Übung im Freien auszuführen, das Erlebnis der übrigen Sinne (Hören, Riechen, Fühlen, Ertasten) ist hierbei wirklich einzigartig. Der Partner mit den geschlossenen Augen erfährt, wie es ist, einem anderen völlig zu vertrauen, dass dieser ihn richtig führt, ihn nirgends anstößen oder fallen lässt. Er beginnt, seine Umgebung völlig anders wahrzunehmen: den Untergrund, den Wind, die Sonnenstrahlen, das Plätschern des Wassers, das Qualmen der Autos usw. Treppen werden plötzlich riesengroß, Räume winzig klein und unbedeutende Unebenheiten am Boden zu riesigen Hindernissen. Nach dieser Viertelstunde werden die Rollen getauscht. Hinterher sollten Sie unbedingt über Ihre Erlebnisse sprechen und sich eventuell Notizen machen.

Manchmal haben wir Gefühle oder Verhaltensmuster, die wir selbst als belastend und unangemessen empfinden, aber auch mit Einsicht oder Disziplin nicht über Bord werfen können. Das neurolinguistische Programmieren (NLP) kann uns in solchen Fällen helfen, uns in eine gewünschte Richtung »umzuprogrammieren«.

Wackelpudding

Ein Partner legt sich auf den Rücken, der andere setzt sich vor die Füße des Liegenden und nimmt ein Bein des Liegenden in die Hände. Beide Hände umfassen sanft den Knöchel. Dann beginnt der Sitzende, das Bein zu schütteln, so dass der gesamte Körper des Liegenden in Vibration und Bewegung gerät. Der Liegende lässt dabei sein Bein ohne Muskelanspannung sinken, er hilft nicht mit, sondern lässt alles geschehen. Dann das andere Bein schütteln. Diese Übung hat schon so manche Schmerzen im Kreuzbereich weggeschüttelt und selbst Kopfschmerzen vertrieben.

Die Drehorgel

Ein Partner legt sich auf den Rücken, der andere kniet sich vor dessen Füße und nimmt ein Bein des Liegenden auf. Eine Hand umfasst die Kniekehle, die andere Hand umfasst die Fußsohle. Jetzt wird das angehobene Bein im Hüftgelenk sanft gedreht. Das Bein ist dabei im Kniegelenk angewinkelt. Drehen Sie nach rechts und nach links. Der Liegende lässt alles mit sich geschehen, ohne die Beinmuskeln anzuspannen. Dann das andere Bein drehen. Diese Übung lockert vor allem Verspannungen im Lendenwirbelbereich und regt die Produktion der Gelenkschmiere an. Die Beweglichkeit im Hüftgelenk wird gefördert.

Auf der Streckbank

Ein Partner liegt auf dem Rücken. Der andere versucht nun, mit leichtem Zug den Körper des Liegenden lang zu ziehen. Er setzt sich vor dessen Beine, umfasst einen Knöchel und zieht sanft an einem Bein und dann am anderen; anschließend die Arme lang ziehen. Danach die Beine und Arme in verschiedene Richtungen ziehen: nach oben, geradeaus und diagonal.

Partnermassage

Erinnern Sie sich an unsere Übungen am »Meeresboden«? So schwebend und fließend wie die Bewegungen »unter Wasser« können sich auch die Bewegungen bei Partnerübungen ergeben. Lassen Sie es einfach von selbst geschehen.

Diese Übungen sind am wirkungsvollsten und am schönsten, wenn der Liegende den Oberkörper freimacht und der Partner ein duftendes Massageöl verwendet. Dann sollten Sie die Wohnung schön warm machen und sich gemütlich auf Kissen und Decken betten. Eine angenehme, wohlige Atmosphäre tut Leib und Seele gleichermaßen gut und fördert die ganzheitliche Entspannung. Natürlich können Sie jederzeit auch mit einem Hemd oder Pulli bekleidet daliegen, wenn Ihnen nur nach einer Kurzmassage zumute ist.

Wirbelsäule tasten

Ein Partner liegt auf dem Bauch. Der andere setzt sich daneben und berührt sanft die Wirbelsäule des Liegenden. Tasten Sie die Wirbelsäule ganz langsam und behutsam ab; lernen Sie die einzelnen Wirbelkörper und Dornfortsätze kennen. Tun Sie dies mit offenen und mit geschlossenen Augen. Wie ist der Unterschied? Was ist zu spüren? Wie fühlt sich die Wirbelsäule des Partners an? Tasten Sie sie von ganz unten bis ganz oben ab.

Rücken streicheln

Streicheln Sie den Rücken des liegenden Partners. Achten Sie dabei auf seine Reaktionen. Gibt es kitzelige Rückenbereiche? Mag der Partner das Streicheln? Möchte er fester oder vielleicht auch sanfter berührt werden?

Das Igelchen

Ein Partner liegt auf dem Bauch. Der andere setzt sich daneben und rollt einen Noppenball (Igelball) mit leichtem Druck über den Rücken des Liegenden. Kreisen Sie den Ball zunächst über den Rücken, dann fahren Sie die Wirbelsäule entlang (nicht auf der Wirbelsäule, sondern daneben) von oben nach unten.

Das Wetter

Ein Partner liegt auf dem Bauch, der andere setzt sich neben ihn. Der Rücken stellt die Wetterkarte dar, und es gibt natürlich wieder einmal Aprilwetter. Von Sonne bis Regen ist alles vorhanden –

● Sonnenschein: mit flachen Händen über den gesamten Rücken streifen (Sonnenstrahlen berühren den Rücken).

● Regentropfen: mit den Fingerkuppen den Rücken abklopfen; dabei wechselt leichter Regen (sanftes Klopfen) mit heftigen Regenschauern (starkes Klopfen) ab.

● Hagelschauer: die Hände zur Faust ballen und mit den Knöcheln den Rücken abklopfen.

● Schneefall: auf dem Rücken »Klavier spielen«, d.h. alle zehn Fingerspitzen im schnellen Wechsel auf den Rücken klopfen.

● Sturm: die Hände auf dem Rücken schnell hin- und herklappen; mal berührt der Handrücken den Rücken, mal die Handfläche.

Mit Ihren Händen teilen Sie auch mit, wie Sie sich selbst gerade fühlen, und erhalten umgekehrt von Ihrem Partner auch Signale, wie es ihm ergeht. Eine solche Kommunikation ohne Worte kann eine sehr angenehme, intensive Erfahrung sein.

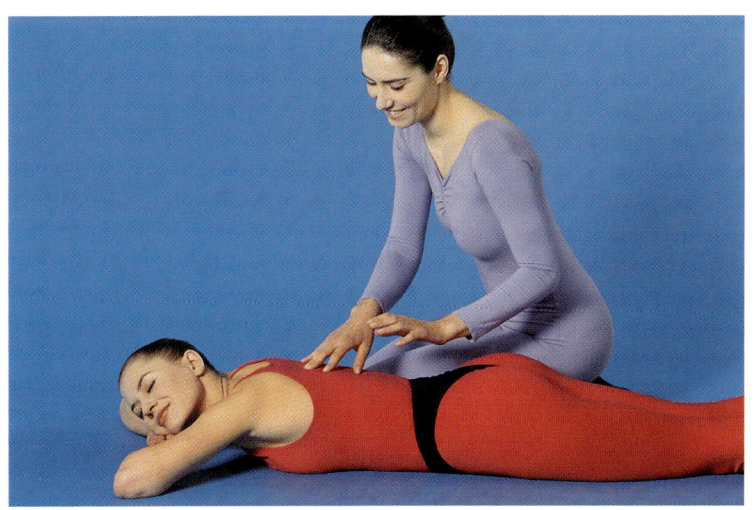

Sie werden staunen, wie variabel Sie Ihre Fingerspitzen als »Wettermacher« einsetzen können. Mit der Zeit wird der Rücken immer sensibler und kann immer besser Regen von Schnee unterscheiden…

153

Es ist Pflanzzeit

Machen Sie sich frei von dem Druck, Sie müssten etwas Bestimmtes erreichen. Gerade das, was sich ganz ohne absichtliches Zutun ergibt, könnte eine besondere Erfahrung für Sie sein.

Unser Rücken ist unser Beet. Wir wollen es vorbereiten und Samen säen. Ein Partner liegt auf dem Bauch, der andere sitzt daneben.

- Erde lockern, Beet umgraben: den Rücken gut durchkneten.
- Zwiebeln setzen: mit den Fingerspitzen in den Rücken einsinken, als ob man die Zwiebeln in die Erde steckt.
- Samen säen: mit den Fingerspitzen leicht den Rücken abklopfen.
- Pflanzlöcher zumachen: beide Handflächen außen am Rücken auf den Rücken legen und die Haut nach innen verschieben, aufeinander zu.
- Gießen und düngen: auf dem Rücken »Klavier spielen«, alle zehn Fingerspitzen klopfend auf und ab bewegen.
- Die Sonne scheint: mit den Handflächen über den Rücken kreisen.
- Es wächst: beide Hände oben auf den Rücken legen und mit allen zehn Fingern nach unten streifen.

Schmerzhafte Punkte suchen

Kreisen Sie ganz langsam mit den Daumen über das Muskelgewebe. Wenn Sie auf eine verhärtete Stelle treffen, dann drücken Sie leicht mit dem Daumen in den Schmerz hinein. Der Liegende stellt sich dabei vor, der Schmerz würde durch die Wärme des Daumens »wegschmelzen«. Nach etwa einer halben Minute kreisen Sie auf der gleichen Stelle ganz leicht und bringen den Schmerz nochmals zum »Schmelzen«. Oftmals sagt Ihnen Ihr liegender Partner, wo so eine verspannte Stelle ist, sollten Sie sie von selbst nicht gleich finden. Kreisen Sie dennoch über den gesamten Rücken. Nehmen Sie sich für diese Übung viel Zeit. Der Nutzen ist umso größer.

Die Flügel

Die Schaufel Ein Partner liegt auf dem Bauch, der andere kniet am Kopfende und legt beide Handflächen rechts und links der Wirbelsäule auf den Rücken. Streichen Sie dann mit Druck über den Rücken, bis ganz hinunter (über das Gesäß hinweg) zum Hüftknochen. Dann wieder oben anfangen.

Ein Partner liegt auf dem Bauch, der andere sitzt daneben. Legen Sie beide Handflächen in die Kreuzbeinregion (dort, wo es zum Gesäß hinaufgeht), und streichen Sie mit den Händen nach außen. Bleiben Sie zunächst im Kreuzbeinbereich, indem Sie fortwährend mit leichtem Druck nach außen streichen. Dann »wandern« Sie den gesamten Rücken ab.

Der Goldschatz

Ein Partner liegt auf dem Bauch, der andere kniet sich mit gegrätschten Beinen über die Beine des Liegenden. Dann kreist er mit den Daumen über die Kreuzgegend, als wollte er nach Gold graben.

Eierklopfen

Ein Partner liegt auf dem Bauch, der andere sitzt daneben und ballt die Hände zu Fäusten. Dann klopft er mit den Fäusten leicht den Rücken ab (die Wirbelsäule dabei aussparen).

Der Stampfer

Ein Partner liegt auf dem Bauch, der andere sitzt daneben und legt die Hände übereinander auf den Rücken des Liegenden. Dann kreist er mit Druck über den Rücken (dabei Wirbelsäule und Schulterblätter aussparen).

Verschieben

Ein Partner liegt auf dem Bauch, der andere sitzt daneben und legt beide Hände in Taillenhöhe horizontal auf den Rücken des Liegenden. Nun schiebt er beide Hände aufeinander zu (dabei die Wirbelsäule aussparen und nicht zusammendrücken).

Spüren Sie, während Sie Ihren Partner massieren, wie Ihre Energie beim Partner ankommt. Haben Sie den Eindruck, die Energie prallt ab, oder nimmt er sie auf?

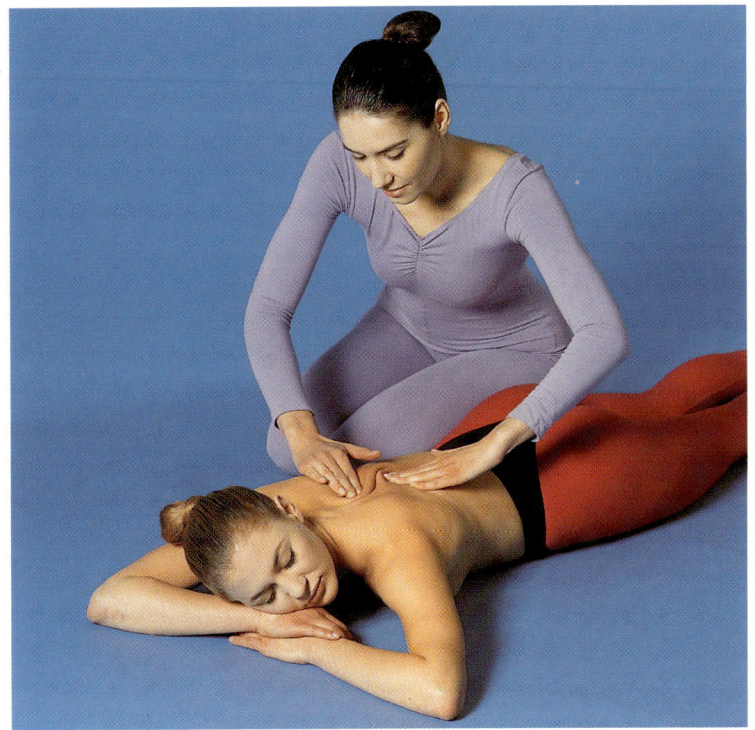

Die Übung »Verschieben« können Sie mit steigender Intensität durchführen, d. h. auf die Haut und das Bindegewebe beschränkt beginnen und dann immer tiefer gehen.

155

Der Kreisel

Ein Partner liegt auf dem Bauch, der andere kniet sich an das Kopfende und legt beide Hände gespreizt auf die Schultern des Liegenden. Dann drückt er die Schultern nach unten und kreist mit den Daumen die verspannten Stellen ab.

Das Zugseil

Ein Partner liegt auf der Seite. Der andere setzt sich so, dass er dem Liegenden ins Gesicht sehen kann. Dann fährt er mit einer Hand unter dem oben liegenden Arm des Liegenden hindurch und faltet beide Hände auf der Schulter des Liegenden. Beim Ausatmen drückt der Sitzende die Schulter nach unten, beim Einatmen lässt er locker. Beide Partner atmen gleichzeitig ein und aus. Dann die andere Schulter behandeln.

Der Hand nachwandern

Ein Partner liegt auf dem Bauch, der andere legt ihm eine Hand auf den Rücken. Nun atmet der Liegende in die Hand hinein. Er schickt den frischen Sauerstoff dorthin, wo er die Wärme der Hand spürt. Nach ein paar Atemzügen wird die Hand auf eine andere Stelle des Rückens gelegt. So wandert die Hand über den Rücken, der Atemfluss wandert hinterher.

Das Atemdrücken

Atmen Sie bewusst und tief ein und aus. Das schafft nicht nur in Ihrer Brust Raum, sondern macht Sie auch seelisch offener und freier.

Ein Partner liegt auf dem Bauch, der andere kniet sich mit gegrätschten Beinen auf die Beine des Liegenden und beobachtet dessen Atemfluss. Beim Ausatmen legt er beide Handflächen auf den Rücken und drückt ganz leicht mit nach unten, beim Einatmen nimmt er die Hände weg.

Kopf anheben

Ein Partner liegt auf dem Rücken, der andere setzt sich an dessen Kopfende. Er legt den Kopf in beide Hände und stützt ihn. Dann hebt er ihn ganz sanft nach oben und legt ihn wieder ab. Dies ein paar Mal wiederholen, dann den Kopf anheben und nach rechts und links kippen. Anschließend den Kopf anheben und drehen. Diese Übung lockert vor allem Verspannungen im Halswirbelbereich.

Den Nacken massieren

Ein Partner liegt auf dem Rücken, der andere setzt sich an dessen Kopfende. Er legt beide Hände in den Nacken des Liegenden und streift mit den Fingerkuppen nach oben bis zum Kopf, über die Ohren hinweg. Dann setzt er seine Hände wieder an den Anfang des Nackens und streift erneut hinauf. Dies einige Male wiederholen.

Die Schultern schwimmen lassen

Ein Partner liegt auf dem Rücken, der andere setzt sich an dessen Kopfende. Dann schiebt er beide Hände unter den Rücken des Partners und tastet nach den Schulterblättern. Er legt die Hände unter die Schulterblätter und versucht, ganz leicht die Hände hin und her zu bewegen und (je nach Geschicklichkeit und Übung) sanft zu massieren.

Hand- und Fußmassage

Ein Partner liegt auf dem Rücken, der andere sitzt vor oder neben ihm. Er legt sich die Hand des Liegenden in den Schoß und massiert sie sanft. Die Fingergelenke werden gelockert, die Hand wird geknetet und gestreichelt. Eine entspannte Hand lockert automatisch die Verspannungen im Schulterbereich, denn Hand, Arm und Schulterbereich bilden zusammen eine Bewegungseinheit. Genauso gut kann eine Fußmassage tun. Sie hilft mit, Verspannungen im Beckenbereich zu lösen. Doch Vorsicht: Manche sind gerade an den Füßen enorm kitzelig. Dann sollte die Fußmassage lieber unterbleiben.

Bei der Massage sind die Rollen von Geben und Nehmen klar verteilt. Doch beide Partner lassen sich auf das Geschehen ein, und in gewisser Weise sind auch beide aktiv.

Soforthilfe bei akuten Beschwerden

Rückenschmerzen und Rückenerkrankungen

Es ist ein Unterschied, ob Sie durch langes Sitzen und Bewegungsmangel muskuläre Verspannungen im Rücken spüren, die sich vor allem als Nackenschmerzen, Spannungskopfschmerzen, Kreuz- und Schulterbeschwerden äußern, oder ob Sie punktuelle Schmerzen empfinden, die stechen oder brennen und nicht auf die üblichen Zivilisationsversäumnisse und auf psychische Belastungen zurückzuführen sind. Zu letzteren gehören alle Beschwerden, die durch Krankheiten verursacht werden: wie Bandscheibenvorfälle, Ischiasbeschwerden infolge eingeklemmter Nerven, Verletzungen einzelner Wirbel, z. B. durch Unfall, angeborene Verkrümmungen, rheumatische Erkrankungen, Osteoporose, Entzündungen und Arthrosen, Schmerzen nach Operationen und ausstrahlende Schmerzen innerer Organe, z. B. durch hormonelle Veränderungen, Herzbeschwerden usw. All diese Schmerzen gehören in die Hände von erfahrenen Ärzten, Krankengymnasten und Masseuren. Eine Selbstdiagnose ist wenig sinnvoll – die Übungen dieses Buches lindern und beseitigen die üblichen Rückenschmerzen oder beugen ihnen vor, sind aber nicht für die Eigenbehandlung von tiefer sitzenden und schwerwiegenden Rückenproblemen zu empfehlen. Dann ist eine individuelle Behandlung vonnöten, die dieses Buch nicht leisten kann und darf.

Fließende Übergänge

Gehen Sie verantwortungsvoll mit sich um, und verschleppen Sie Rückenprobleme nicht. Wenn ungeklärte Schmerzempfindungen auftreten, sollten Sie sich unbedingt an einen erfahrenen Arzt wenden und von ihm erfahren, wie Sie sich am besten verhalten können.

Die Übergänge zwischen den üblichen Rückenschmerzen und (noch) unbekannten Rückenerkrankungen oder Deformierungen sind manchmal fließend und werden oftmals lange Zeit ignoriert. So können aus einfachen Beschwerden bald ernste Probleme entstehen (z. B. ein Bandscheibenvorfall), wenn die »Hilferufe« des Rückens allzu lange überhört wurden. Meine Empfehlung lautet: Im Zweifelsfall immer zuerst zum Arzt gehen, auch wenn er Sie wieder mit den Worten »Haben Sie mal mehr Bewegung« heimschickt; dann können Sie sicher sein, dass keine schwerwiegende Erkrankung vorliegt.

Das Schwierige dabei ist, dass bei jeglicher Art konventioneller Rückenbeschwerden Bewegung immer die ideale Lösung ist, bei akuten ernsten Erkrankungen hingegen meistens absolute Ruhe angesagt ist. Punktuelle Schmerzen jeglicher Art, Stiche in Rücken und Kreuz, ziehende Schmerzen mit Taubheitsgefühl in den Beinen, heftige Schmerzen mit Funktionsstörungen und Beeinträchtigungen sind ernst zu nehmende Warnsignale und verschlimmern sich bei Bewegung nur. Bitte suchen Sie gleich den Arzt auf.

Selbst Gymnastiklehrer und Tänzer sind vor bösen Überraschungen nicht gefeit, auch wenn sie noch so gut trainiert, aufgewärmt und vorbereitet sind. In solchen Fällen ist es sinnlos, an sich selbst herumzudoktern. Holen Sie sich professionelle Hilfe, und machen Sie, wenn wieder alles in Ordnung ist, ein Bewegungsprogramm zur Vorbeugung und weiteren Vermeidung von Beschwerden.

Ischiasschmerzen, Hexenschuss und Bandscheibenvorfall

Hexenschuss und Ischiasbeschwerden bedürfen der Wärme (Bäder, Rheumasalbe, Heizdecke, Wärmflasche), der Ruhe und minimaler Bewegungen wie Beckenkreisen und Beinebeugen. Ein Bandscheibenvorfall (sehr heftige Schmerzen im Hals- oder Lendenwirbelbereich, zum Teil Lähmungen an Beinen und Armen durch die vorgefallene Bandscheibe, inklusive Ischiasbeschwerden) erfordert rasche Hilfe, oftmals muss sogar operiert werden. Anschließend ist ein spezielles krankengymnastisches Training zu empfehlen, das Sie in einer Krankengymnastikpraxis individuell und direkt erlernen sollten. Unterstützend können Sie alle Körpererfahrungsübungen, Atemübungen, mentalen Schmerzübungen – wie im Folgenden beschrieben – und sanften Übungen zur Entspannung und Beweglichkeitsförderung ausführen.

Hören Sie auf sich selbst

Achten Sie dabei immer darauf, welche Übungen Ihnen gut tun und welche Sie bevorzugen. Hören Sie dabei auf Ihren Rücken, auf Ihr Wohlgefühl!

Manche Rückenprobleme kommen schleichend; erst bemerken wir sie kaum, und nur allmählich erkennen wir, dass da etwas nicht stimmt. Andere schießen förmlich in uns hinein. Auf jeden Fall sollten Sie vom Fachmann diagnostizieren lassen, was mit Ihrem Rücken los ist.

Wenn es plötzlich in der Wirbelsäule knackst

Es geschah während einer meiner Tanzaufführungen. Ich sprang in den Spagat, es knackste – ein Wirbel hatte sich verschoben, ein Nerv wurde eingeklemmt. Wie üblich zog der Schmerz bis ins Bein, und ich konnte mich kaum noch rühren. Dennoch führte ich den Tanz zu Ende. Auf der Bühne spürt der Tänzer fast keinen Schmerz, denn der Körper schüttet übermäßig Glückshormone und schmerzstillende Substanzen aus. Doch nach der Aufführung konnte ich fast nicht mehr laufen. Einige Zeit war jegliche Art der Bewegung für mich tabu.

Mir halfen warme Bäder mit Heublumen und Rosmarin. Im heißen Wasser führte ich ganz leichtes Beckenkreisen aus (nur wenn der Schmerz dadurch nicht stärker wurde), und ich versuchte, die Beine leicht zu beugen und zu strecken. Ich trug eine Rheumasalbe auf und legte mich seitwärts mit leicht angezogenen Beinen samt Heizdecke ins Bett. Als es mir wieder besser ging, konnte mir ein erfahrener Masseur helfen, der mir mit speziellen Griffen und Fangopackungen innerhalb von sechs Massageeinheiten den Restschmerz so wegmassierte, dass er nie wiederkam.

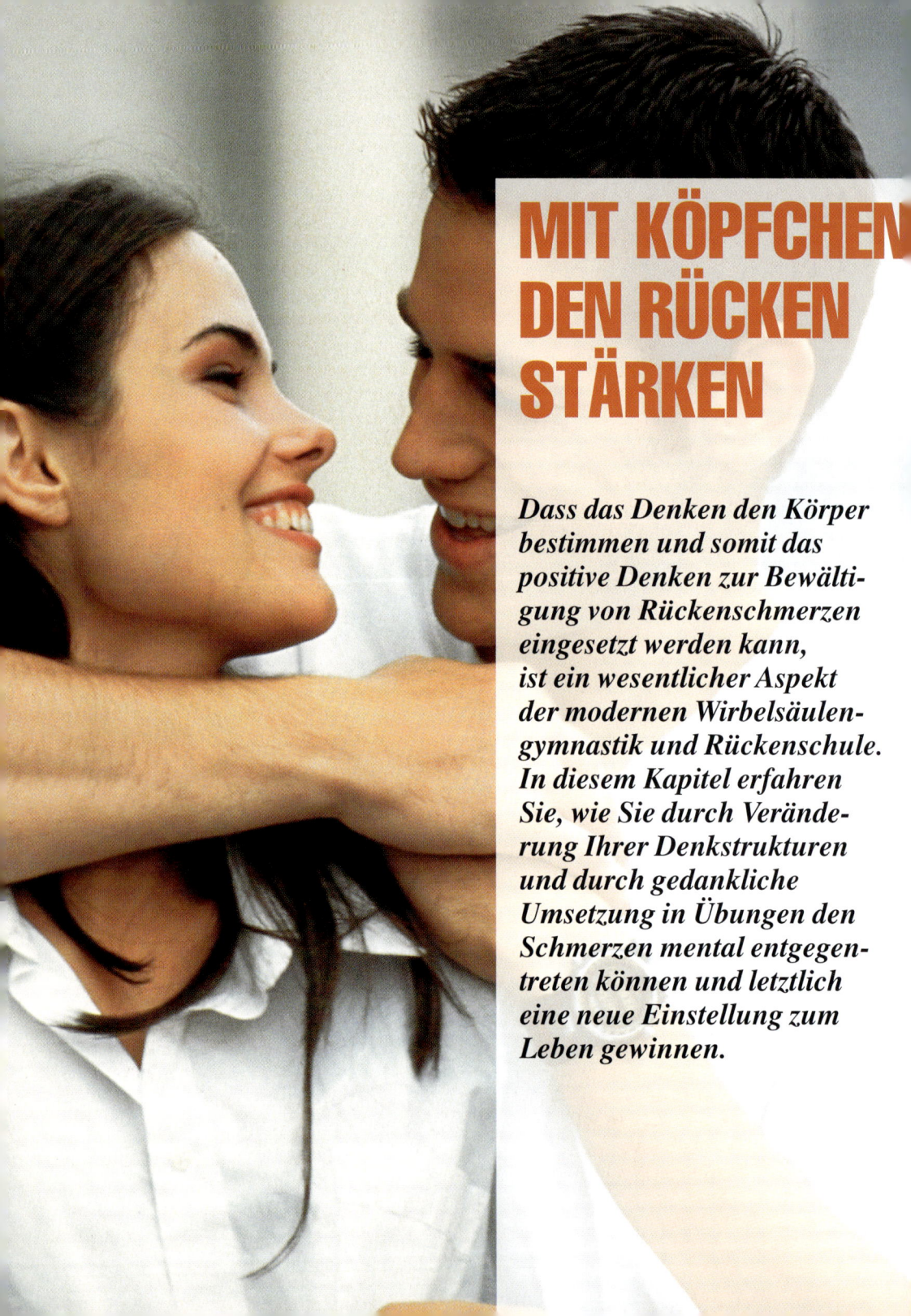

MIT KÖPFCHEN DEN RÜCKEN STÄRKEN

Dass das Denken den Körper bestimmen und somit das positive Denken zur Bewältigung von Rückenschmerzen eingesetzt werden kann, ist ein wesentlicher Aspekt der modernen Wirbelsäulengymnastik und Rückenschule. In diesem Kapitel erfahren Sie, wie Sie durch Veränderung Ihrer Denkstrukturen und durch gedankliche Umsetzung in Übungen den Schmerzen mental entgegentreten können und letztlich eine neue Einstellung zum Leben gewinnen.

Die Einstellung zum Leben ändern

Der Kopf beschwingt den Körper

Die Steuerung Ihres Körpers sitzt im Gehirn. Jeder positive Gedanke, jede liebevolle Betrachtung, jedes herzliche Gefühl bewirkt eine entsprechende Reaktion in Ihrem Körper (siehe »Der positive neuromuskuläre Kreislauf«, Seite 68). Ein guter Gedanke kann eine ganze Reihe von positiven Entwicklungen in Gang setzen. Stellen Sie sich nur einmal vor, Sie hätten gute Laune. Beschwingten Schrittes kommen Sie daher, Ihr Körper antwortet auf die positiven Gedanken mit einer guten Haltung und einem siegessicheren Lächeln. Andere sehen Sie und lächeln zurück, winken Ihnen zu und behandeln Sie mit Respekt und Hochachtung. Sie wünschen sich gegenseitig einen schönen Tag und gehen mit innerer Freude und Stärke durch die Welt! Unmöglich? Das haben Sie noch nicht erlebt? Dann wird es aber Zeit! Denn eine positive, rücken-, körper- und somit auch menschenfreundliche Einstellung zum Leben kann man lernen.

Wenn Sie Ihre Lebenssituation als unabänderlich empfinden und keine Hoffnung mehr haben, Ihre psychischen Lasten abwerfen zu können, dann sträubt sich Ihr Rücken, diese Last weiter zu »tragen«.

Psychische Ursachen der Rückenbeschwerden

Beinahe 90 Prozent aller Rückenbeschwerden sind psychisch bedingt. Also müssen Sie neben zahlreichen körperlichen Übungen vor allem Ihre Seele auf Vordermann bringen. Eine Aufgabe besteht darin, die Ursachen für Ihre Beschwerden herauszufinden. Die Checkliste (siehe Anhang auf Seite 211ff.) hilft Ihnen dabei. Die häufigsten äußeren Ursachen sind:

- Zwischenmenschliche Probleme in der Ehe, Freundschaft, am Arbeitsplatz und in der Freizeit, Überforderung, Unterforderung, mangelndes Verständnis, Einsamkeit
- Unzufriedenheit im Beruf
- Materielle Unsicherheit und Existenzprobleme
- Unerfüllte Wunsch- und Zielvorstellungen
- Egoismus und Verhärtung gegenüber der Umwelt.

Es gibt noch weitere Ursachen, die Bereiche »Beziehungen«, »Existenz« und »Beruf/Berufung« haben jedoch das stärkste Gewicht. Am allerschlimmsten ist es, wenn man sich selbst nicht mehr leiden kann: Angst, Minderwertigkeitskomplexe, Selbstzweifel und Selbstkritik sind die ärgsten Feinde des Rückens!

Die Stunde null

Sie haben zwei Möglichkeiten: Entweder Sie versinken in Selbstmitleid, suchen Schuldige und wühlen in Ihrer Vergangenheit nach Sünden und Sündern, oder Sie fangen jetzt ganz von vorn an. Es ist die Stunde null. Sie können hier und jetzt Ihre Einstellung zum Leben ändern. Sofort! Es ist völlig belanglos, wer Ihnen was angetan hat, wer oder welche Lebensumstände schuld an Ihrer Misere sind, wie mies Sie sich vom Leben behandelt fühlen und wie ungerecht die Welt doch ist.

Alte Denkmuster durch neue ersetzen

»So einfach ist das nun auch wieder nicht«, wenden Sie vielleicht ein, »aus der eigenen Haut komme ich bestimmt nicht so leicht heraus!« Das wird auch kein anderer von Ihnen verlangen. Aber fragen Sie sich, ob Sie nicht doch etwas verändern wollen.

Alles, was Ihnen bisher sozusagen im Nacken saß, im Kreuz oder auf Ihren Schultern lastete – schließen Sie darüber die Akte. Stellen Sie sich vor, wie Sie alte Vorgänge, unliebsame Menschen in Ihrer Vergangenheit, unangenehme Situationen und Ihnen Angst machende Vorstellungen einfach »abheften«. Ohne Bedauern und Wehmut. So, wie das Leben bisher war, war es eben. Danken Sie für alle guten Ereignisse, und verabschieden Sie sich endgültig vom restlichen Schrott. Haben Sie auch wirklich alles ablegen können? Nein? Warum nicht? Aha, da gibt es noch »unerledigte Post«, z.B.:

- Streit mit Tante Amelia
- Fällige Versöhnung mit dem Bruder
- Den Kindern Unrecht getan …

Aus dem Herzen keine Mördergrube machen

Ich habe mir angewöhnt, alles, was mich belastet, sofort von mir zu weisen, und zwar von mir ausgehend und aktiv. Habe ich jemanden angegriffen (egal, ob berechtigt oder nicht), entschuldige ich mich gleich, denn es fällt mir kein Zacken aus der Krone, den ersten Schritt zu tun. Hat mich jemand angegriffen (egal, ob berechtigt oder nicht), mache ich den ersten Schritt zur Versöhnung. Würde ich nicht so handeln, würde ich wertvolle Zeit vor mich hin schmollen, grummelnd Gesichtsfalten bekommen und außerdem natürlich bald auch Rückenschmerzen. Will ich mir so etwas aufhalsen, nur weil ich mich eventuell geniere und glaube, mir etwas zu vergeben, wenn ich auf den anderen zugehe? Ich bin doch nicht blöd! Also krache ich mich und versöhne mich gleich wieder. Es geht mir seitdem prima!

Und wo stehen bei Ihnen noch Versöhnungen aus? Sie werden sehen, dass viele Rückenbeschwerden sich durch so eine Reinigungsaktion wie von selbst erledigen. Nun können wirklich alle Akten geschlossen werden. Sind einige Personen, mit denen Sie Zwietracht haben, nicht erreichbar oder schon gestorben, so versöhnen Sie sich mit ihnen in Gedanken, schreiben Sie ihnen einen Brief, der je nach Fall abgeschickt oder nicht abgeschickt wird, und reinigen Sie Ihr Gewissen.

»Wer einen weiten Weg vor sich hat, soll nicht laufen.« So lautet ein chinesisches Sprichwort. Machen Sie ruhig kleine Schritte. Sie bestimmen das Tempo, das für Sie richtig ist.

Meine allerbesten Eigenschaften

Schreiben Sie alles auf, was an Ihnen positiv ist, was Sie selber toll finden, auf was Sie schon immer stolz waren (z. B.: Ich kann gut zuhören, ich bin zuverlässig, ich bin fleißig, ich bin spontan usw.). Danach fragen Sie andere, welche positiven Eigenschaften sie an Ihnen sehen und schätzen. Schließlich schreiben Sie noch auf, welche positiven Eigenschaften Sie gern noch zusätzlich hätten. Haben Sie schon eine Idee, wie Sie diese Eigenschaften bekommen können?

Meine »blöden« Eigenschaften

Jede Eigenschaft ist an sich neutral, es kommt nur auf die Perspektive an. Und was der eine als positiv empfindet, kommt beim anderen nicht immer so an. Und was man oftmals an sich selbst nicht leiden kann, kann auf viele andere Menschen sehr positiv und liebenswert wirken. Von dieser Tatsache gehen wir aus. Wir widmen uns dem positiven Aspekt einer Eigenschaft. Wählen Sie eine Eigenschaft, die Sie an sich nicht leiden können (z. B.: Ich bin rechthaberisch). Ihr Partner findet nun Argumente, warum diese Eigenschaft positiv ist: Wer rechthaberisch ist, der kennt den Weg, der kann sich behaupten und hat Durchsetzungsvermögen, der wird nicht so leicht übers Ohr gehauen, der kann seine Meinung frei äußern und traut sich, zu seiner Aussage zu stehen, der kann dadurch anderen die Richtung weisen, usw. Wichtig ist hierbei, dass jede Aussage positiv formuliert ist. Das Wörtchen »nicht« oder »kein« soll fehlen. Schreiben Sie sich alle positiven Aussagen des Partners auf. Dann tauschen Sie.

Meine Träume, Wünsche, Hoffnungen und Ziele

Achten Sie auf die Reaktionen Ihres Körpers. Wenn es Ihnen noch unklar ist, weiß Ihr Körper vielleicht ganz genau, was gut ist, so dass sie sich automatisch besser fühlen.

Formulieren Sie positive Ziele. Was wünschen Sie sich jetzt und für die Zukunft? Was sind Ihre großen Träume? Was ist Ihre größte Hoffnung? Schreiben Sie alle kleinen, nahen, aber auch großen, fernen Ziele auf. Dann sortieren Sie. Was ist jetzt gleich tatsächlich realisierbar, was erst später? Wollen Sie das Ziel wirklich erreichen? Was müssen Sie verändern, wenn Sie das Ziel erreichen wollen? Gibt es Unsicherheitsfaktoren, die das gesetzte Ziel gefährden könnten? Ist Ihr Ziel mit einer großen Veränderung im Lebensstil, im Lebensumfeld verbunden? Was sind die Auswirkungen auf die Zukunft? Haben Sie den Mut, das Ziel anzugehen? Oder wollen Sie sich ein anderes, leichter erreichbares Ziel setzen? Schreiben Sie sich alles auf, und überprüfen Sie die Notizen. Lassen Sie alles eine Nacht liegen, lesen und entscheiden Sie dann erneut. Ist alles noch stimmig? Lassen Sie es einige Wochen liegen, und überprüfen Sie Ihr Ziel erneut. Sind Sie jetzt bereit? Oder haben Sie sich schon an die Verwirklichung des Ziels gemacht? Beachten Sie dabei die Auswirkungen für Ihren Rücken? Wie fühlen Sie sich, wenn Sie sich ein Ziel setzen? Wie reagiert Ihr Körper, Ihr Rücken? Wie reagiert er, wenn Sie etwas in Ihrem Leben verändern, und sei es nur eine Kleinigkeit? Hören Sie bei jeder Aktion, bei jedem Gedanken auf die Reaktion Ihres Körpers.

Die Vorbereitung und die Veränderung

Wenn Sie ganz sicher sind, dass Sie einen Traum wahr machen wollen, können und ein Ziel erreichen möchten, dann wird es Zeit, das Vorhaben auch wirklich anzugehen. Am Beispiel Rücken möchte ich darstellen, wie so eine Verwirklichung aussehen könnte. Nach diesem Muster können Sie alle anderen Ziele genauso angehen – und alles, was Ihnen am Herzen liegt, auf Seele und Rücken lastet usw.
• Zielbenennung: mehr Bewegung, damit es dem Rücken gut geht.

- Zielvorbereitung, Grundüberlegungen: Bewegung benötigt Zeit; Bewegung kann gleichzeitig/nicht gleichzeitig mit einer anderen Beschäftigung stattfinden; Bewegung bedeutet Überwindung der eigenen Faul- bzw. Trägheit; Bewegung bedeutet stetige Bewegungswiederholung.
- Sich auf den Weg machen, Grundfragen: Welche Tätigkeiten kann ich einschränken, um mehr Zeit für Bewegung zu haben? Welche Tätigkeiten kann ich so gestalten, dass ich mich gleichzeitig bewegen kann? Wie kann ich meine Faulheit überwinden? Wie kann ich mich motivieren, mich immer wieder zu bewegen? Bin ich bereit?
- Zielverwirklichung; mein Verwirklichungsplan, so dass ich im Alltag damit zurechtkomme, ohne mich zu über- oder unterfordern: Ich verzichte täglich auf eine Fernsehstunde, um Zeit für Bewegung zu haben; ich gehe im Sommer nach Büroschluss in den Wald zum Spazierengehen; wenn die Sonne scheint, nehme ich das Fahrrad zum Einkaufen; ich verzichte auf das Fahrstuhlfahren, steige lieber Treppen; während ich am Schreibtisch sitze, kann ich kleine Übungen für die Wirbelsäule durchführen; im Winter und bei Regenwetter hüpfe ich auf dem »Pezziball«; ich melde mich an der Volkshochschule zu einem Gymnastikkurs an, gehe in den Sportverein, in die Tanzstunde; im Winter gehe ich ins Schwimmbad, im Sommer ins Freibad.
- Zielverwirklichung in puncto Bewegungsmotivation und Überwindung der Faulheit: das Bewegungstagebuch – darin notiere ich alles, was ich ausgeführt habe, um mich häufiger zu bewegen. Dann lege ich mir eine Geldkassette an, in die ich 30 DM in Einmarkstücken lege. Habe ich mich jeden Tag bewegt und das Übungsprogramm in den Alltag einfließen lassen, gibt es einen großen Pluspunkt. Hat die Faulheit gesiegt, bekomme ich einen Minuspunkt. 30 große Pluspunkte hintereinander bedeuten, dass ich mir eine Belohnung verdient habe (ins Kino gehen, ein neues Kleid, ein lang ersehntes Schmuckstück kaufen usw.). Ich darf die ganzen 30 DM dafür verwenden. Für jeden Muinuspunkt wird eine DM abgezogen. So oder so ähnlich können Sie sich selbst motivieren. Manch einer von Ihnen wird keine Belohnung brauchen oder wollen, ein anderer ist vielleicht durch die Aussicht, sich am Monatsende etwas Besonderes leisten zu können, hellauf begeistert. Entscheiden Sie selbst, was Sie sich wünschen.

Eine Belohnung in Punkten, Münzen oder irgendwelchen anderen exakt messbaren Belohnungseinheiten kann eine gute Hilfe sein, um Ihre Motivation zu fördern. Ganz wichtig ist dabei, dass Sie sich genau an die abgemachten Bedingungen halten und absolut gerecht gegen sich selbst sind.

Was einen Powerrücken begünstigt

● Haben Sie sich schon einmal überlegt, welche Faktoren im Alltag einen starken Rücken begünstigen? Ich habe hier einmal alles zusammengestellt, was dem Rücken gut tut, was das Selbstbewusstsein stärkt und dadurch die Stärke und Kraft auch auf den Rücken überträgt.

● Vervollständigen Sie die Liste nach eigenem Ermessen, wenn Ihnen noch mehr innere und äußere Faktoren einfallen sollten.

● Gute Laune, gute Gedanken, Fröhlichkeit, ein Lächeln, Herzlichkeit gegenüber den Mitmenschen, Freundlichkeit, Toleranz, Offenheit, eine gute geistige, seelische und körperliche Haltung, Lebensfreude, Flexibilität, Improvisationstalent, der Glaube an die eigene Kraft und an die eigene Kompetenz, Vertrauen zum Leben, zum Lebensumfeld, zu den Mitmenschen, Gefühlstiefe, Charme, innere Schönheit, innere und äußere Heiterkeit, das Leben leicht nehmen.

Gedanken zu äußerer Leichtigkeit und innerer Stärke

Der Macht der Gedanken wird gar nicht so viel Beachtung geschenkt. Dabei ist sie unentwegt tätig, ob wir es erkennen oder nicht.

Stellen Sie sich vor, gute Gedanken könnten als Gedankenmenü zubereitet und verspeist werden. Sie würden dann in den Blutkreislauf aufgenommen werden, schließlich alle Zellen mit Nahrung versorgen und von nun an für immer im Körper zirkulieren.

Ein Märchen? Keineswegs! Gute und unterstützende Gedanken für einen gesunden Rücken können tatsächlich als Gedankenmenü zubereitet und nach Bedarf eingenommen und genossen werden. Und das Wohlbehagen, das mit ihnen durch den Körper strömt, ist wirklich physisch feststellbar.

Gedankenmenü für einen gesunden Rücken

Zutaten: Eine große Portion Wünsche und Ziele, innere Ruhe in Form von Gewissheit und unerschütterlichem Glauben an die eigene Stärke, ein paar magische Worte und die Macht der Wiederholung.

Zubereitung: Nehmen Sie ein großes Blatt Papier. Schreiben Sie zunächst alle Wünsche und Ziele auf, die Ihnen für die Gesunderhaltung des Rückens einfallen. Überprüfen Sie, ob dies auch wirklich

Ihre Ziele und Wünsche sind. Bei jedem Wunsch sollten Sie spüren, dass er genau der richtige für Sie ist und dass Sie aus voller Überzeugung daran glauben können. Dies merken Sie daran, dass Sie innerlich ganz ruhig werden und Gewissheit und Stärke in sich spüren. Zunächst äußert sich dies körperlich in einem angenehmen Kribbeln, dann in überzeugender Ruhe. Nun können Sie Ihre Ziele und Wünsche in Kurzform als Gewissheit und Überzeugungen in ein Tagebuch, ein Heft oder auf Karteikarten notieren.

Servieren Sie dieses Menü täglich laut und deutlich: Lesen Sie die notierten Sätze immer wieder, ohne sie herunterzuleiern. Bei jedem Lesen muss die innere Gewissheit spürbar sein. Sollte dies bei einer Aussage nicht mehr der Fall sein, so muss sie korrigiert werden.

Gedankenfertiggerichte für einen starken Rücken

Obwohl es besser ist, sich eigene Gedanken zu machen, kann im Notfall auch einmal ein Gedankenfertiggericht helfen. Hier meine wirkungsvollsten zur Stärkung des Rückens:

- Mein Rücken hat die Kraft, immer aufrecht zu sein.
- Ich bewahre eine lockere, selbstbewusste Haltung.
- Mein Rücken spürt meine Zuversicht, mein Selbstvertrauen, meine Ruhe und meine Liebe.
- Mein Rücken ist schön, geschmeidig, beweglich, biegsam, weich und dennoch unendlich stabil und kraftvoll.
- Ich habe ein offenes Herz und einen offenen Rücken.
- Ich schicke meinem Rücken meine Selbstliebe; sie macht den Weg frei in die Zukunft.
- Mein Rücken ist wie ein Leuchtturm, der Licht in die Dunkelheit bringt und mich sicher und flexibel durchs Leben begleitet.
- Mein Rücken atmet Mut und Zuversicht.
- Ich schenke meinem Rücken die Aufmerksamkeit und Nahrung, die er braucht; dafür belohnt er mich mit Gesundheit, Fitness, Schönheit und Jugend.
- Mein Rücken ist wie mein Baby – ich versorge ihn liebevoll, so dass meine Wirbelsäule wie ein starker Baum nach oben wächst.

Nun sind Sie an der Reihe. Füttern Sie sich mit positiven Formulierungen, Wünschen und Zielen, die Ihrem Rücken gut tun und ihn gesund erhalten.

Selbstliebe, Selbstbewusstsein, Mut und Zuversicht – solche Werte sind wichtige Entwicklungsziele im Leben jedes Menschen.

Schließen Sie Ihre Augen, und gehen Sie auf Körperentdeckungsreise. Tasten Sie in Gedanken alle Körperteile ab. Nach einiger Zeit können Sie sich dann auch Ihren inneren Organen zuwenden.

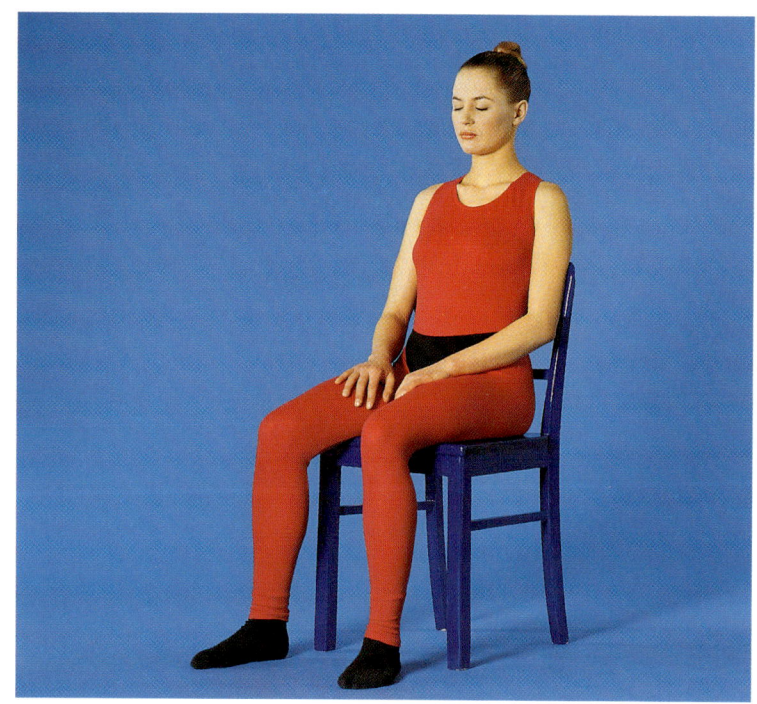

Mentale Übungen

Die Umweltentdeckungsübung

Wir wählen ständig aus, welche Wahrnehmungen wir für wichtig halten und welche nicht. Überlegen Sie einmal, was Sie alles in einem Augenblick wahrnehmen.

Sie setzen sich bequem auf einen Sessel und lehnen sich an. Schließen Sie die Augen, und versuchen Sie, auf die Geräusche Ihrer Umwelt zu hören. Was hören Sie? Die Regentropfen am Fenster, das Ticken der Uhr, den eigenen Herzschlag, das Grummeln im Bauch? Hören Sie Ihrer Umwelt zu, und konzentrieren Sie sich auf die unterschiedlichen Laute. Dann versuchen Sie, Ihre direkte Umwelt zu verspüren. Was fühlen Sie in diesem Augenblick? Ist Ihnen kalt? Zieht es von hinten? Juckt es irgendwo am Körper? Müssen Sie gleich niesen? Wie ist der Boden unter Ihren Füßen beschaffen, die Lehne Ihres Sessels? Öffnen Sie dann die Augen wieder. Wie hört und fühlt sich das soeben Wahrgenommene nun an? Schreiben Sie Ihre Eindrücke auf. Wiederholen Sie die Übung einmal täglich.

Die Atementdeckungsübung

Sie setzen sich in einen bequemen Sessel. Ihr Gesäß rutscht ganz nach hinten, Sie lehnen sich an, so dass möglichst viele Stellen des Rückens Kontakt mit der Lehne haben. Dann schließen Sie die Augen und hören auf Ihren Atemrhythmus. Folgen Sie den Wellen des Atems der Ein- und Ausatmung. Lenken Sie Ihre ganze Aufmerksamkeit auf den Atem. Wie schnell fließt der Atem? Atmen Sie durch die Nase oder durch den Mund?

Sind Ihnen Ihre Körperwahrnehmungen ganz selbstverständlich und geläufig? Oder empfinden Sie es als ganz ungewohnt, sich mit ihnen zu beschäftigen? Nehmen Sie Ihre Einstellung ohne Wertung an.

Hören Sie dann auf Ihre Atmung. Geht sie rasselnd oder so leicht wie ein Windhauch? Fließt sie wie ein Bächlein, wie ein großer Strom, oder strömt sie eher wie die Wellen des Meeres? Ist sie eher mit dem sanften Wind, dem brausenden Sturm oder mit dem lodernden Feuer zu vergleichen? Hören Sie Ihrer Atmung zu!

Spüren Sie anschließend Ihre Atmung. Auf welche Körperteile trifft Ihr Hauch? Ist er kühl oder eher warm? Ist er sanft oder eher hart? Wie weit reicht Ihr Atem? Bis zu Ihren Knien? Bis zu Ihren Fußspitzen? Bis zur nächsten Wand? Spüren Sie der Empfindung nach, die der Atemfluss in Ihnen auslöst. Ist es angenehm, dem Atem zu lauschen? Mögen Sie Ihren Atem? Hören Sie ihm gern zu? Ist Ihr Atem Ihr Freund? Öffnen Sie dann wieder die Augen, und notieren Sie sich Ihre Eindrücke. Wiederholen Sie die Übung einmal täglich.

Die Körperentdeckungsübung

Setzen Sie sich wieder bequem hin, den Rücken sanft gegen die Lehne gedrückt. Schließen Sie die Augen, und wandern Sie mit Ihren Gedanken zu Ihren Füßen. Wie sehen die Füße aus? Beschreiben Sie sie im Geist (sind sie groß, knochig, kalt, sehnig, weich?). Beschreiben Sie alles, was Sie mit dem inneren Auge sehen. Und beschreiben Sie es vorurteilsfrei, ganz neutral (keine negativen Formulierungen wie »hässlich«, »ekelig«, »fett« usw.). Dann wandern Ihre Gedanken weiter zu den Fußknöcheln, den Waden, den Knien, den Oberschenkeln, zum Bauch, zu der Brust, den Händen, den Armen, den Ellenbogen, den Achseln, den Schultern, zum Rücken, zum Gesäß, zum Genick, zum Kopf und Gesicht. Tasten Sie gedanklich alle Körperteile ab, und beschreiben Sie sie auf neutrale Weise. Sparen Sie dabei Ihre Geschlechtsorgane aus. Diesen können die meisten Menschen erst nach sehr viel Übung neutral begegnen. Ansonsten sitzt die erlernte Scham noch sehr tief. Sollten Sie aber in dieser Beziehung offen und aufgeschlossen sein, so können Sie selbstverständlich auch Ihre Geschlechtsteile in die Übung mit einbeziehen. Wie finden Sie Ihren Körper? Mögen Sie ihn? Ist Ihr Körper Ihr Freund? Öffnen Sie dann wieder die Augen, und notieren Sie sich Ihre Eindrücke. Wiederholen Sie die Übung einmal täglich.

Die Rückenentdeckungsübung

Wenn Sie diese Übungen über längere Zeit machen, stellen Sie vielleicht fest, wie sich Ihre Gefühle an den einzelnen Stationen verändern. Beachten Sie immer: Ihr körperliches Wohlbehagen zeigt Ihnen den richtigen Weg.

Sie setzen sich bequem hin und lehnen den Rücken an. Dann schließen Sie die Augen und wandern mit Ihren Gedanken zu Ihrer Wirbelsäule. Wie sieht Ihre Wirbelsäule aus? Gefällt sie Ihnen? Haben Sie sie gern? Ist sie Ihr Freund? Wandern Sie sie in Gedanken ab, als ob Sie Wirbel für Wirbel an ihr hochklettern würden. Stellen Sie sich nun vor, Sie wären ein Reinigungskommando. Ihre Wirbelsäule ist sehr schmutzig, verdreckt und verkrustet. Sie schrubben das alles weg. Befreien Sie Ihre Wirbelsäule, indem Sie sich vorstellen, Sie würden alle überlasteten Stellen putzen. Sie können Ihr gesamtes Reinigungsarsenal verwenden. Sehen Sie zu, wie der Dreck verschwindet und Ihre Wirbelsäule wieder blitzblank wird! Die Krusten fallen ab, die verwahrlosten Stellen werden gesäubert und freigelegt. Jetzt ist Ihre Wirbelsäule wieder frei beweglich.
Beschreiben Sie jetzt Ihre Wirbelsäule. Sieht sie nicht wie neu aus! Und wie sieht es mit den Rückenmuskeln aus? Diese warten selbstverständlich auf die gleiche Behandlung. Ist alles wieder wie neu, stellen Sie sich vor, Sie würden Ihre Wirbelsäule in klares, reinigendes Wasser tauchen. Die sprudelnde Kraft des Quellwassers belebt die müden Knochen und Muskeln. Gönnen Sie Ihrem Rücken diese Erfrischung. Dabei fließen alle restlichen Schmerzen von Ihnen ab. Mögen Sie Ihren Rücken jetzt? Haben Sie ihn lieb? Öffnen Sie die Augen, und notieren Sie sich Ihre Eindrücke. Wiederholen Sie die Übung einmal täglich.

Die Sich-selbst-lieben-Entdeckungsübung

Sie setzen sich bequem auf einen Sessel und lehnen sich an. Dann schließen Sie die Augen. Sehr viele Menschen können sich selbst nicht leiden. Wenn sie ihren Körper beschreiben sollen, dann finden sie meist nur hässliche Ausdrücke für ihn. Dies verhindert jegliches

Selbstbewusstsein und verbaut den Weg zu Selbstvertrauen, Überzeugungskraft und zum Glauben an sich selbst. Kann man sich über Nacht lieben lernen? Möglich ist es schon. Doch wenn die Selbstzweifel, die Selbstkritik oder sogar der Selbsthass tief sitzen und über Jahre hinweg genährt wurden, ist es besser, sich selbst zunächst auf neutralem Terrain zu begegnen. Man muss sich erst einmal beschnuppern lernen (dies haben die ersten Übungen bewirkt) und sich schließlich die Hand zu einer ersten, zarten Freundschaft reichen.

Sich den »lästigen« Körperteilen zuwenden

Wandern Sie noch einmal gesondert alle Teile Ihres Körpers ab, die Ihnen bisher lästig, ja verhasst waren (z.B. Bauch, Oberschenkel, Gesäß usw.). Stellen Sie sich vor, dieser Körperteil ist unendlich traurig, weil Sie ihn so sehr verabscheuen. Er ist gewillt, sich nach Ihren Wünschen gestalten zu lassen, wenn Sie ihm nur ein wenig positive Aufmerksamkeit widmen würden. Es wird also Zeit, das Kriegsbeil zu begraben und die Friedenspfeife anzuzünden. Stellen Sie sich vor, Sie würden diesem Körperteil als Erster die Hand reichen: ein Zeichen Ihrer Toleranz, Ihres Wohlwollens und Ihrer Großzügigkeit. Sie erkennen, dass Sie nur gemeinsam stark sein können. Wenn Sie gegen Ihren Körper arbeiten, wird er wiederum gegen Sie arbeiten.

Mit dem eigenen Körper Freundschaft schließen

Stellen Sie sich vor, jeder Körperteil hätte Hände und würde Ihnen die Hand reichen – zu einer guten Zusammenarbeit, auf eine fruchtbare Bekanntschaft und eine lebenslange, zarte Freundschaft. Besiegeln Sie den Pakt mit dem Lächeln des Siegers! Dann wandern Ihre Gedanken zu den anderen vernachlässigten und verhassten Körperteilen und besiegeln die Freundschaft.

Öffnen Sie anschließend die Augen. Wie ist es Ihnen ergangen? Gab es Körperteile, bei denen ein Pakt gleich zustande kam, oder war es nicht immer gleich möglich, Bekanntschaft oder gar Freundschaft zu schließen? Sollte es einen Körperteil geben, mit dem Sie sich heute noch nicht anfreunden konnten, so seien Sie geduldig und diplomatisch. Versuchen Sie es immer wieder. Lassen Sie sich Argumente einfallen, warum eine gute Zusammenarbeit mit gerade diesem Körperteil für Sie von größtem Nutzen ist!

Wenn Sie merken, dass es mit Ihrer Freundschaft zu sich selbst noch hapert, sagen Sie sich das geduldig, ehrlich und offen. Das schafft Vertrauen. Und Vertrauen ist die Voraussetzung für jede gute Beziehung.

Schreiben Sie alle Eindrücke auf, und wiederholen Sie diese Übung nach Bedarf immer wieder, denn Teamarbeit muss gelernt und geübt werden, eine Freundschaft muss gepflegt und erhalten werden. Legen Sie sich ein Freundschaftsheft an. Tragen Sie jeden Siegeszug, jeden neuen Freund, jeden Pakt, jeden Vertragsabschluss dort ein.

Die farbige Entdeckungsübung

Sie sollten Ihren Körper schon gut kennen gelernt haben, wenn Sie ein intuitives farbiges Bild mit seinen Energiezonen entwerfen.

Diese Übung sollten Sie ausführen, wenn Sie mit den ersten Übungen einigermaßen vertraut sind und erste Erfolge verzeichnen konnten. Sie setzen sich wieder auf einen Sessel, lehnen den Rücken an und schließen die Augen. Konzentrieren Sie sich für ein paar Minuten auf den Rhythmus Ihres Atemflusses, bis Sie ganz bei sich selbst sind. Dann »scannen« Sie Ihren Körper durch. Wo befindet sich im Körper Ihre momentane Stärke? Welcher ist zurzeit Ihr stärkster, gesündester, erfolgreichster Körperteil? Wo empfinden Sie Ihre innere Stärke am ehesten? Wo ist Ihre momentane Kraftquelle?

Was die einzelnen Farben bedeuten

Beginnen Sie ganz unten bei Ihren Füßen. Stellen Sie sich vor, Sie hätten einen Scanner, der mit Hilfe von Farben deutlich macht, wo Ihre Kraftquelle sitzt. »Durchleuchten« Sie also jetzt Ihren Körper. Welcher Körperteil meldet Ihnen welche Farbe? Hinterlässt der Scanner in Ihren Gedanken einen schwarzen oder grauen Fleck, dann ist dieser Körperteil schwach und krank. Rot symbolisiert die gegenwärtige Power, strahlendes Weiß und Gelb bedeuten länger anhaltende Kraftreserven, Grün und Blau signalisieren ruhigere Phasen und eine normale Kraftnutzung. Verwaschene Farben bedeuten, dass der Körper geschwächt ist, kräftige Farben hingegen zeugen von positiven Energien. Ich habe sogar schon gehört, dass diese einfache Methode versteckte Krankheitsherde aufgespürt hat. Uns reicht sie, um unsere psychische und körperliche Stärke deutlich zu machen. Schwächen können ausgeglichen werden. Malen Sie in Gedanken Ihre schwachen Körperteile mit kräftigen Rottönen und leuchtenden Gelbtönen an. Verteilen Sie die stärkenden Farben überall dorthin, wo Sie Energie nötig haben.

Dann öffnen Sie die Augen und notieren sich Ihre Eindrücke und Ergebnisse mit Datum.

Ein Brief an den Rücken

Haben Sie sich schon einmal überlegt, wie es wirken könnte, wenn Sie einen Brief an Ihren Rücken schreiben? So etwas haben Sie noch nie getan? Warum nicht? Haben Sie etwa Angst vor Ihrem Rücken? Oder finden Sie es kindisch?

Wer jahrelang unter Rückenschmerzen leidet, auch nachdem er alle herkömmlichen funktionellen Methoden ausprobiert hat, der wird vielleicht irgendwann einmal darauf kommen, dass sein Rückenproblem einzig psychisch bedingt ist. 90 Prozent aller Rückenbeschwerden finden ja laut neuesten Forschungsergebnissen ihre Ursache im psychischen Bereich.

Verschweigen Sie nichts

So ungewöhnlich die folgenden Übungen und Ratschläge auch klingen mögen, sie helfen, innere Blockaden abzubauen, verkapselte seelische Schmerzen zu bewältigen und schließlich aufzulösen. Schreiben Sie Ihrem Rücken einen Brief: »Lieber Rücken! …« Notieren Sie alles, was Sie in Ihrem Leben quält und belastet. Schreiben Sie sich alles von der Seele. Vergessen Sie auch nicht zu erwähnen, warum Sie sich bisher so selten um die Bedürfnisse Ihres Körpers, vor allem Ihres Rückens, gekümmert haben. Was »stinkt« Ihnen alles? Was wollen Sie verändern? Was wollen Sie tun, um mit Ihrem Rücken Freundschaft zu schließen?

Schreiben Sie wirklich alles auf, selbst wenn der Brief viele Seiten lang wird. Wenn Sie nicht gern schreiben, dann sprechen Sie den Inhalt des Briefes auf Band. Mit diesem Brief haben Sie die einmalige Gelegenheit, nach Herzenslust zu klagen, zu jammern, zu maulen und zu schimpfen. Und Sie können Lösungsmöglichkeiten für sich suchen, wie Sie Ihre gesamte Situation verbessern und verändern können. Wie fühlen Sie sich jetzt, nachdem Sie sich alles von der Seele schreiben konnten? Überprüfen Sie Ihre Gefühle auch in Hinsicht auf Ihre Rückenschmerzen. Oftmals reicht ein Brief schon, um schlimme Schmerzen abklingen zu lassen. Heften Sie den Brief in einen Ordner, und lesen Sie ihn dann nach einer Woche wieder. Hat sich in der Zwischenzeit etwas verändert? Würden Sie den Brief heute genauso schreiben? Oder ist alles nur noch halb so schlimm? Wann immer Ihnen danach ist: Schreiben Sie einen neuen Brief!

Vielleicht ist Ihnen – wie den meisten Menschen – die Vorstellung sehr ungewohnt, dass Sie aus vielen (An-)Teilen bestehen, die ganz unterschiedliche »Interessen« haben und sich darüber »austauschen« können. Wenn Sie wollen, nehmen Sie diese Vorstellung als ein sehr vereinfachendes Bild oder Modell und probieren einfach aus, ob es Ihnen nützen kann.

Ein Bild, ein Lied, eine Form, ein Tanz für den Rücken

Sich schöpferisch zu betätigen bedeutet, innere Blockaden abzubauen, aufgestaute, negative Energien in Kreativität umzuwandeln und unterdrückte Emotionen in positive, sinnvolle Tätigkeiten fließen zu lassen und somit sichtbar zu machen. Rückenverspannungen können mit dieser Methode genauso gut behandelt werden wie zahlreiche andere bewusste oder unbewusste seelische Leiden, die sich entweder rein psychisch oder auch rein physisch äußern. Diese Therapieart wird heute in Gestalt-, Mal-, Musik- und Tanztherapie erfolgreich angewandt. Fragen Sie bei Ihrem Hausarzt, bei Volkshochschulen, Kliniken oder Therapeuten nach. Erkundigen Sie sich vorher, ob Ihre Krankenkasse die Kosten des Kurses übernimmt. Im Einzelfall können Sie sich die medizinische Notwendigkeit von Ihrem Arzt bestätigen lassen, falls alle anderen herkömmlichen Maßnahmen bisher keine Ergebnisse gebracht haben und die Ursachen im psychischen Bereich liegen.

Viele Wege führen zum gleichen Ziel. Sie können sich durch Malen, Musizieren, Singen, Spielen, Tanzen oder irgendeine andere Fertigkeit ausdrücken; immer stellen Sie einen heilsamen und wohltuenden Kontakt zwischen sich und der Welt her.

Schöpferische Verarbeitung von Problemen

Genauso gut können Sie allerdings zu Hause all das, was Seele und Rücken belastet, schöpferisch verarbeiten. Dazu gehören die Musikentspannung (Musik hören und dazu Tagträumen nachhängen), das Spielen eines Instruments, das Komponieren sowie das Singen eines Liedes und das Malen eines Bildes, wobei Sie mit Farben experimentieren und all Ihren Frust in Farbe auslassen können. Dazu gehört auch: sich zu einer bestimmten Musik zu bewegen und dem Körper freien Lauf zu lassen, eine Choreografie zu entwerfen oder mit Ton zu arbeiten, zu basteln, zu werken; mit Formen, Bewegungen, Materialien, Farben und Musik zu experimentieren und einfach der Phantasie Raum zu geben, seelische Belastungen durch künstlerischen Ausdruck zu verarbeiten.

Lassen Sie Ihr Werk zunächst einige Tage ruhen, dann deuten Sie es selbst und sprechen mit einer vertrauten Person darüber, wenn Sie möchten. Ansonsten ist schon das bloße Tun, das Erwecken der Kreativität Therapie genug. Übrigens: Auch Kochen, Handarbeiten, Handwerken und Gärtnern, um nur einige Beispiele zu nennen, haben eine künstlerisch-kreative Seite und können genauso therapeutisch wirken wie die klassischen Ausdrucksformen der Kunst.

Mit dem Rücken ins Kino

Gehen Sie doch einmal mit Ihrem Rücken in Ihr eigenes Gedanken-
kino! Hauptdarsteller: mein Rücken. Regie, Drehbuch, Aufnahme-
leitung usw.: ich.

Setzen Sie sich wieder in Ihren Sessel, und lehnen Sie sich an. Dann
schließen Sie die Augen und konzentrieren sich für ein paar Minuten
auf Ihre Atmung, bis Sie ganz bei sich selbst sind. Stellen Sie sich vor,
Sie hätten ein eigenes Kino und würden im Zuschauersaal sitzen. Der
Vorhang geht auf, der Film beginnt: »Wie aus den Leiden des jungen
Rückens die Freuden desselben wurden« – so oder so ähnlich könnte
der Filmtitel heißen. Auf der Leinwand sehen Sie Ihren Rücken, wie
er jetzt ist: krumm, unbeweglich, schmerzend, verhärtet. Dann wechselt die Szene, und Sie sehen sich so, wie Sie gern sein würden. Welche Szenen werden dargestellt? Z.B.: Sie laufen beschwingt und
fröhlich über den Rasen, weil Sie einen neuen Job haben, der Ihnen
Spaß macht; Sie sehen sich schlank und schön durch die Stadt laufen,
mit neuen und alten Freunden; Sie sind aufrecht und beweglich. Gestalten Sie Ihr eigenes Zukunftsszenario auf der Leinwand.

Spielen Sie den Film immer wieder ab, mit neuen faszinierenden Bildern, und vertiefen Sie die bisherigen Szenen. Dann öffnen Sie die
Augen und notieren kurz Ihre Eindrücke. Wiederholen Sie die Übung
einmal täglich.

Vielleicht entschließen Sie sich leichter, sich den Rückenfilm anzusehen, wenn Sie eine Film-kritik dazu gelesen haben: »Ein bewe-gender, auf-rüttelnder Film, der Sie sehr betroffen machen wird.«

Phantasiereisen

Diese Art der Entspannung ist sehr effektiv, denn sie wirkt wie ein intensiver Kurzurlaub. Legen oder setzen Sie sich dazu einfach bequem
hin, und schließen Sie die Augen. Nun folgen Sie einige Atemzüge
lang Ihrem Atemfluss, um ganz zu sich selbst zu kommen. Stellen Sie
sich nun vor, Sie würden zu Ihrem Lieblingsort reisen. Gibt es meh-
rere Orte, die Sie ganz besonders lieben? Suchen Sie sich einen aus,
und stellen Sie sich vor, Sie wären dort.

Mit allen Sinnen wahrnehmen

Wie sieht die Gegend aus? Was hören Sie? Welche Düfte durchziehen
die Landschaft? Wie fühlt es sich dort an – der Boden, die Luft, die
Temperatur? Wandern Sie durch Ihre Lieblingslandschaft, fühlen Sie
sich dort ganz ein, und erleben Sie die Landschaft hautnah. Dann

atmen Sie die Stimmung noch einmal ein, tanken jede Zelle Ihres Körpers mit Energie auf, beatmen den gesamten Körper und nehmen den Duft, den Ausblick, die Eindrücke, das Gehörte und Gefühlte mit in Ihren Alltag. Strecken Sie die Arme aus, öffnen und schließen Sie die Hände abwechselnd, um den Kreislauf wieder in Gang zu bringen, reisen Sie in Gedanken wieder nach Hause zurück, und öffnen Sie die Augen.

Mit Texten arbeiten

Oft geben äußere Eindrücke, Bilder, Texte, Gerüche oder Klänge Anregungen, die spontan innere Bilder aufkommen lassen. Folgen Sie solchen Assoziationen, und machen Sie eine Phantasiereise daraus!

Sie können jederzeit dem Standardübungsprogramm Impressionen für Ihre Phantasiereise entnehmen oder eine eigene erfinden. Noch wirkungsvoller ist es, wenn Sie einen Phantasiereisetext, den Sie vorher aufgeschrieben haben, auf Band sprechen und ihn dann abhören. Oder eine Person Ihres Vertrauens liest Ihnen den Text vor. Wenn Sie selber einen Text verfassen, beschreiben Sie einfach, was Sie dort alles zu erleben und zu sehen wünschen, was Sie gern hören und fühlen wollen und wie Sie sich Ihren Kurzurlaub vorstellen. Dies muss gar kein langer Text sein. Genauso gut können Sie sich auch aus Büchern Vorlagen holen oder Landschaftsbeschreibungen und Reiseberichte heranziehen.

Die Bildmeditation

Eine andere Art der Phantasiereise ist die Bildmeditation. Schneiden Sie sich aus alten Kalendern die wunderschönen Landschaftsaufnahmen aus. Stellen Sie ein Bild vor sich hin, und betrachten Sie es intensiv. Was gefällt Ihnen an diesem Bild so gut? Wie fällt das Licht? Was könnte man jetzt dort hören? Was könnte man dort erleben? Was könnte man fühlen, spüren und riechen? Schließen Sie dann die Augen, und stellen Sie sich vor, Sie würden in das Bild hineingehen. Was würden Sie jetzt erleben wollen? Was würden Sie tun? Wie würden Sie einen Tag in Ihrer Landschaft verbringen? Würden Sie lieber Ruhe tanken wollen oder eher Vergnügung und Zerstreuung suchen? Genießen Sie es, in diesem Bild ein Teil der Landschaft zu sein. Kehren Sie anschließend wieder langsam nach Hause zurück, atmen Sie in den Körper hinein, strecken Sie die Arme aus, und ballen Sie die Hände zu Fäusten. Dann öffnen Sie wieder die Augen. Notieren Sie sich Ihre Eindrücke.

Geistige Schmerzbewältigungsmethoden

Dieser Abschnitt widmet sich dem unmittelbaren Schmerz und den Möglichkeiten, wie Sie ihn mental angehen können. Damit wird jedoch das tägliche Bewegungstraining nicht überflüssig. Auch wenn Forscher herausgefunden haben, dass mentales Üben gleichwertige Erfolge zeitigt (siehe das Kapitel »Haltung – Spiegel der Seele«, Seite 38), so ersetzt es doch das dauerhafte gymnastische Training nicht, denn die folgenden Übungen stellen geistige Schmerzbewältigungsmethoden und kein mentales Körpertraining dar. Sie lenken die Gedanken vom quälenden Nichtstun und vom »Schmerzzürnen« ab und können ohne Schaden für Ihre Gesundheit angewandt werden.

Mediziner und Psychologen haben nachgewiesen, dass Schmerz immer ein subjektives, nicht objektiv messbares Geschehen ist. Die Psyche beeinflusst das Schmerzempfinden.

Sanfte Bewegungen

Bei akuten Rückenschmerzen kann Bewegung bekanntlich eher schädlich als nützlich sein, vor allem wenn sie nicht sachgemäß ausgeführt wird. Vermeiden Sie dann jede schnelle, ruckartige Bewegung, und versuchen Sie, den Körper mit leichtem Schaukeln, Wiegen, minimalen Drehungen und vorsichtigem Beugen und Strecken in Bewegung zu versetzen. Ansonsten helfen Ruhe, meistens Wärme und fachkundige Massage viel besser als jegliche Art der Gymnastik. Der Rückenschmerz, so lästig er auch sein mag, hat auch seine positiven Seiten. Denn erst die Wahrnehmung eines Schmerzes macht den Leidenden aufmerksam und veranlasst ihn, zum Arzt zu gehen.

Den Schmerz verkleinern

Stellen Sie sich vor, der Schmerz wäre ein großer Punkt im Rücken. In Gedanken verkleinern Sie ihn, so dass Sie seine warnende Botschaft nur noch in minimaler Dosis zu spüren bekommen.

Den Schmerz abdrehen

Stellen Sie sich vor, der Schmerz wäre so laut hörbar, dass er Ihnen in den Ohren wehtut. In Gedanken drehen Sie den Ton einfach so weit zurück, dass Sie seine Botschaft nur noch ganz schwach vernehmen.

Den Schmerz aus dem Körper ziehen

Stellen Sie sich vor, Sie würden den Schmerz einfach an den Haaren packen und aus dem Körper herausziehen.

Den Schmerz befragen

Gehen Sie in Gedanken zu der Quelle Ihres Schmerzes. Stellen Sie sich vor, der Schmerz könnte sprechen. Fragen Sie ihn, warum er Ihnen das jetzt antut, warum er Schmerzen aussendet. Bitten Sie ihn aufzuhören.

Den Schmerz mit Licht und Wärme bestrahlen

Stellen Sie sich vor, Sie würden den Schmerz in ein wunderschönes warmes, weißes oder gelbes Licht tauchen. Bestrahlen Sie ihn mit der Heilkraft des Lichts und der Wärme.

Den Schmerz umarmen

Einen Feind umarmen? Dazu gehören Mut und innere Stärke. Gehen Sie auf den Schmerz zu, schließen Sie Freundschaft mit ihm, umarmen und berühren Sie ihn mit Ihren guten Gedanken. Bekämpfen Sie ihn nicht mehr. Arrangieren Sie sich mit ihm, und schicken Sie Ihrem gesamten Körper Ihre herzliche Selbstliebe und Selbstachtung.

Medikamente gegen den Schmerz sind keine Lösung, im Gegenteil, sie verführen oft dazu, dass man die anstehende Lösung noch ein bisschen hinausschiebt. Denken Sie daran, dass Sie Verantwortung für sich haben.

Abschied von der Verweichlichung

Viele in unserer üppigen Wohlstandsgesellschaft sind so verweichlicht, dass sie schon bei der kleinsten Kleinigkeit »den Löffel werfen«. Statt uns eines Problems anzunehmen, es entschlossen und selbstbewusst anzupacken und zu lösen, scheuen wir zurück, jammern, ertragen lieber Ungerechtigkeiten oder verdrücken uns regelrecht. Das Problem wird dadurch nicht gelöst. Ein Großteil unserer Rückenbeschwerden könnte postwendend aus der Welt geschafft werden, wenn wir krank machende Faktoren zielbewusst angehen würden. Während die ältesten unserer Mitbürger noch gelernt haben, mit Krisen umzugehen, flüchten vor allem die jüngeren Generationen von einem Problem zum nächsten. Die scheinbare Abhärtung der älteren Generationen war nichts weiter als eine flexible Anpassung an die Lebensumstände und somit eine stetige fruchtbare Auseinandersetzung mit dem Leben selbst. Die Welt wird nicht untergehen, wenn wir über Rückenschmerzen klagen. Aber sie wird untergehen, wenn wir nicht mehr in der Lage sind, unser Leben so zu gestalten, dass wir das Beste aus den uns gegebenen Lebensbedingungen machen, zugespitzt gesagt: das Problem Rückenschmerzen ohne Wehleidigkeit und Zimperlichkeit anzupacken.

Denken Sie in Ruhe über dieses Thema nach, denn auch solche Überlegungen gehören zu den mentalen Bewältigungsmethoden.

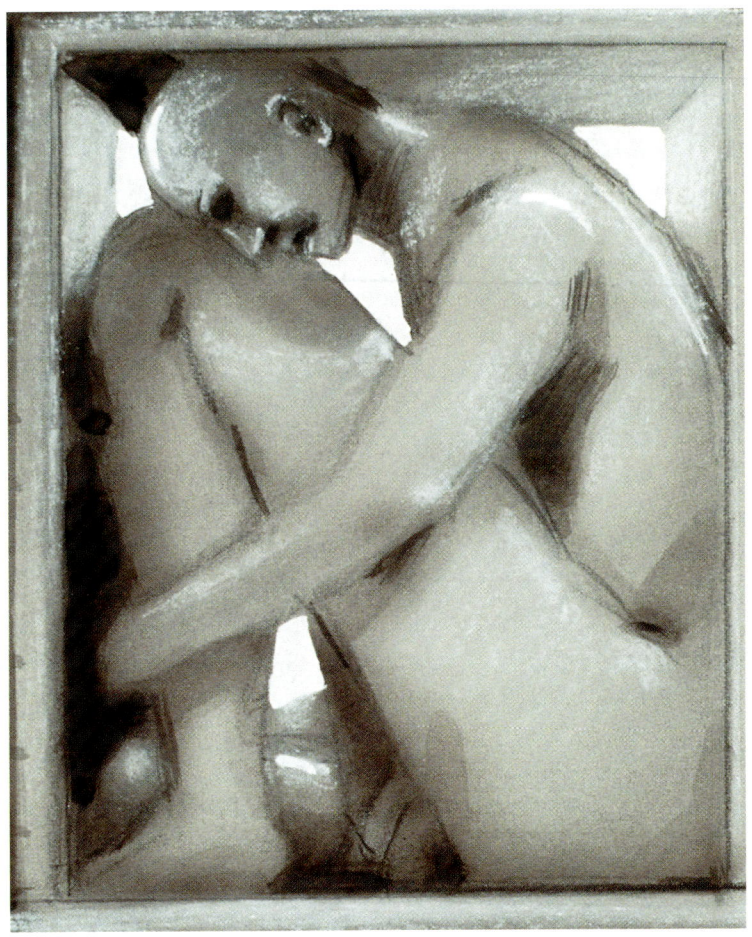

Auch die Kunst hat sich immer wieder mit Schmerz, seinen Ursachen, seinen Ausdrucksformen und seinen Bewältigungsmöglichkeiten auseinandergesetzt. Versuchen Sie auf mentalem Weg, sich aus dem Käfig, in den der Schmerz Sie pfercht, zu befreien.

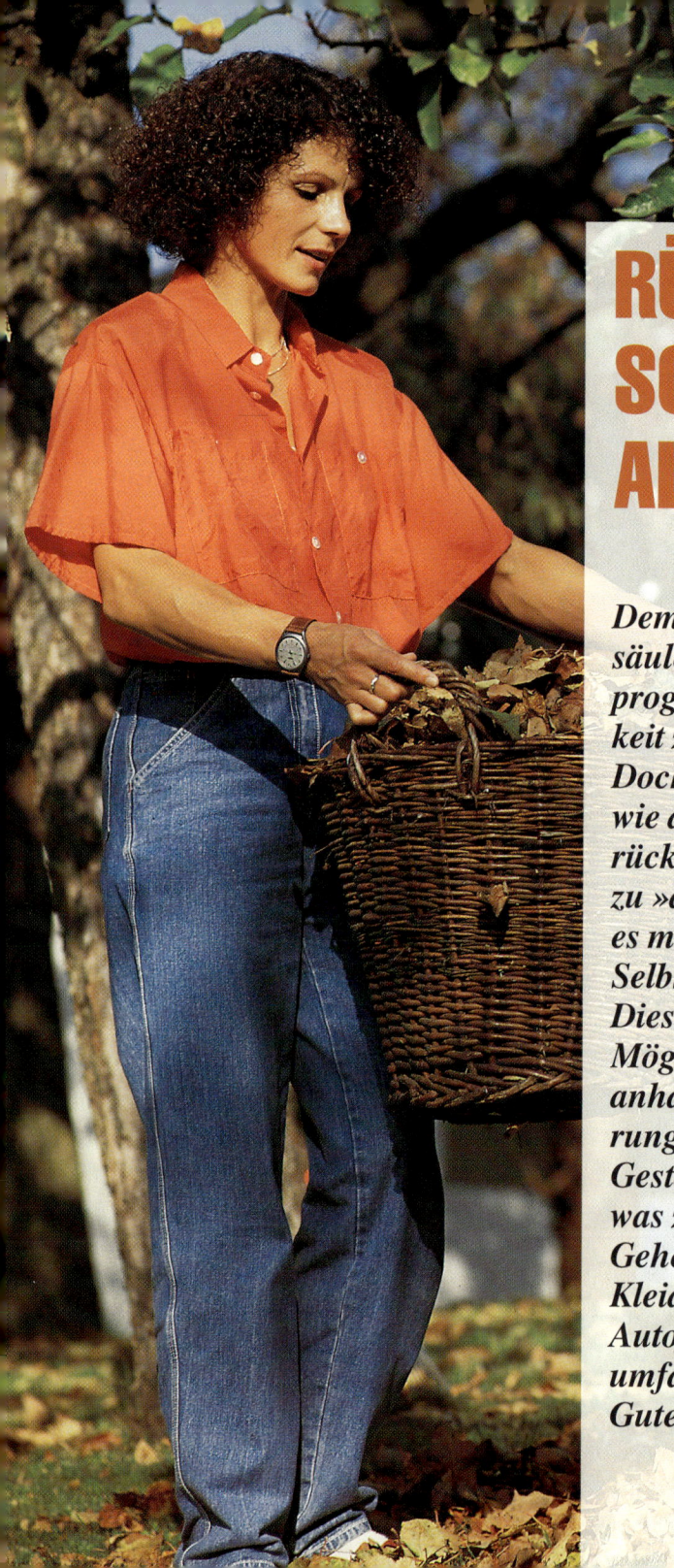

RÜCKEN-SCHULE IM ALLTAG

Dem Rücken und der Wirbel-säule mittels »Sonder-programmen« Aufmerksam-keit zu widmen ist eine Sache. Doch nichts ist so wichtig, wie den Alltag mit einem rückenschonenden Verhalten zu »durchtränken«, so dass es mit der Zeit zur mühelosen Selbstverständlichkeit wird. Dieses Kapitel zeigt Ihnen Möglichkeiten auf, wie Sie anhand von Sport, Ernäh-rung und einer aktiven Gestaltung Ihrer Umwelt – was z. B. die Bereiche Sitzen, Gehen, Stehen, Tragen, Kleidung, Arbeitsplatz, Autofahren, Gartenarbeit umfasst – Ihrem Rücken Gutes tun können.

Der Rücken darf die Schulbank drücken

Aktiv gegen Bewegungsmangel und Übergewicht

Stress, Bewegungsmangel und Übergewicht gehen oftmals Hand in Hand und verursachen eine Menge Rückenbeschwerden. Es ist wahrlich keine Geheimnis mehr, dass Übergewicht die Gelenke belastet, die Bandscheiben strapaziert und die Rückenmuskeln verkrampft, weil diese das höhere Gewicht im Bereich der Wirbelsäule ausbalancieren müssen. Außerdem senkt Übergewicht die Lebenserwartung, belastet das Herz-Kreislauf-System, verursacht oftmals Krampfadern, sorgt für Bluthochdruck sowie erhöhte Cholesterinwerte und schränkt die Beweglichkeit ein. Übergewichtige Menschen sind zudem bewegungsscheu, denn der Kraftaufwand, um die überschüssigen Pfunde zu bewegen, ist enorm. Übergewichtige wirken schwerfällig und machen rein optisch einen schlechten Eindruck. Dies ist natürlich auch seelisch belastend und kann für sich schon ein Faktor für Rückenbeschwerden sein. Überprüfen Sie, inwieweit Sie seelisch von Rückenbeschwerden betroffen sind, die mit Ihrem Übergewicht in Verbindung stehen. Doch verzweifeln Sie nicht: Gegen Stress und Übergewicht ist immer ein Kraut gewachsen, egal, wie alt und wie übergewichtig Sie sind.

Ein Leben nur mit Sonnentagen kann Ihnen niemand versprechen. Aber zu lernen, wie man auch mit schwierigen Situationen konstruktiv umgehen kann, das ist ein realistisches Ziel.

Fröhliches Antistresstraining

Stellen Sie sich vor, Sie kommen von einem anstrengenden Arbeitstag nach Hause und haben miese Laune. Nichts lief, wie es sollte, es gab Ärger, Sie sind gereizt und kämpfen mit einer Erkältung, die Kinder haben schlechte Noten heimgebracht, Ihr Partner nervt Sie mit irgendwelchen Forderungen… Dieses Szenario ist Ihnen sicherlich vertraut. Es gibt eben im Leben nicht nur Zuckertage, und auch mit wenig erfolgreichen Tagen muss man leben können.

Und wie geht es Ihrem Rücken? Genauso mies wie Ihrer Laune und Ihrer Seele. Schnelle Hilfe verspricht ein körperliches Antistresstraining, bei dem der Adrenalinspiegel wieder Ausgleich bekommt, das vegetative Nervensystem sich beruhigt und der Körper seiner biologischen Bestimmung entsprechend reagieren kann. Für uns bedeutet das, den Stress direkt nach dem (steinzeitlichen) Flucht- und Kampf-syndrom körperlich abzubauen. Das fröhliche Antistresstraining soll aber nicht nur Stress abbauen, sondern auch Spaß machen. Verwenden Sie deshalb eine fetzige, flotte Musik, die Sie mögen und die Ihnen hilft, sich schnell und befreiend zu bewegen.

- Fußtritte und Boxer verteilen: Legen Sie eine schwungvolle Musik auf, und treten Sie kräftig in die Luft. Boxen Sie Ihren Ärger einfach von sich, indem Sie die Hände zu Fäusten ballen und sie in die Luft schleudern.

Wenn Wut und Ärger in Ihnen hochkochen, ist es gut, die innere Spannung loszuwerden. Die über-schäumenden Affekte bei anderen Menschen abzureagieren geht meistens schief. Suchen Sie sich Objekte, bei denen Sie keinen Schaden anrichten.

- Ins Kissen schlagen: Nehmen Sie ein weiches Kissen, und schlagen Sie Ihre Wut hinein.
- Auf der Stelle treten: Treten Sie zur fetzigen Musik auf der Stelle, und stampfen Sie fest auf den Boden.
- Atem wegschieben: Atmen Sie kräftig aus, schreien Sie dabei, wenn niemand Sie hören kann.
- Alles von sich schieben: Arme, Beine schleudern, schieben, weg-drücken. Schleudern Sie Arme und Beine von sich, wirbeln Sie sie in die Luft, ballen Sie die Hände zu Fäusten – schieben Sie alles von sich weg.

Wellness für den Rücken

- Ein warmes Wannenbad kann Wunder wirken. Entspannen Sie sich mit beruhigenden Badezusätzen wie Melisse, Heublume, Rosmarin, Arnika, Kastanie und Zinnkraut. Im akuten Schmerzfall ist Vorsicht geboten, denn nicht immer ist Wärme angebracht. Ischiasschmerzen lassen sich z. B. durch Wärmebehandlung lindern, Spannungskopf-schmerzen werden durch Wärme eher verstärkt. Das Bad sollte höchstens 15 Minuten dauern und nicht wärmer als 35 °C sein. Danach sollten Sie sich zur Ruhe ins Bett legen.
- Genauso wirkungsvoll kann eine heiße Dusche sein. Lassen Sie das Wasser an Ihrem Körper hinunterfließen, und stellen Sie sich vor, Sie würden unter einem Wasserfall stehen, der Ihre Sorgen weg-schwemmt. Der Wasserstrahl der Dusche kann massierend auf die verspannten Muskelpartien einwirken.
- Sauna, Dampfbäder, heiße Schlammpackungen, Ayurveda-Behand-lungen, kneippsches Wassertreten, Solarium (in kleinster Dosie-

182

rung) und andere Wellnesshits mit Wasser, Dampf, Schlamm, Öl und Wärme tun Körper und Seele gleichermaßen gut. Schönheitsfarmen, Schwimm- und Thermalbäder, Erlebniswasserparks oder Kur- und Gesundheitshotels bieten entsprechende Behandlungen vor Ort an. Meeresschlick gibt es in der Apotheke, und auch Wärmepackungen können dort mit Gebrauchsanweisung gekauft werden. Wassertreten ist zu Hause in der Badewanne möglich.

● Kältegüsse, kalte Wasserstrahlen auf den Kopf und kalte Unterschenkelgüsse helfen meistens gegen Spannungskopfschmerzen. Eiswürfel aus dem Kühlschrank sind bei Entzündungen zu empfehlen. In diesem Fall würde Wärme den Schmerz nur noch verstärken. Länger als 15 Minuten sollte die Kälteanwendung nicht dauern.

● Verbringen Sie doch einmal einen Gesundheitsurlaub in einem Kurbad, einem Seeheilbad oder einem Luftkurort. Wer es flotter und bewegungsfreudiger liebt, ist oftmals mit einem Kluburlaub gut bedient. Gesundheitsurlaube liegen seit einiger Zeit im Trend und können in jedem Reisebüro gebucht werden. Lassen Sie sich dort beraten.

● Energieübungen helfen, das körperliche und seelische Gleichgewicht wiederherzustellen. Sie wirken positiv auf das Gehirn ein, unterstützen den Austausch zwischen rechter und linker Gehirnhälfte über den Gehirnbalken, der die Hälften miteinander verbindet (Corpus callosum), und fördern die Intelligenz durch Neuvernetzung und Neustrukturierung.

Während das Wassertreten den Kreislauf anregt, belasten das Saunieren, Dampfbäder, Solarien und heiße Schlammpackungen das Herz-Kreislauf-System. Herzpatienten oder Menschen mit sehr niedrigem Blutdruck sollten vorher ihren Arzt befragen.

Energieübung 1
Setzen Sie sich auf den Boden, und strecken Sie beide Beine gerade aus. Dann beginnen Sie, im schnellen Wechsel die Füße nach rechts bzw. nach links (wie ein Scheibenwischer) und aufeinander zu zu kippen – mindestens drei Minuten lang. (Das ist sehr lang! Bitte auf die Uhr sehen!) Dann halten Sie inne und spüren in den Körper hinein. Sie werden ein angenehmes Kribbeln bemerken, das sich von den Füßen bis zum Becken hinaufzieht. Dadurch wird der Energiefluss im Körper beschleunigt.

Energieübung 2
Setzen Sie sich bequem hin, und reiben Sie ganz fest die Hände aneinander, so dass die Handflächen heiß werden – mindestens eine hal-

be Minute lang. Dann die Hände im Abstand von zwei Zentimetern Handfläche an Handfläche halten und das Kribbeln spüren. Die Neurosensoren der Handflächen wurden jetzt angeregt. Dann die Hände millimeterweit verschieben. Sie spüren jetzt, wie sich die Hände »abstoßen«. Stellen Sie sich vor, Sie hätten mit Ihren Händen ein Energiefeld freigesetzt. Diese Kraft bringen Sie jetzt dorthin, wo Sie sie nötig haben, z. B. zur Halswirbelsäule oder in die Kreuzregion. Legen Sie dort beide Handflächen auf, und stellen Sie sich vor, wie die schwache Körperregion die Energie richtiggehend einsaugt.

Tausendmal berührt ... Und plötzlich entdecken Sie die Energie in Ihren Händen.

● Gönnen Sie Ihrem Rücken im Sommer kurze Sonnenbäder. Legen Sie sich auf eine Liege, und lassen Sie den nackten Rücken bestrahlen. Im Winter helfen Heizkissen, Wärmflaschen und eine Infrarotlampe, den Rücken und die Seele mit Wärme zu verwöhnen. Rheumasalben und Wärmepflaster wärmen Sie auch am Arbeitsplatz. Wärme wirkt vor allem bei Kreuzschmerzen und gegen Schulterverspannungen. Sie ist eine geeignete Hilfe bei Menstruationsbeschwerden. Wer sowieso schnell friert, der wird auch zur Rückenbehandlung Wärme vorziehen. Achten Sie dabei auf Ihr individuelles Empfinden. Probieren Sie aus, ob Ihnen eher eine Kälte- oder eine Wärmebehandlung entspricht.

Im Winter kommt der Rücken bei vielen Menschen einfach zu kurz. Dabei gibt es eine Reihe von Sportarten (z. B. Skilanglauf), die sich als besonders wohl tuend für den Rücken erweisen.

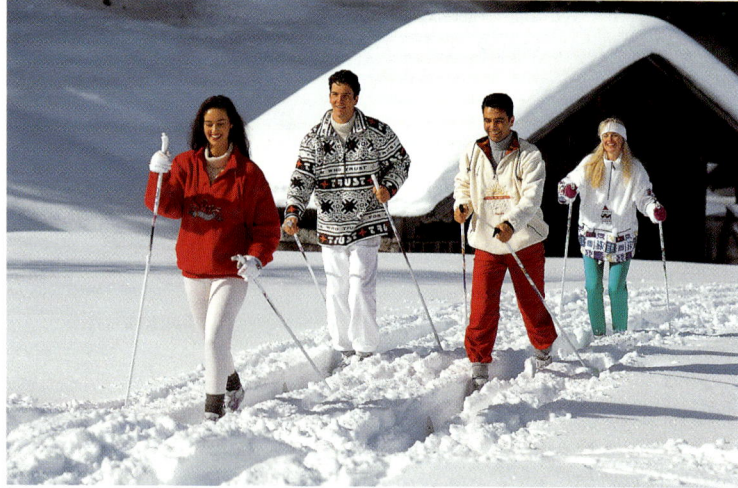

Rückenfreundliche Sportarten

Schwimmen

Das Schwimmen stellt einen idealen Ausgleich zu Bewegungsmangel und Rückenbeschwerden dar. Im Wasser reduziert sich das Körpergewicht um etwa 70 Prozent. Dies führt zu einer enormen Entlastung der Gelenke und Bandscheiben. Als besonders geeignet hat sich das Rückenschwimmen erwiesen. Dabei sollten Sie gestreckt im Wasser liegen und sich treiben lassen. Brust- und Delphinschwimmen sind weniger geeignet.

Wandern, Spazierengehen, Laufen, Joggen

Diese Sportarten zählen zu den rückenfreundlichsten. Beginnen Sie mit dem aktiven Spaziergang, um schließlich eine flotte Wanderung zu unternehmen. Das Herz-Kreislauf-System wird positiv beeinflusst, die stetige Bewegung kommt den Bandscheiben zugute. Achten Sie immer auf gutes Schuhwerk. Wanderschuhe mit flacher Sohle und Fußbett sind zu empfehlen. Vermeiden Sie unbedingt Spaziergänge in typischen Modeschuhen! Sie sind mehr als schädlich. Beim Joggen und Laufen lassen Sie sich von Ihrem Schuhhändler beraten. Ein guter Schuh besitzt ein integriertes Dämpfungssystem, passt sich optimal dem Fuß an und hat stützende Keile aus bestimmten Materialien. Achten Sie auch auf Ihr Laufgefühl beim Schuhkauf. Sie sollten sich wie auf Wolken gehend fühlen.

Joggen Sie niemals auf Asphalt und auf harten Unterböden. Der Aufprall beim Laufen staucht die Bandscheiben und belastet die gesamte Wirbelsäule.

Skilanglauf

Im Winter stellt der Skilanglauf neben dem Wandern eine ideale, rückenfreundliche Sportart dar. Stauchungen werden durch das Gleiten auf Schnee vermieden, das Herz-Kreislauf-System wird positiv beeinflusst. Die Lauftechnik sollte allerdings beherrscht werden, um schädliche Verdrehungen im Wirbelbereich zu vermeiden.

Tanzen, tänzerische Gymnastik

Jede Art des Tanzens wirkt sich positiv auf den Rücken aus, vor allem der orientalische Tanz, auch Bauchtanz genannt. Er ist für den Rücken die Sportart überhaupt. Viele Kurse werden an Volkshochschulen oder von Privatlehrern angeboten.

Der orientalische Tanz

Der orientalische Tanz fördert wie kein anderes Körpertraining die Beweglichkeit von Wirbelsäule und Becken. Geschmeidigkeit, Beweglichkeit, Körpergefühl und fließende, gelenkschonende Bewegungen stehen im Mittelpunkt des orientalischen Tanzes. Vor allem so vernachlässigte Körperbereiche wie Bauch und Beckenboden werden mühelos mittrainiert.

Die Haltung verbessert sich durch Grazie, Anmut und Sensibilisierung des Körpergefühls, der Körper entschlackt auf natürliche Weise und wird wieder flexibel. Erstarrungen im Beckenbereich lockern sich, Menstruationsbeschwerden verschwinden, schwangerschaftsbegleitend und geburtsvorbereitend massieren die sanften Bewegungen die Organe. Der orientalische Tanz trägt darüber hinaus zu einer guten Figur bei, unterstützt die Rückbildung nach einer Geburt und lindert bestehende Beschwerden.

Andere Tanzformen

Tänzerische Wirbelsäulengymnastik, afrikanischer Tanz und Modern- oder Jazzdance bringen den Kreislauf in Schwung und sorgen für Beweglichkeit, Koordination im Gehirn, Körpergefühl, Ausdruck, Haltung und Kondition. Das klassische Ballett wirkt sich sehr positiv auf Grazie, Beweglichkeit und vor allem auf eine gute Haltung aus. Eine bessere Haltungsschulung gibt es kaum! Auch das Standardtanzen begünstigt eine aufrechte Körperhaltung und sorgt wie die anderen Tanzstile für Bewegung und Ausgleich bei Rückenbeschwerden.

Yoga, Tai Chi, Qi Gong und andere östliche und alternative Bewegungsformen

Gerade die östlichen Bewegungsformen sind eine wahre Labsal für den Rücken. Atmung und Bewegung werden harmonisch miteinander verbunden und sorgen für Ausgleich und Entspannung.

Während die Übungen des Qi Gong und Tai Chi ohne Einschränkungen für den Rücken geeignet sind, muss bei den Yogaübungen unterschieden werden. Am besten erlernen Sie diese Bewegungsformen in einer Gruppe. Volkshochschulen bieten diese Kurse oft an. Zur Schulung des Körperempfindens, zur Haltungsschulung und zum bewussten Bewegungserleben und Erlernen einer Verhaltensänderung eignen sich vor allem die Alexander-Technik, das Rolfing, die Alta-Major-Methode, Zilgrei und Feldenkrais.

In Kursen lernen Sie, wie man Atmung, sanfte Bewegung und Heilung miteinander verbindet, das bewusste Wahrnehmen des Körpers, das Ausbrechen aus alten Bewegungsmustern, die reflektierte Ausführung neuer Bewegungsabläufe im Hinblick auf eine gesunde innere wie äußere Haltung.

Reiten

Das aufrechte Sitzen im Sattel schult die Haltung, die rhythmischen Bewegungen des Pferdes wirken auf den Rücken ausgleichend. Dadurch werden die Bandscheiben entlastet und gleichzeitig aktiviert. Allerdings ist auf einen optimalen Sitz zu achten. Vom Springreiten ist abzuraten, denn es staucht die Wirbelsäule.

Radfahren

Das Radfahren ist nur dann sinnvoll, wenn Sie aufrecht sitzen können. Der Lenker sollte also so hoch eingestellt sein, dass Sie Ihre Wirbelsäule bequem aufrichten können. Und so sollten Sie dann auch fahren! Rennräder, die eine vornübergebeugte Dauerhaltung erfordern, und Räder mit horizontalem geradem Lenker (bei Mountainbikes) sind rückenfeindlich, denn Rundrücken und überstreckte Halswirbelpartie führen schnell zu Rückenbeschwerden.

Die Lungen können bei gebeugter Haltung ihre Kapazität nicht voll entfalten, die inneren Organe werden zusammengedrückt. Lassen Sie sich vom Fahrradhändler kein teures Rad mit einem niedrigen Lenker aufdrängen. Die Fachhändler sind leider in puncto Wirbelsäulentauglichkeit eines Rades kaum auf der Höhe des medizinischen Wissens. Je teurer ein Rad ist, desto wirbelsäulenfeindlicher ist es meistens (stromlinienförmige Aerodynamik wird eben nur mit tief liegenden Lenkern erreicht – Rundrücken!). Die altbewährten, relativ günstigen Cityräder mit tiefer liegendem Sattel und hohem Lenker sind immer noch am besten gegen Rückenbeschwerden geeignet. Sie sollten mit dem Rad spazieren fahren, dabei aufrecht sitzen und sich die Landschaft betrachten können und nicht Rennen fahren – das ist etwas für den Radsportler, nicht für den Rückenkranken.

Verbissenes Kämpfen um sportliche Hochleistungen ist meistens nicht sehr wirbelsäulenfreundlich, mag es die Sportart an sich auch sein. Lassen Sie sich von Ihrer inneren Bewegungsfreude leiten. Ob Sie dabei besonders schnell sind, ist dann sekundär.

Eingeschränkt empfehlenswerte Sportarten

- Fußball
- Handball
- Volleyball
- Basketball
- Poweraerobic
- Tischtennis
- Bodybuilding
- Krafttraining

Nicht empfehlenswerte Sportarten

- Squash
- Tennis
- Bowling
- Kegeln
- Hockey
- Eislaufen
- Rollschuhlaufen
- Alpiner Skilauf
- Golf
- Badminton

Das richtige Essen
für Leib, Seele und Rücken

Ernährungsratschläge gibt es wie Sand am Meer. Sehen Sie die Nahrung im Zusammenhang mit allen anderen Lebensgewohnheiten – als die Kunst, ganz verschiedene Bereiche zu integrieren.

Vergessen Sie Diäten! Sie bringen absolut gar nichts, um dauerhaft abzunehmen und das Übergewicht zu reduzieren. Eine ausgewogene Ernährung belebt die Körperfunktionen, fördert die Intelligenz und die Versorgung von Gehirn, Nerven, Rücken und Organen mit wertvollen Nährstoffen.

Um Übergewicht zu reduzieren und sich gesund zu ernähren, ist es wichtig, alte Essgewohnheiten über Bord zu werfen. Das ist in der Praxis gar nicht so einfach, und beim Essen hört oftmals jegliche Selbstdisziplin auf. Dann wird nach Herzenslust geschlemmt und anschließend mit schlechtem Gewissen über die überflüssigen Pfunde gejammert. Selbst wer schlank ist, tut seinem Rücken nichts Gutes, wenn er sich einseitig ernährt. Ernährungsumstellung bedeutet nicht den Verzicht auf Leckereien oder die Notwendigkeit, nur noch ganz wenig zu essen; im Gegenteil, es darf weiter genossen werden, doch mit anderen Nahrungsmitteln wie bisher.

Fett reduzieren

Unsere Ernährung ist heutzutage eindeutig zu fett. Fette verstecken sich in alltäglichen Produkten, in sehr vielen Fertiggerichten, in denaturierter Nahrung und in sogenannter Luxuskost wie Pralinen und Chips. Neueste Forschungsergebnisse haben bewiesen, dass Vegetarier nicht nur länger leben, sondern auch ihre Lebensqualität steigern, ein intaktes Immunsystem besitzen, also seltener krank werden, zäh, ausdauernd sowie nicht zuletzt schlank, schön und fit sind – allerdings nur, wenn ihre Kost ausgewogen sowie vollwertig ist und mit Milchprodukten ergänzt wird. Sie brauchen deshalb nicht gleich auf Fleisch zu verzichten, doch sollten Sie Ihren Fleischkonsum auf ein Minimum reduzieren und auf eine vielseitige, nahrhafte und natürliche Ernährung achten, die viel Ballaststoffe, viel frische Kost (Rohkost) enthält und vor allem arm an (gesättigten) Fetten ist!

Das Standardmenü, bei dem sich einige Beilagen um ein großes Stück Fleisch herumgruppierten, ist heute auf dem Rückzug. Bei unserer heutigen Massentierhaltung gibt es noch viele zusätzliche Gründe, den Fleischkonsum einzuschränken.

Alles, was fett macht

Die folgenden Nahrungsmittel enthalten weder wertvolle Mineralien und Vitamine, noch fördern sie die Verdauung oder die Gesunderhaltung des Körpers. Wer sich einseitig von solchen Produkten ernährt, hat bald mit Übergewicht und Mangelerscheinungen zu kämpfen. Er ist trotz Übergewicht unterernährt. Dem Körper werden keine lebenswichtigen Nährstoffe mehr zugeführt, und auch der Rücken ist am »Verhungern«.

- Wurstwaren
- Fettes Fleisch
- Fetter Käse
- Sahneprodukte
- Fertigprodukte
- Lightprodukte
- Chips
- Weißmehlprodukte
- Kekse
- Pralinen
- Saucen
- Mayonnaise
- Pommes frites
- Kroketten
- Ketchup
- Salatdressings
- Kuchen
- Torten
- Süßes Gebäck
- Ölig zubereitete Teigwaren
- Alkohol
- Süße Getränke

Auf ausreichende Flüssigkeitszufuhr achten

Die meisten Menschen trinken einfach zu wenig. Achten Sie auf Ihre tägliche Flüssigkeitsaufnahme!

Wichtig ist auch eine ausreichende Flüssigkeitszufuhr. Wasser, Säfte und Kräutertees genügen. Verzichten Sie auf ungesunde, gesüßte Limonaden, übermäßigen Kaffee- und Schwarzteegenuss und gesüßte Mixgetränke. Allein die Umstellung auf Wasser lässt überflüssige Pfunde verschwinden. Achten Sie auch darauf, dass Sie Ihre Gerichte nicht mit Salz (Natriumchlorid) nachwürzen, denn unsere Kost enthält sowieso schon zu viel Natrium. Natrium bindet Wasser im Gewebe und behindert den Flüssigkeitsaustausch. Ihr Körper wirkt schwammig und dick.

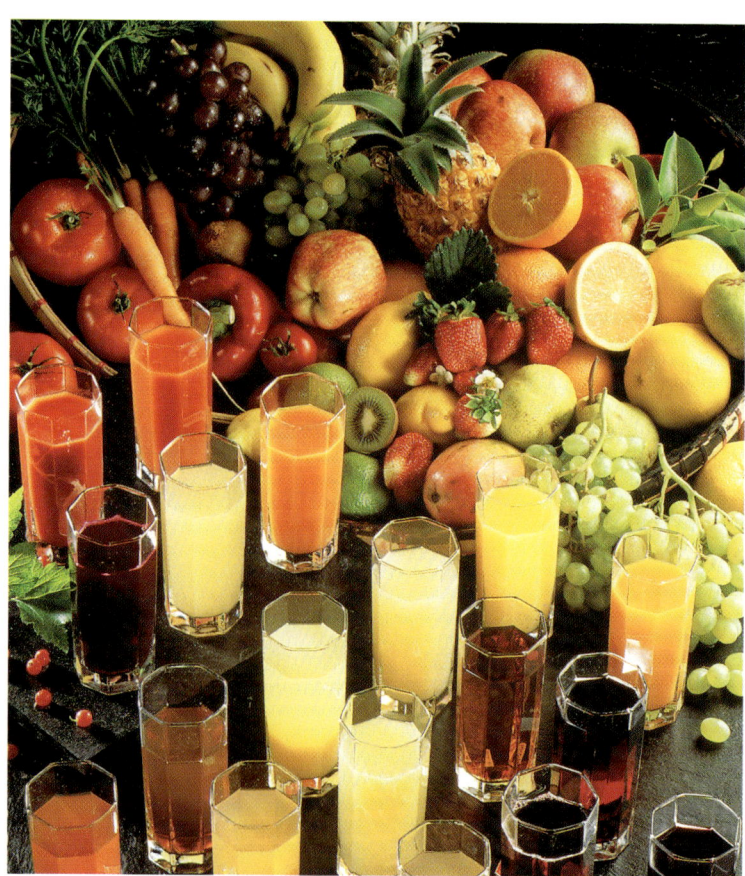

Frisch gepresste Obst- und Gemüsesäfte liefern Ihrem Körper die nötige Flüssigkeit und gleichzeitig versorgen sie ihn mit allen lebensnotwendigen Biostoffen. Sie können die Säfte auch gut mit stillem Mineralwasser verdünnen.

Alles, was dem Körper bekommt

Die folgenden Nahrungsmittel sorgen für eine gesunde, ausgewogene Ernährung und dürfen reichlich verzehrt werden.

Vor allem Rohkost kann und muss sogar in riesengroßen Mengen verzehrt werden, damit der Körper die erforderlichen Biostoffe in ausreichendem Maß erhält.

Rohes Obst enthält oftmals eine natürliche Süße und ersetzt die fetten Torten und Kekse. Gemüse kann in allen Variationen zubereitet werden. Der Nährstoffgehalt der Kartoffel verdient hier besondere Erwähnung.

Einmal wöchentlich salz- und fettarmes Fleisch ergänzt die Mahlzeiten und liefert wichtige B-Vitamine. Für die Kalziumzufuhr sorgen fettarme Milchprodukte, und die Sojaprodukte decken den pflanzlichen Eiweißbedarf.

- Rohes und gekochtes Obst
- Rohes und gekochtes Gemüse
- Weizenkörner
- Vollkornbrot
- Haferbrei
- Hülsenfrüchte (Erbsen, Bohnen, Linsen, Hirse, Amaranth)
- Müsli ohne Zucker
- Fettarmer Käse
- Milch
- Joghurt, Kefir, Quark
- Trockenfrüchte
- Teigwaren
- Mageres Fleisch (Pute oder Huhn)
- Fisch (nicht gesalzen oder gepökelt)
- Sojaprodukte (z. B. Tofu)

Frische und Natürlichkeit unserer Nahrungsmittel sind immer noch die entscheidenden Qualitätsmerkmale. Wenn uns die Nahrungsmittelindustrie Appetit auf andere Reize machen will, sollten wir unseren unbestechlichen Körper fragen, was ihm gut tut.

Die Umstellungsübung

Setzen Sie sich bequem hin, und schließen Sie die Augen. Stellen Sie sich vor, wie aus all den fettigen Produkten das Fett hässlich und ölig hervorquillt. Ekelhaft tropft es zu Boden, macht den Magen schwer und pappig, macht Sie schlapp und müde, raubt Ihnen die Kraft und schwemmt Ihren Körper auf. Sie werden fetter und fetter, hässlicher und kraftloser. Lassen Sie nun dieses Bild verschwinden, und stellen Sie sich saftiges, knackiges Obst und Gemüse vor, leckeres, frisches Grün auf der Zunge, das die Zellen mit wichtigen Nährstoffen ver-

191

Das Auge genießt mit bei der Mahlzeit. Die Natur hat den Früchten und Gemüsen herrliche Formen und Farben geschenkt, an denen wir uns täglich aufs Neue laben können.

sorgt. Würzig und gut schmeckt dieses Essen, und es macht Spaß, riesige Mengen verzehren zu können, ohne zuzunehmen. Bei jedem Bissen spüren Sie neue Lebenskraft, neue Energie und wachsende Stärke! Jeder Bissen macht Sie gesünder, schöner und schlanker. Sie freuen sich so richtig auf das gut riechende, knackig frische und vitalisierende Mahl.

Sie können nicht genug bekommen von roten Radieschen, frischen Gurken, goldenen Kartoffeln mit Kümmel, würzigem Schnittlauch, grünen Sprossen, knackigen Karotten und himmlisch schmeckenden Äpfeln, süßen Bananen und saftigen Birnen. Reife Beeren umschmeicheln Ihren Gaumen, lieblicher Orangensaft fließt durch Ihre Kehle, und süße Trauben erinnern an Fülle und Lebendigkeit. Lassen Sie diese Bilder auf sich wirken. Stellen Sie sich vor, Sie dürften all das in Hülle und Fülle schlemmen. Es gibt keine Grenzen beim Genießen der lebendigen Sonnenkost! All das, was die Erde Ihnen schenkt, können Sie voller Lust und Wohlgefühl verzehren. Öffnen Sie dann die Augen, und holen Sie sich gleich einen rotgoldenen Apfel. Guten Appetit!

Aktiv für eine gesunde Lebensumwelt

Das richtige Liegen, Aufstehen, Hinlegen

Bett, Matratze, Lattenrost

Bett, Matratze und Lattenrost sollten aufeinander abgestimmt gekauft werden. Lassen Sie sich im Möbelhaus beraten. Dort wissen die Mitarbeiter über die neuesten Systeme Bescheid.

● Anforderungen an ein gutes Bett: Es sollte so groß sein, dass es den Schlafgewohnheiten des Schläfers und seiner individuellen Körperkontur angepasst ist. Besonders wirbelsäulenfreundlich sind Wasserbetten. Dabei verteilt sich der Liegedruck gleichmäßig, der Körper wird optimal gestützt und entlastet. Es wurde festgestellt, dass sich Wasserbettschläfer nicht so oft beim Schlafen im Bett herumwerfen, so dass sie insgesamt tiefer schlafen. Ein Wasserbett ist allerdings gewöhnungsbedürftig. Eine gute Beratung sollte unbedingt einem Kauf vorangehen.

● Anforderungen an eine gute Matratze: Sie sollte temperaturregulierend und feuchtigkeitsableitend sein, zwei verschiedene Seiten haben und den Körper beim Schlaf optimal abstützen. Federkernmatratzen sollten nicht mehr verwendet werden, da durch ihre metallenen Federkerne elektrostatische oder Magnetfelder auf den Menschen einwirken.

Zur Zeit sind sehr gute Latexmatratzen auf dem Markt, die den gesundheitlichen Anforderungen entsprechen. Achten Sie beim Kauf auch auf umweltverträgliche Verarbeitung (z. B. Gütesiegel und Formaldehydfreiheit).

● Anforderungen an einen guten Lattenrost: Er sollte flexibel sein und dem Körper entsprechende Verstellmöglichkeiten aufweisen. Die einzelnen Latten sollten als Federleisten konstruiert sein. So kann das Körpergewicht ideal gestützt und die Bewegungen abgefedert werden.

Die Stützkraft sollte unterschiedlich stark eingestellt werden können, so dass z. B. der Schulter- und Hüftbereich besser abgestützt wird, denn dort lastet mehr Gewicht auf den Leisten. Das Fuß- und Kopfteil sollte ebenfalls verstellbar sein.

Früher hieß es einmal, Menschen mit Rückenproblemen sollten auf einer harten Unterlage schlafen. Heute wird dagegen auf jeden Fall eine Unterlage empfohlen, die nachgibt.

Rückenquäler Matratze

»Müde bin ich, geh zur Ruh, quäl den Rücken immerzu ...«

● Wie alt ist Ihre Matratze? Älter als zehn Jahre? Dann sollten Sie unbedingt überprüfen, ob sie nicht die Quelle Ihrer Rückenbeschwerden ist. Alte, ausgeleierte Matratzen mit einer Liegemulde sind sofort auszumustern!

● Auf durchgelegenen, zu weichen Matratzen können sich die Bandscheiben während der Nacht nicht erholen. Die Bewegungsfreiheit wird stark eingeschränkt, der Körper unnatürlich verkrümmt, und die Wirbelsäule und der Muskelapparat werden stark belastet. Zusätzlich kommt es zu Verspannungen und Fehlhaltungen beim Liegen.

● Eine zu harte Matratze kann sich der natürlichen Form der Wirbelsäule nicht anpassen, so dass der Rücken sich wiederum beim Liegen verkrampft.

Bettzeug

Ein schlechtes Kissen hat schon so manche Beschwerden heraufbeschworen. Ist es zu hoch, verkrümmen sich Hals- und Brustwirbel derart, dass am nächsten Morgen mit Schmerzen zu rechnen ist. Genauso lässt ein zu flaches Kissen die Halswirbelsäule nach unten abknicken. Ein gutes Kissen ist weder zu hoch noch zu flach und stützt die Halswirbelsäule optimal ab. Beim Liegen auf der Seite gibt es keine Verkrümmung. Die Wirbelsäule bildet eine horizontale Linie. Da der Körper beim Schlafen stark schwitzen kann, sollte das gesamte Bettzeug aus waschbaren Materialien bestehen; Sie sollten jedoch keine parfümierten Weichspüler verwenden, denn eingeatmete Missgerüche von Schweiß und Parfüm verkrampfen unbewusst.

Jedes Detail können Sie so behandeln, dass Ihre Grundeinstellung dabei zum Ausdruck kommt: Sie wollen achtsam mit Ihrer Wirbelsäule und Ihrem ganzen Körper umgehen. Dann werden Sie ganz von selber herausfinden, wie es für Sie am besten ist.

Vorschläge zum Hinlegen

Setzen Sie sich auf Ihr Bett, und kippen Sie den Oberkörper seitlich wie ein Pendel in das Bett hinein. Der Drehpunkt wird dabei vom Becken gebildet. Die Wirbelsäule bleibt bei dieser Art des Hinlegens aufrecht und wird als ganzes Gerüst abgelegt. Es kann dabei zu keinen Verdrehungen und Verkrümmungen kommen. Wenn Sie sich auf den Boden legen wollen, begeben Sie sich zuerst in den Kniestand, indem Sie in Schrittstellung gehen und in den Knien nach unten sinken. Dann stützen Sie beide Arme seitlich auf und lassen sich über die Seitenlage zu Boden gleiten.

Vorschläge zum Liegen

Am geeignetsten sind die Seitenlage und die Rückenlage. Die Bauchlage ist nicht empfehlenswert, weil es dabei zu einer starken einseitigen Belastung im Hals- und Lendenwirbelbereich kommt. Um ein Hohlkreuz beim Liegen auf dem Rücken auszugleichen, legen Sie ein weiteres Kissen in die Kniekehlen.

Vorschläge zum Aufstehen

Mit Hilfe der Arme können Sie sich aus der Seitenlage nach oben drücken und die Unterschenkel aus dem Bett hängen lassen. Der Oberkörper wird in umgekehrter Reihenfolge zum Hinlegen en bloc aufgerichtet. Beim Aufstehen vom Boden drehen Sie sich zuerst in die Seitenlage. Dann ziehen Sie die Beine an den Körper heran und

> ## Merke
> Es gibt nicht nur eine richtige Art des Hinlegens, Liegens und Aufstehens. Entscheidend ist, dass Sie sich dabei wohl fühlen. Die richtige Art des Hinlegens, Liegens und Aufstehens ist die, die sich ständig Ihren individuellen Bedürfnissen anpasst und dementsprechend verändert und variiert wird. Sie persönlich können erst dann richtig aufstehen, sich hinlegen und liegen, wenn Sie dabei am wenigsten Kraft verbrauchen. Finden Sie also die ökonomischste, muskelentspannendste und am wenigsten Muskelkraft verbrauchende Variante heraus. (Erinnern Sie sich hierbei an die Wirbelsäule als Bauklötzchensystem.)

begeben sich in den Kniestand. Aus dieser Position stellen Sie ein Bein auf und drücken sich mit geradem Oberkörper über die Kraft der Kniegelenke nach oben.

Liegeübung

Probieren Sie verschiedene Liegevarianten aus. Zunächst aber üben Sie verschiedene Varianten des Hinlegens, bis Sie eine gefunden haben, mit der Sie zufrieden sind. Dann drehen Sie sich im Bett in alle möglichen Richtungen. Winkeln Sie die Beine an, strecken Sie sie aus, rollen Sie sich zusammen, kuscheln Sie sich in das Bettzeug. Spüren Sie dabei ganz genau die Unterlage. Sind Sie zufrieden mit Ihrem Bett? Fühlen Sie sich dort wohl? Spüren Sie beim Liegen Schmerzen? Wenn ja, hilft es, wenn Sie ein anderes Kissen benutzen? Haben Sie das Gefühl, Ihre Matratze sei ausgeleiert?

Anschließend üben Sie Varianten des Aufstehens. Wie können Sie vom Bett aufstehen, ohne den Rücken zusätzlich zu belasten? Finden Sie Ihre individuelle Möglichkeit heraus.

Erst wenn Geist und Psyche zur Entspannung gefunden haben, kann sich auch die Rückenmuskulatur richtig entspannen.

Das richtige Sitzen, Aufstehen und Hinsetzen

Das Sitzmöbel

Ein Stuhl ist dann ideal, wenn er eine harte Sitzfläche, die federnd den Druck des Körpers aufnimmt, und eine dynamische, flexible, der

Ein physiologisch optimaler Stuhl kann die Schädlichkeit des Sitzens zwar etwas mindern. Trotzdem sollten Sie, wenn Sie viel sitzen müssen, konsequent mit Übungen für Entlastung sorgen.

Anatomie der Wirbelsäule angepasste Lehne aufweist. Vor allem der Lendenwirbelbereich sollte abgestützt werden, um so dem Hohlkreuz entgegenzuwirken. Eine zu weiche Sitzfläche begünstigt Hämorrhoiden und kann dem Körper keine Abfederung zur Eigenbewegung geben. Der Sitz sollte individuell verstellbar sein, so dass die Füße sicher auf dem Boden stehen können und die Oberschenkel von der Hüfte bis zu den Knien leicht abfallen oder eine gerade Linie bilden. Am geeignetsten sind Schwingsysteme, die Bewegungen mitmachen und natürlich höhenverstellbar sind. Wechseln Sie so oft wie möglich die Sitzgelegenheiten: vom Hocker zum Küchenstuhl, zum Esszimmerstuhl; vom Sofa zum Bürostuhl und auf den Ball.

Alternative Sitze

Alternative Sitze ermöglichen vor allem eine Veränderung der Sitzposition. Allerdings sind Sie in der Anschaffung meist sehr teuer. Nach langem Sitzen treten die gleichen Beschwerden auf wie bei herkömmlichen Sitzmöbeln, denn jede starre Sitzposition belastet die Bandscheiben, und sei sie noch so funktionell! Zu den alternativen Sitzen gehören dynamische Einbeinsitze, die an Melkschemel erinnern, runde Schenkelsysteme und die bekannteren Kniesitzstühle. Für »Pezzibälle« gibt es Sitzkonstruktionen, damit der Ball nicht davonrollt. Doch damit entfällt das so wichtige Ballhüpfen.

Rückenfeind Stuhl

»Und wenn ich sitze stundenlang, wird es dem Rücken angst und bang…«
Wer beruflich bedingt viel sitzen muss, verbringt 80 bis 90 Prozent des Tages mit dieser rückenbelastenden Tätigkeit. Das Sitzen übt sehr viel mehr Druck auf die Bandscheiben aus als etwa das individuell als anstrengender empfundene Stehen. Gerade deshalb sind gute Stühle und dynamisches Sitzen, das die Wirbelsäule immer in Bewegung hält, notwendig. Die zusammengesunkene Rundrückenhaltung beim Sitzen belastet auf Dauer die Bandscheiben einseitig, und die inneren Organe werden zusammengepresst. Ein freies Durchatmen ist kaum mehr möglich.

Sitzübung

Um die Bandscheiben und Rückenmuskeln trotz längeren Sitzens zu entlasten, ist ein aktives, dynamisches Sitzen erforderlich. Dazu ist es nötig, immer wieder die Sitzposition zu verändern.

Setzen Sie sich auf das vordere Drittel Ihres Stuhls. Legen Sie beide Hände unter das Gesäß, und richten Sie Ihre Wirbelsäule auf, als ob Sie eine griechische Säule wäre. Mit den Händen verspüren Sie jetzt unter dem Gesäß zwei harte Stellen, die Sitzbeine; das sind Knochen, die zum Becken gehören und den untersten Punkt des Drucks vom Körpergewicht auffangen. Sitzen Sie auf den Sitzbeinen, so sitzen Sie dem Körper entsprechend richtig. Nehmen Sie die Hände weg, und bleiben Sie aufrecht sitzen. Ungewohnt? Tatsächlich, aber ist Ihnen schon aufgefallen, dass Sie viel leichter Luft holen können, dass Sie sich gleich »größer« und »bedeutender« vorkommen, weil Sie nicht mehr so zusammengesunken sitzen müssen? Lassen Sie dann die Schultern entspannt beim Ausatmen nach unten hängen, und stellen Sie sich vor, Ihr Kopf wäre ein Luftballon, der leicht und locker nach oben schwebt. Es ist tatsächlich ein anderes Sitzgefühl! Über eine längere Zeit allerdings wird auch dieses Sitzen unbequem! Deshalb müssen Sie sich während des Sitzens dynamisch bewegen!

Das Sitzen im Büro ist für alle Kolleginnen und Kollegen genauso ungünstig wie für Sie selbst. Vielleicht finden Sie jemanden, der Lust hat, zwischendurch bei einer Sitzübung mitzumachen.

Sitzpositionsspiele

Wer lange sitzt, sollte dieses Sitzen also dynamisch gestalten; das bedeutet, er bewegt sich beim Sitzen leicht hin und her, er wechselt die Sitzposition, er streckt und rekelt sich jede Viertelstunde, er steht auf und geht ein paar Schritte, er benützt hin und wieder einen Sitzkeil auf dem Stuhl und wechselt auf verschiedene Stühle und auf den »Pezziball«. Die folgenden Spiele eignen sich sogar fürs Büro.

• Das Lehnenkussspiel: Sie sitzen auf Ihrem Stuhl und versuchen, mit Ihrem Rücken heiße Küsse in die Lehne zu drücken. Drücken Sie den Rücken fest gegen die Lehne. Dann drücken Sie verschiedene Rückenbereiche gegen die Lehne.

• Das Schaukelpferdspiel: Sie sitzen auf dem Stuhl und wechseln ganz sanft und behutsam von einer Gesäßhälfte auf die andere. Schaukeln Sie auf dem Sitz hin und her.

• Das Eimerchenspiel: Sie sitzen auf dem Stuhl und kippen das Becken vor und zurück, als ob Sie einen Eimer ausschütten wollten.

● Das Bindfadenspiel: Sie sitzen auf dem Stuhl und stellen sich vor, Ihre Wirbelsäule wäre ein Bindfaden, der in der Luft hin und her baumelt. Schwingen Sie Ihre gesamte Wirbelsäule dementsprechend.

● Das Formenspiel: Sie sitzen auf dem Stuhl und verändern Ihre Sitzposition alle zwei Minuten (auf die Uhr sehen). Versuchen Sie dabei, sich ganz verrückte Positionen auszudenken und auch normale, angenehme Sitzvarianten auszuprobieren.

Vorschläge zum Aufstehen und Hinsetzen

Vielleicht stellen Sie fest, dass Sie bis heute Lasten falsch gehoben haben. Die richtige Technik schont den Rücken und lässt die Last weniger schwer erscheinen.

Auch hier gilt wie beim Hinlegen und Aufstehen aus dem Liegen, dass das individuelle, veränderbare, den momentanen Bedürfnissen des Körpers angepasste und vom Wohlgefühl geleitete Hinsetzen und Aufstehen das Richtige ist.

Achten Sie nur auf einen geraden Rücken!

● Sie wollen sich hinsetzen: Stellen Sie sich mit dem Gesäß vor den Stuhl, und begeben Sie sich in eine leichte Schrittstellung. Dann beugen Sie die Knie, wobei der Oberkörper gerade bleibt, und setzen sich auf die Sitzfläche. Anschließend schieben Sie das Gesäß ein Stück nach hinten und richten den Oberkörper auf.

● Sie wollen vom Stuhl aufstehen: Beide Füße berühren den Boden in Schrittstellung. Dann stützen Sie sich mit den Händen auf den Oberschenkeln oder auf den Knien auf und drücken sich mit geradem Rücken nach oben.

Das richtige Heben und Tragen von Lasten

Vorschläge zum Heben

Beim Bücken gilt allgemein: Wie auch immer Sie nach unten kommen, der Rücken muss gerade bleiben! Dazu gibt es drei allgemeine Grundbewegungsarten, die in der beschriebenen Weise erlernt und angewendet, aber natürlich jederzeit von Ihnen variiert, ergänzt und erweitert werden können.

● Die Grätsche – Bücken, Hochheben und Absetzen: Sie stellen sich mit breiten Beinen sicher auf den Boden. Je breiter Sie die Beine grätschen, desto tiefer kommen Sie dem zu hebenden Gegenstand. Dann beugen Sie die Knie. Jetzt befinden Sie sich noch ein Stückchen tiefer. Zu guter Letzt schieben Sie das Gesäß nach hinten und kippen den gesamten geraden Oberkörper nach vorn. Nun können Sie die Last mit den Armen aufheben. Sie fassen den Gegenstand fest mit beiden Händen und ziehen ihn am Boden ganz nah zum Körper hin. Dann schieben Sie das Gesäß wieder nach vorn, spannen die Bauchmuskeln an und kippen den gesamten geraden Oberkörper nach oben. Der Gegenstand wird jetzt angehoben und befindet sich nahe am Körper. Dann strecken Sie die Knie und halten den Gegenstand vor dem Bauch. So wird er dann auch weitertransportiert. Genauso setzen Sie den Gegenstand wieder ab: also Beine grätschen, Knie beugen, Gesäß nach hinten schieben, Oberkörper gerade nach vorn kippen, Gegenstand abstellen.

● Der Aufzug – Bücken, Hochheben und Absetzen: Sie fahren einem Aufzug gleich in die Hocke hinunter, wobei die Knie gebeugt werden und der Oberkörper gerade bleibt. Bei dieser Variante wird das gesamte Gewicht über die Kniegelenke geleitet. Wer dort Probleme hat, sollte das unbedingt vermeiden. Dann umfassen Sie den Gegenstand mit beiden Händen und drücken sich aus der Hocke wieder über die Kniegelenke nach oben. Der Rücken bleibt immer gerade, die Last wird nahe am Körper geführt. Auf die gleiche Weise wird die Last auch wieder abgestellt. Dies empfiehlt sich für leichte Lasten.

● Die Schrittstellung: Beide Beine stehen sicher am Boden in Schrittstellung. Jetzt beugen Sie die Knie und bücken sich mit geradem Oberkörper nach unten. Das hintere Knie samt Unterschenkel wird am Boden aufgelegt. Dann fassen Sie den Gegenstand mit beiden Händen, ziehen ihn zum Körper heran und drücken sich über die Kniegelenke mit geradem Oberkörper hoch. Genauso wird die Last wieder abgestellt. Dies empfiehlt sich bei leichten bis mittelschweren Lasten.

Gehen Sie lieber zweimal, anstatt sich mit zu schweren Lasten bei nur einem Gang abzuschleppen. Und erlauben Sie sich auch, jemanden um Hilfe zu bitten, falls eine Last für Sie zu schwer ist.

Merke

Beim Bücken, Hochheben und Abstellen von Lasten bleibt der Rücken gerade. Beim Hochheben unterstützt und erleichtert ein angespannter Bauch- und Beckenboden die Hebearbeit. Ein angespannter Beckenboden verhindert Senkungsbeschwerden. Andernfalls drückt das zu tragende Gewicht die inneren Organe nach unten und verursacht Beschwerden.

Sisyphus lässt grüßen

Gift für den Rücken im Alltag ist das falsche Heben und Tragen von schweren Lasten. Die meisten Menschen bücken sich immer noch mit durchgedrückten Beinen und einem runden Rücken. Hierbei wird vor allem die Kreuzgegend stark beansprucht. Das Gewicht der Last wird einzig auf die Lendenwirbelsäule übertragen. Denn dort findet die Bückbewegung statt, die Bandscheiben werden keilförmig zusammengedrückt, die Bandscheibenkerne weichen nach hinten aus und drücken auf die Nerven. Bei ständiger Wiederholung dieser falschen Form des Bückens kann es leicht zu Bandscheibenschäden, Ischialgie und Hexenschuss kommen.

Vorschläge zum Tragen

Heute sind Rucksäcke statt Taschen sehr beliebt. Sie behalten damit beide Hände frei; außerdem belastet Sie das Gewicht nicht einseitig.

Lasten sollten beim Tragen auf beide Hände verteilt werden, so dass es zu keiner einseitigen Belastung der Wirbelsäule kommen kann. Der Druck verteilt sich besser und gleichmäßiger. Die Last sollte so körpernah wie möglich getragen werden. Es gilt das Prinzip der Ökonomie. (Wie kann ich ohne großen Kraftaufwand etwas tragen?) Das Tragen eines Rucksackes hat sich vor allem bei Schulkindern bewährt. Aber auch eingekaufte Ware kann auf dem Rücken besser transportiert werden als in den Händen. Hier wirkt die Last gleichmäßig von oben.

Der aufrechte Gang – vom richtigen Gehen und Stehen

Die Füße

Das richtige Gehen und Stehen hängt vor allem mit gesunden Füßen zusammen. Achten Sie darauf, dass beide Füße parallel den Boden gleichmäßig berühren. Die Druckpunkte sind der Ballen, die Zehen, die Ferse und die Außenseite. Der Druck sollte gleichmäßig verteilt sein und besonders auf Ballen, Zehen und Ferse ausgeübt werden. Überprüfen Sie dies anhand von Spuren im Sand oder mit nassen Füßen auf dem Asphalt. Beim Gehen sollte der ganze Fuß abgerollt werden. Die Ferse wird dabei zuerst aufgesetzt. Die Aufsetzwinkel sind dabei individuell verschieden. Am Schuhwerk können Sie allerdings sehr schnell feststellen, dass Sie schlecht abrollen, wenn die Absätze einseitig abgelaufen sind (schief nach außen oder innen). Wenn jemand gar nicht abrollt, schlurft er meistens. Gute Schuhe mit einer biegsamen Sohle können hier helfen. Fragen Sie Ihren Arzt bei Fußproblemen, die zu Rückenbeschwerden führen können, inwieweit Sie mit Einlagen und einem speziellen Fußtraining Abhilfe schaffen können. Gehen Sie viel barfuß, und sensibilisieren Sie Ihre Füße mit Übungen aus dem Bereich der Körperwahrnehmung (siehe Seite 139 ff.).

Vorschläge zum Stehen

- Das Lot: Nehmen Sie eine dicke Schnur oder ein Seil, und knoten Sie ans Ende einen schweren Gegenstand, so dass Sie ein Lot erhalten. Stellen Sie sich damit seitlich vor einen Spiegel. Halten Sie das Lot an die Körperseite, die dem Spiegel zugewandt ist. Beobachten Sie Ihren Körper. Stehen Sie im Lot? Wo muss korrigiert werden? Legen Sie das Seil weg, und verschieben Sie mit Ihren Händen die Körperteile, die nach Ihrem Empfinden nicht richtig im Lot sind.
- Der Eimer: Stellen Sie sich vor, Ihr Becken wäre ein Eimer, voll gefüllt mit Wasser. Sie stehen wieder seitlich vor dem Spiegel und variieren das Becken so, dass der Eimer ganz gerade steht. Kippte er nach vorn oder nach hinten, würde das Wasser auslaufen. Also versuchen Sie so zu stehen, dass der Eimer, Ihr Becken, ganz gerade ist.
- Die Marionette: Legen Sie einen Finger auf Ihren Scheitel in die Mitte des Kopfes, und richten Sie den Oberkörper auf. Stellen Sie sich vor, Ihr Finger wäre ein Faden. Sie können ganz locker und entspannt dastehen, denn der Faden hält Ihr Gewicht 100-prozentig.
- Schmetterling und Türschloss: Legen Sie beide Hände in die Kreuzgegend, und streichen Sie die Hände nach außen. Sie öffnen damit die Flügel des Schmetterlings und entspannen die Rückenmuskeln, die oftmals gerade in dieser Gegend verkürzt sind und die Haltung beeinträchtigen. Dann fahren Sie mit beiden Händen rechts und links über das Kreuz in Richtung Bauch. Die Hände treffen sich vorn am Bauch wieder, als ob ein Türschloss geschlossen wird. Damit stärken Sie die Bauchmuskeln, deren Schwäche zu einer schlechten Haltung beiträgt.

Die einfachsten Bewegungen können Sie aus der Perspektive Ihrer Wirbelsäule ganz neu sehen. Sogar beim Stehen gibt es noch viel zu lernen.

• Das Buch: Legen Sie sich ein Buch auf den Kopf, und balancieren Sie es im Stehen so aus, dass es nicht herunterfällt.

• Die Tennisbälle: Legen Sie sich jeweils zwei Tennisbälle unter die Füße, und stellen Sie sich darauf. Dies ist tatsächlich möglich. Wenn Sie sicher und aufrecht stehen, dann kippen Sie auch nicht um.

• Die geschlossenen Augen: Stellen Sie sich aufrecht hin, und schließen Sie die Augen. Müssen Sie die Haltung jetzt korrigieren? Wenn ja, dann war die Haltung noch nicht richtig ausbalanciert und nicht kräftesparend.

Vorschläge zum Gehen

Durch die Art unseres Gehens zeigen wir unseren Mitmenschen vielleicht mehr über uns als durch irgendeine andere Bewegung. Aber auch uns selbst kann viel über uns klar werden, wenn wir auf unseren Gang achten.

• Probelauf: Gehen Sie einfach einmal durch Ihr Wohnzimmer und Ihre Wohnung. Wie ist Ihre Gangart? Eher ruhig und bescheiden? Schnell und hektisch? Schlurfend und langsam? Wie setzen Sie dabei Ihre Füße? Latschen Sie daher? Kippen Sie beim Gehen nach außen oder nach innen? Wohin ist Ihr Blick gerichtet? In zwei Meter Entfernung, fünf Meter Entfernung oder noch weiter weg, vielleicht zum Fenster hinaus? Diese Übung dient der Selbstbeobachtung und der eigenen Bestimmung der individuellen Gangart. Versuchen Sie nun, andere Gangarten einzunehmen, ganz anders zu gehen als bisher. Wie fühlen Sie sich dabei? Verändern Sie die Blickentfernung. Achten Sie bei diesen Veränderungen auf Ihre Atmung und auf Ihre Füße. Was geschieht dabei?

• Der König: Spielen Sie einmal König. Stellen Sie sich vor, Sie müssten durch Ihren Thronsaal schreiten. Rechts und links von Ihnen stehen Ihre Untertanen. Sie grüßen sie lächelnd und hochachtungsvoll. Selbstbewusst und sicheren Schrittes schreiten Sie langsam und würdevoll auf Ihren Thron zu. Wie fühlen Sie sich dabei? Fällt Ihnen die Übung leicht? Wie ist Ihre innere, seelische Haltung dabei? Wie ist Ihr Auftreten?

• Die Fee: Stellen Sie sich vor, Sie wären eine Fee, die beim Gehen den Boden kaum berührt; sie schwebt über Wolken dahin. Wie verändert sich Ihr Gehen? Wie fühlen Sie sich dabei? Wie setzen Sie Ihre Füße?

• Der Riese: Stellen Sie sich vor, Sie wären ein Riese, der mit Riesenschritten übers Land poltert. Führen Sie diese Gangart nach Belieben aus. Wie verändert sich Ihr Gang jetzt?

- In aller Herren Länder und Zeiten: Ahmen Sie verschiedene Gangarten nach – die trippelnden Chinesen, die schleichenden Indianer, die stampfenden Afrikaner beim Tanzen, die beschwingten Inder und Araber, die stolzen Ritter, die verschämten Burgfräulein, die Astronauten in der Schwerelosigkeit, das Gehen unter Wasser, das Gehen in Zeitlupe und Zeitraffer, den schleppenden Quasimodo-Gang und das aufrechte Fußspitzengehen eines Tänzers.

Denken Sie beim Gehen immer an Ihr seelisches Aufgerichtetsein. Selbstbewusstsein, Herzlichkeit und Mut tragen sehr viel mehr zu einer schönen Haltung und einem guten Gang bei als jede Übung.

> ## Merke
> Eine gute Haltung ist diejenige, bei der die Wirbelsäule aufgerichtet ist und alle Teile des Körpers so nah wie möglich um die Wirbelsäule herum ausbalanciert sind, so dass so wenig Kraftausgleich wie möglich zum Aufbau der Haltung erforderlich ist. Jede Haltung ist individuell ein wenig verschieden. Am besten erlernen Sie eine gute Haltung durch Übung – die vielfältigen Übungen dieses Buches geben Ihnen Gelegenheit dazu.

Rückenfreundliche Kleidung

Kleider machen Leute?

Es gibt sie tatsächlich, die rückenfeindliche Kleidung! Mit ihr bescheren wir uns unnötige Beschwerden und Verspannungen im gesamten Rückenbereich und auch im übrigen Körper. Kleider machen Leute, aber gerade diese Kleidungsstücke sind es oftmals, die dem Rücken zu schaffen machen.

Wer zu Hause arbeitet und nur wenig unter Leute kommt, der kann sich den ganzen Tag über rückengerecht kleiden: bequem, locker und leger mit atmungsaktiven Baumwollsachen, flachen Gesundheitsschuhen, in Wollsocken oder barfuß, mit kuscheligen Sweatshirts, weichen Pullis, die trotzdem optisch elegant sein können, mit luftigen Röcken, lockeren Jeans oder elastischen Baumwollhosen mit Gummizug, z. B. Leggins. Solche Kleidungsstücke mag der Rücken. Wer aber aus beruflichen Gründen zu einem bestimmten Outfit gezwungen ist, der muss dies unbedingt ausgleichen, um keine Rückenbeschwerden zu bekommen.

Wenn Sie die rückenfeindlichste Kleidung finden wollen, müssen Sie wahrscheinlich in vergangene Jahrhunderte zurückschauen. Doch auch heute gibt es noch Kleidung, die es dem Rücken unnötig schwer macht.

Verkrampfungen und Verspannungen

Alles Ungewohnte und Unbequeme verkrampft den Körper, und sei es nur geringfügig. Enge und zu weite Kleidung verkrampft und verkürzt die Muskeln, denn der Körper muss sich ständig um einen Ausgleich bemühen. Sämtliche Manipulationen an den Haaren verkrampfen die Muskulatur der Halswirbelsäule und die Gesichtsmuskeln. Der Kopf verspannt sich automatisch, damit auch ja nichts von dem »Kunstwerk« kaputtgeht. Nacken- und Kopfschmerzen sind die Folge. Die gleiche Wirkung haben Make-up und Lippenstift. Die Gesichts- und Halsmuskeln verspannen sich, denn das Gesicht muss »geschont« werden, weil das Make-up halten soll – keiner fährt sich über die Augen, reibt sich die Lippen, kratzt sich das Gesicht, also verspannen sich die Muskeln.

Der Absatz von Schuhen, in denen es Ihnen und Ihrem Rücken gut geht, sollte beim Eindrücken nachgeben.

● Falsche Schuhe, vor allem Stöckelschuhe, erschweren den gesunden, federnden Gang, verkürzen die Wadenmuskeln, drücken und sorgen für Hühneraugen, Krampfadern und Kreuzschmerzen.
● Das Nacktschlafen verursacht unbewusst Verspannungen, wenn der Körper zu frieren anfängt, weil er aufgedeckt liegt (Nieren- und Blasenerkrankungen können nebenbei die Folge sein).
● Gürtel und Krawatten behindern die Atmung und verkrampfen die Muskeln, und eine ungewohnte Kleidung kann zu Verspannungen führen, weil man sich darin völlig deplatziert und verkleidet vorkommt (z. B. wenn jemand nur Jeans gewöhnt ist und plötzlich einen Anzug anziehen muss).
● Nylonstrümpfe können Missbehagen und Verspannungen auslösen, weil man sich nicht mehr frei bewegen kann – aus lauter Angst vor einer Laufmasche.
● Bei kratzigen Kleidungsstücken stellen sich die Verspannungen schon beim ersten Reiben ein.

Kleidung am Arbeitsplatz

Wer sich berufsbedingt in optisch schöne, aber rückenfeindliche Kleidung begeben muss, der sollte in sämtlichen Pausen, auch auf der Toilette, einengende Accessoires ablegen, den Körper frei bewegen, Grimassen schneiden, aus den Schuhen schlüpfen und die Füße auf- und abklappen, in Strümpfen gehen, kräftig durchatmen und die Wirbelsäule ganz langsam drehen, beugen und strecken.

Rückenfeindliche Kleidung

- Beengende Büstenhalter
- Stöckelschuhe
- Zu enge Kleidung
- Zu enge Schuhe
- Zu große Schuhe
- Krawatten
- Harte Schuhe

- Enge Röcke
- Nylonstrumpfhosen
- Einengende Gürtel
- Bordüren
- Schleifen
- Knöpfe
- Kratzige Materialien

Der Rücken am Arbeitsplatz

Von der Kleidung abgesehen können Sie am Arbeitsplatz noch viel mehr für die Gesunderhaltung des Rückens tun. Verkrampfungen und Verspannungen sind keineswegs ein notwendiges Berufsübel.

Vorschläge für die Büroarbeit

- Sorgen Sie für einen optimalen Sitzplatz. Ihr Bürostuhl sollte auf Sie eingestellt sein. Wechseln Sie dabei die Sitzpositionen, und rekeln und strecken Sie sich öfter. Wechseln Sie beim Telefonieren oder beim Sortieren auf den »Pezziball«. Führen Sie langweilige Tätigkeiten schwingend auf dem Ball aus, um anschließend für anspruchsvollere Tätigkeiten wieder auf dem Bürostuhl zu sitzen.
- Tanken Sie so viel Sauerstoff wie möglich. Öffnen Sie das Fenster, und atmen Sie direkt frische Luft, wenn dies möglich ist.
- Sorgen Sie für genügend kleine Pausen. Jede Viertelstunde sollten Sie sich mindestens drei Minuten gönnen, in denen Sie sich ausgiebigst strecken, rekeln und umherlaufen.
- Regen Sie den Kreislauf an durch Arm- und Beinpumpen (Füße auf- und abkippen, Hände zu Fäusten ballen). Bewegen Sie die Zehen auch in den Schuhen, um die Venen zu entlasten.
- Legen Sie Stuhlgymnastikrunden ein: Arme nach oben strecken, Kopf langsam nach vorn auf die Brust sinken lassen und langsam in den Nacken legen, Kopf nach rechts und nach links kippen, Schultern nach hinten ziehen, Arme hinter dem Rücken greifen, Beine ausstrecken, Schultern hochziehen und fallen lassen, Schultern kreisen,

In einigen Firmen kann ein Teil der Büroarbeit an Stehpulten ausgeführt werden, um für Abwechslung in der Arbeitshaltung zu sorgen. Für Büroangestellte, die noch einen natürlichen Bewegungsdrang haben, ist dies ein willkommenes Angebot.

die Wirbelsäule in Schlangenbewegungen schaukeln, Oberkörper nach rechts und nach links drehen, Nacken massieren, Kreuzgegend ausstreichen.

• Benutzen Sie statt des Fahrstuhls die Treppe.
• Nutzen Sie den Toilettengang, um Grimassen zu schneiden (Entspannung und Gymnastik der Gesichtsmuskulatur gegen Verkrampfungen und Falten) und um aus unbequemen Schuhen zu schlüpfen.
• Bücken, Heben und Tragen von Lasten sollten Sie immer mit geradem Rücken ausführen.
• Schließen Sie kurz die Augen, um auf eine Phantasiereise zu gehen.
• Schieben Sie Tagträume und mentales Rückentraining in langweilige Tätigkeiten.

Vorschläge für überwiegend stehende Berufstätigkeit

Jede einseitige Dauerbelastung ist für den Rücken schädlich, da ist das Stehen nicht besser als das Sitzen. Menschen, die beruflich den ganzen Tag stehen müssen, leiden sehr häufig unter Rückenproblemen.

• Gehen ist immer besser als Stehen. Machen Sie kleine Schritte, und nutzen Sie jede Gelegenheit, um sich zu bewegen, treten Sie auf der Stelle, und kippen Sie die Füße auf und ab. Strecken Sie die Beine ein wenig aus, und kippen Sie die Zehen auf und ab.
• Übertragen Sie das rückenfreundliche Heben, Tragen und Arbeiten auf Ihre tägliche Tätigkeit. Dazu gehören das rückenfreundliche Bücken, das Transportieren von Lasten und das Schieben und Ziehen von Lasten. Wechseln Sie dabei öfter die Körperseiten, und nehmen Sie Ihren Atem zu Hilfe. Beim Ausatmen wird sehr viel Kraft frei. Schwere Lasten lassen sich so besser wegbewegen. Atmen Sie beim Ziehen und Schieben kräftig aus. Der Atem gibt Ihnen Zug- sowie Schubkraft und entlastet den Rücken.
• Legen Sie bei ständig sich wiederholenden Handgriffen immer wieder kleine Pausen ein, um sich zu bewegen (siehe Stuhlgymnastik bei Büroarbeit, Seite 205; die Übungen können auch ohne Stuhl ausgeführt werden).
• Tanken Sie frische Luft in den Arbeitspausen.
• Schließen Sie immer wieder kurz die Augen, und gehen Sie auf eine kleine Phantasiereise.
• Verändern Sie Ihren Blickwinkel. Sehen Sie mal aus dem Fenster und einmal auf einen Blumenstock, um der Monotonie vorzubeugen.
• Unterbrechen Sie die Arbeit einige Sekunden lang für Tagträume und mentales Rückentraining.

- Gönnen Sie sich täglich irgendeine rückenfreundliche Kleinigkeit zur Freude auf den Feierabend (z.B. Ihre Lieblingsentspannungs-übung mit einer neuen Musik oder einen tollen Duft aus dem Aro-malämpchen).

Der Rücken im Haushalt

Hausarbeit ist oftmals sehr wirbelsäulenbelastend. Ursachen hierfür sind vor allem das falsche Bücken, Heben und Tragen sowie das kraftaufwendige Erledigen vieler Tätigkeiten.

Vorschläge für Haushaltstätigkeiten

- Fragen Sie sich bei jeder Tätigkeit, wie Sie sie ökonomischer für Ihren Körper ausführen können. Wo können Sie unnötige Kräfte sparen? Es ist z.B. unnötig, Frotteetücher oder Bettwäsche zu bügeln. Viele Arbeiten können einfach eingespart werden, andere können verkürzt und wieder andere rückenfreundlich gestaltet werden.
- Wäsche aufhängen: Sie stellen den Wäschekorb auf einen Hocker. So müssen Sie sich nicht mehr bücken beim Aufhängen. Die Wä-scheleine sollte so hoch sein, dass Sie sich nicht verrenken müssen, um sie zu erreichen. Die Waschmaschine und den Wäschetrockner können Sie im Knien oder Sitzen füllen.
- Staubsaugen, Kehren und Wischen: Gehen Sie in Schrittstellung, und beugen Sie leicht die Knie. Machen Sie doch einmal einen Staub-saugertanz (das Gerät samt Wirbelsäule schwingen).
- Arbeiten in der Küche: Achten Sie beim Kauf einer Küche auf die optimale Höhe der Arbeitsplatte und Ihr individuelles Wohlgefühl (zwischen Arbeitsplatte und angewinkeltem Unterarm sollte ein Ab-stand von 15 Zentimetern sein). Gehen Sie bei langem Stehen öfter in die Knie, schwingen und kreisen Sie das Becken, und setzen Sie sich auf den Küchenhocker oder an den Esstisch beim Schnippeln und Hacken.
- Tätigkeiten am Waschbecken: Putzen Sie z.B. die Zähne mit leicht gegrätschten Beinen und leicht gebeugten Knien, so dass Sie beim Ausspülen keinen Rundrücken machen müssen.

Wechseln Sie eintönige mit weniger eintönigen Tätigkeiten ab. Ver-gessen Sie dabei jeglichen Perfektionismus. Ihr Rücken ist immer wichtiger als eine glänzende Wohnung!

Bei der Hausarbeit ist meist etwas mehr Bewegung möglich als beispielsweise bei der Büroarbeit. Doch für den Rücken gibt es hier eine Menge Klippen.

- Legen Sie Pausen ein, und gönnen Sie sich nach anstrengenden Tätigkeiten einige Übungen für den Rücken.
- Gehen Sie öfter auf die Knie, oder setzen Sie sich auf den Boden, wenn Sie etwas mit Kehrbesen und Schaufel aufkehren müssen oder verstreute Teile aufheben wollen.

Der Rücken in der Freizeit

Ihre Betätigungen in der Freizeit können Sie selbst wählen und einteilen. Da sollten Sie auf jeden Fall darauf achten, Ihren Rücken zu seinem Recht kommen zu lassen.

Zur Freizeitgestaltung gehören meist das Hobby, das Autofahren oder die Gartentätigkeit.

Vorschläge für Hobbytätigkeit

- Für alle Hobbys im Sitzen gilt das Gleiche wie für sitzende berufliche Tätigkeit. Sorgen Sie für einen guten Sitzplatz, legen Sie öfter Pausen ein, treiben Sie nach anstrengenden Tätigkeiten Gymnastik, machen Sie während oder nach bestimmten Arbeiten Stuhlgymnastik, und wechseln Sie das Sitzmöbel.
- Prüfen Sie bewegungsintensive Tätigkeiten auf ihre Rückenfreundlichkeit. Was kann ökonomischer ausgeführt werden, wo kann etwas eingespart werden, welche Tätigkeiten erfordern das Tragen von Lasten, das Heben und Bücken? Achten Sie auf eine wirbelsäulenfreundliche Ausführung.

Vorschläge für die Gartenarbeit

- Achten Sie auf rückenfreundliches Bücken und Rechen in Schrittstellung und mit leicht gebeugten Knien, und setzen Sie neue Pflanzen in der Hocke oder auf einem alten Kissen sitzend.
- Sie können sich auch auf einen alten Holzschemel setzen. Denken Sie nur an Ihren Rücken dabei, und nicht daran, was vielleicht die Nachbarn von Ihnen denken.
- Stellen Sie sich bei der Ernte die Erntekörbe in Griffhöhe oder auf einen Schemel.
- Wechseln Sie die Körperseiten, und gönnen Sie sich Pausen und nach der Arbeit körperliche und mentale Entspannung.

Vorschläge fürs Autofahren

- Stellen Sie Ihre Sitzlehne auf. Das mag Ihnen völlig ungewohnt vorkommen, doch für Ihren Rücken ist es unerlässlich. Stellen Sie die

Lehne also so weit auf, dass Sie sich noch wohl fühlen. Die meisten Menschen sitzen im Auto, als ob Sie im Liegestuhl lägen, und wundern sich über Rückenschmerzen. Auch im Auto sollte die Wirbelsäule aufgerichtet sein; überprüfen Sie dies, indem Sie beide Hände unter das Gesäß legen. Sie werden zwei harte Stellen, die sogenannten Sitzbeine (Teile des Beckens), spüren. Wenn Sie auf diesen beiden Knochen sitzen, dann sitzen Sie richtig und aufgerichtet, so dass der Körper die geringst mögliche Kraft benötigt, um diese Position länger zu halten. Drücken Sie beim Sitzen den Rücken fest gegen die Autositzlehne. Das Gesäß rutscht nach hinten. Wenn Sie die Beine ausstrecken, können Sie problemlos die Pedale erreichen, ohne das Bein überstrecken zu müssen; es bleibt leicht angewinkelt.

Sehen Sie sich unseren Autoverkehr an: Wir brauchen dringend mehr Autofahrer, die Gelassenheit, Achtung vor den anderen Menschen und Humor auf unsere Straßen bringen – ein gesünderes Milieu auch für den Rücken.

• Legen Sie bei weiteren Autofahrten unbedingt längere Pausen ein. Steigen Sie dann aus, gehen Sie herum, treten Sie auf der Stelle, strecken und rekeln Sie sich, und atmen Sie tief ein und aus. Schließen Sie dann die Augen, um sich einen Phantasiekurztrip zu gönnen, und führen Sie ein paar Streck- und Dehnübungen aus.

• Während einer langen Autofahrt, z. B. auf der Autobahn, führen Sie ein paar gymnastische Übungen durch. Doch drosseln Sie vorher Ihr Tempo, und reihen Sie sich auf der rechten Spur ein.

Übungen beim Autofahren

• Schwingen: Drücken Sie den Rücken in die Lehne, und bewegen Sie sich anschließend zwei Zentimeter in Richtung Lenkrad. Führen Sie dies im fließenden Wechsel aus.

• Powackeln: Wechseln Sie ganz schnell oder ganz langsam von der rechten auf die linke Pohälfte und umgekehrt.

• Über die Lehne rollen: Drehen Sie den Oberkörper so minimal, dass er seitlich über die Lehne rollt.

• Schultertango: Heben und senken Sie die Schultern; versuchen Sie auch einmal, die Schultern zu kreisen.

• Bei Stress im Auto: Schimpfen Sie ruhig laut, wenn Sie sonst keiner hören kann, oder reden Sie dem »Sünder« gut zu (»Du lahme Ente, das schaffst du schon, ich weiß, dass du jetzt gleich das Gaspedal findest!«). Singen Sie laut und fröhlich. Atmen Sie in kurzen Atemzügen hintereinander hörbar aus, und lassen Sie so Dampf ab. Ballen Sie die Hände zur Faust, oder pressen und kneten Sie das Lenkrad.

Auf und davon

Ihre Gedanken, Ihre Wünsche, Ihre Hoffnungen und Ziele sind frei, und genauso frei kann Ihr Rücken sein, wenn Sie ihn teilhaben lassen an diesem ganzheitlichen Rückentraining. Beschwerden und Schmerzen müssen nicht mehr Ihren Alltag vergällen.

Gehen Sie mit Ihrem Rücken auf die »Reise« – wohin auch immer Sie wollen. Sollten in nächster Zeit wieder neue Erkenntnisse in der Sportwissenschaft altes Wissen revolutionieren, so wird doch eines immer bleiben: Ihre Individualität! Diese entdecken zu lernen und mit ihrer Hilfe ein ganz neues, ganz persönliches Übungsprogramm für einen gesunden Rücken zu entwickeln, dazu will dieses Buch beitragen.

Sein Leben in die Hand nehmen

Sie selbst sind der Schöpfer Ihrer Umwelt! Sie allein können auf die Signale Ihres Körpers hören lernen und Ihrem Wohlgefühl vertrauen, damit Ihr Rücken nicht mehr »verhungern« muss. Aufmerksamkeit, Liebe und Selbstachtung sind der erste Schritt zu einer gesunden Wirbelsäule und zu mehr Lebensfreude. Und die Lust zu leben, das Leben individuell zu gestalten und sich von Beschwerden nicht abschrecken zu lassen, das alles steckt in Ihnen selbst. Nehmen Sie Ihre Wirbelsäule, und fahren Sie mit ihr in den »Urlaub«. Fliegen Sie auf und davon, um sich genussvoll an der Lebendigkeit und Beweglichkeit Ihres ganzen Ichs zu erfreuen.

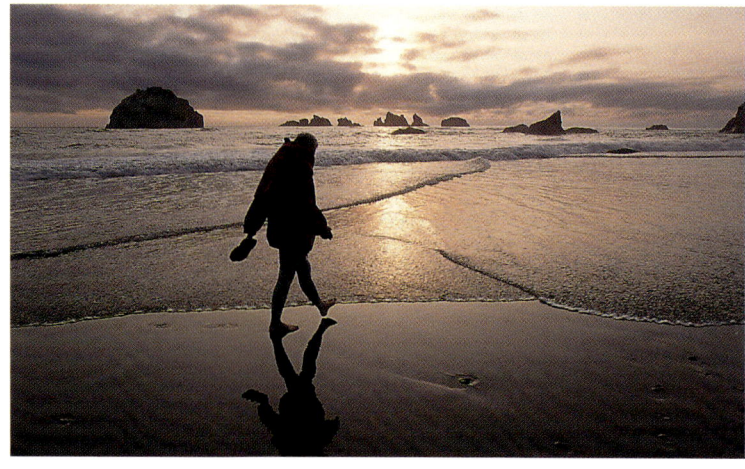

Ob Sie nun zu einem echten oder zu einem imaginären Urlab aufbrechen, tut eigentlich nichts zur Sache. Ihr Rücken wird Ihnen beide Wohltaten danken.

Der persönliche Gesundheitscheck

Die folgenden Fragen sollten Sie ehrlich beantworten. Sie dienen dazu, Ihnen einen persönlichen Überblick über Ihren körperlichen, geistigen und seelischen Gesundheitszustand zu geben. Jedes Ja bedeutet, dass Sie im Augenblick nicht in Harmonie mit sich selbst sind. Jedes Missempfinden wirkt sich negativ auf die Wirbelsäule und den Rücken aus.

Bitte bedenken Sie, dass Ihre Antworten auf die Fragen nur das momentane Abbild Ihrer körperlichen, geistigen und seelischen Verfassung darstellen. Schon morgen könnten sie ganz anders ausfallen. Deshalb sollten Sie sie nicht überbewerten.

Um Ihren Einstellungen und Gewohnheiten auf die Spur zu kommen und sich selbst besser kennen zu lernen, sollten Sie folgende Unterscheidungen vornehmen:

Die folgenden Fragen sollen eine Bestandsaufnahme Ihrer Situation ermöglichen und Ihnen selbst einen Spiegel vorhalten, in dem Sie sich neutral und ohne Bewertung erkennen können.

- Beantworten Sie die Fragen zunächst sofort.
- Beantworten Sie die Fragen nach einem stressreichen Arbeitstag.
- Beantworten Sie die Fragen nach einem normalen und zufrieden stellend verlaufenen Arbeitstag.
- Beantworten Sie die Fragen an einem Sonntag.
- Beantworten Sie die Fragen nach einem für Sie glücklichen oder freudigen Ereignis.
- Beantworten Sie die Fragen im Urlaub.

Durch die Fragen erhalten Sie die Möglichkeit der Eigenkontrolle und können erkennen, wo Ihre derzeitigen Schwächen liegen. Dort, wo die meisten Jas angekreuzt wurden, liegt Ihr größtes Problemfeld. Der letzte Fragenteil lässt sich eigentlich nur mit Ja beantworten, weil er die ureigensten Sehnsüchte anspricht. Hier kommt es vor allem auf die Gewichtung an, die Ihnen zeigen soll, was im Augenblick Vorrang für Sie hat. Auf viele Fragen, die zum Körper und zu den äußeren Lebensumständen gestellt werden, wird im Kapitel »Rückenschule im Alltag« (ab Seite 180) näher eingegangen.

Der persönliche Gesundheitscheck

Fragen zum Beruf	Ja	Nein
1. Üben Sie einen überwiegend sitzenden Beruf aus?	❏	❏
2. Sitzen Sie täglich mehr als acht Stunden?	❏	❏
3. Fahren Sie mit dem Auto zum Arbeitsplatz?	❏	❏
4. Üben Sie eine Bildschirmtätigkeit aus?	❏	❏
5. Sitzen Sie auf einem alten, ausgeleierten Bürostuhl?	❏	❏
6. Üben Sie einen überwiegend stehenden Beruf aus (z. B. Verkäufer oder Verkäuferin)?	❏	❏
7. Verrichten Sie überwiegend monotone Tätigkeiten mit immer gleichen Handgriffen (z. B. Fließbandarbeit)?	❏	❏
8. Müssen Sie schwere Lasten transportieren oder körperlich sehr schwer arbeiten (z. B. Möbeltransporteur, Landwirt, Forstwirt, Bauarbeiter)?	❏	❏
9. Sind Sie beim Ausführen Ihrer Tätigkeit sehr routiniert (stereotype Bewegungsabläufe, die wie am Schnürchen laufen)?	❏	❏
10. Sind Sie Schüler, Student oder Lehrer?	❏	❏
11. Machen Sie Überstunden?	❏	❏
12. Haben Sie einen weiten Weg zur Arbeit?	❏	❏
13. Arbeiten Sie in einem schlechten Raumklima (Straßenlärm, schlechte Luft, Kunstlicht, kalte oder überhitzte Räume, hohe Lautstärke, viele Menschen auf wenig Raum u. Ä.)?	❏	❏
14. Bedienen Sie große Maschinen (z. B. Baggerfahrer, Fernfahrer)?	❏	❏
15. Sind Sie in einem pflegenden oder sozialen Beruf tätig (Krankenschwester, Hebamme, Arzt, Erzieherin, Altenpfleger usw.)?	❏	❏
16. Sind Sie Leistungssportler, Berufstänzer im Ballett oder sogar Akrobat?	❏	❏

Fragen zur Freizeit und zum Haushalt	Ja	Nein
1. Üben Sie ein überwiegend sitzendes Hobby aus (z. B. Schreiben, Lesen, Malen, Basteln, Musikhören)?	❏	❏
2. Haben Sie alte Betten, Stühle, Sofas (mindestens 15 Jahre alt)?	❏	❏

Der persönliche Gesundheitscheck

Fragen zur Freizeit und zum Haushalt	Ja	Nein
3. Stehen Sie überwiegend bei der Küchenarbeit?	❏	❏
4. Hängen Sie Ihre Wäsche von Hand auf?	❏	❏
5. Versuchen Sie, Ihren Haushalt immer in bester Ordnung zu halten?	❏	❏
6. Haben Sie Babys oder Kleinkinder?	❏	❏
7. Haben Sie aufwendig zu versorgende Haustiere?	❏	❏
8. Pflegen Sie Angehörige?	❏	❏
9. Tragen Sie viel Schmuck (z.B. mehrere Armreifen, einige Ketten übereinander)?	❏	❏
10. Tragen Sie Gürtel, Hosenträger, Krawatten, Stöckelschuhe, modisch enge Kleidung, Miniröcke, Clogs (Holzschuhe), zu große Kleidung (Baseballstil) oder zu knappe Kleidung (wegen Übergewicht)?	❏	❏
11. Schminken Sie sich oft (z.B. Lippenstift, Wimperntusche, Rouge)?	❏	❏
12. Tragen Sie Hochsteckfrisuren, Pferdeschwanz, toupierte Haare, Perücken, Toupets, stark gesprayte Haare, Haarschmuck, Einmallocken?	❏	❏
13. Schlafen Sie mit Hilfsmitteln (Lockenwickler, Augenklappen, Halstücher u. Ä.)?	❏	❏
14. Schlafen Sie in modischer Schlafkleidung mit Schleifen, Rüschen, Quasten, engen Bordüren, Gürteln?	❏	❏
15. Schlafen Sie nackt?	❏	❏
16. Verrichten Sie häufig Gartenarbeit?	❏	❏
17. Betreiben Sie riskante Freizeitbeschäftigungen (Bungeejumping, Abenteuersport u. Ä.)?	❏	❏
18. Liegt Ihr letzter Gymnastikkurs schon einige Monate zurück?	❏	❏
19. Vermeiden Sie Bewegung jeglicher Art, oder sind Sie zu faul dazu (z.B. Jogging, Wandern, Schwimmen, Gymnastik, Radfahren, Tanzen)?	❏	❏
20. Rauchen Sie?	❏	❏
21. Ernähren Sie sich überwiegend von Weißbrot, Pommes, Fleisch, Fastfood, Saucen, Fertiggerichten aus Tüten und Dosen, Cola, Süßigkeiten, Kuchen, süßem Sprudel, Alkohol, Knabbersachen?	❏	❏

Der persönliche Gesundheitscheck

Fragen zum Körper	Ja	Nein
1. Haben Sie ungleich lange Beine?	❑	❑
2. Sind Sie als Frau größer als 1,75 Meter und als Mann größer als 1,85 Meter?	❑	❑
3. Sind Sie schwanger?	❑	❑
4. Haben Sie in den letzten Monaten ein Baby bekommen?	❑	❑
5. Leiden Sie unter Harninkontinenz, Beckenbodenbeschwerden, Druck auf der Blase, allgemeinen Senkungsbeschwerden, vermehrtem Wasserlassen?	❑	❑
6. Haben Sie Übergewicht?	❑	❑
7. Haben Sie einen Bauchansatz?	❑	❑
8. Leiden Sie an einer (chronischen) Krankheit, die Wirbelsäulenbeschwerden mit sich bringt?	❑	❑
9. Leiden Sie an Ischiasbeschwerden oder an einer Nervenentzündung?	❑	❑
10. Hatten Sie schon einmal oder mehrmals einen Hexenschuss?	❑	❑
11. Hatten Sie schon einmal einen Bandscheibenvorfall?	❑	❑
12. Leiden Sie unter Hormonstörungen?	❑	❑
13. Nehmen Sie regelmäßig Medikamente?	❑	❑
14. Haben Sie Probleme mit den Füßen (Senk-, Spreiz- oder Plattfüße, X-Beine, O-Beine)?	❑	❑
15. Sind Sie körperbehindert?	❑	❑

Fragen zur geistigen Kapazität, Flexibilität und Leistungsfähigkeit

	Ja	Nein
1. Sind Sie häufig unkonzentriert?	❑	❑
2. Sind Sie vergesslich?	❑	❑
3. Können Sie schlecht mehrere Dinge gleichzeitig verrichten (z. B. Essen machen und mit dem Kind spielen)?	❑	❑
4. Meinen Sie, Sie könnten nicht spontan reagieren?	❑	❑
5. Fällt es Ihnen schwer, in unvorhergesehenen Situationen zu improvisieren?	❑	❑
6. Haben Sie Schwierigkeiten, sich Dinge, Namen, Situationen, Ereignisse zu merken und sie später wieder richtig zuzuordnen?	❑	❑

Der persönliche Gesundheitscheck

Fragen zur geistigen Kapazität, Flexibilität und Leistungsfähigkeit	Ja	Nein
7. Fallen Ihnen beim Lesen die Augen zu?	❏	❏
8. Haben Sie Koordinationsschwierigkeiten?	❏	❏
9. Fühlt sich Ihr Kopf (Ihr Geist) leer und müde an?	❏	❏
10. Scheuen Sie geistige Herausforderungen?	❏	❏
11. Meiden Sie die Auseinandersetzung mit schwierigen Texten, neuen Ideen oder philosophischen Lehren?	❏	❏
12. Fühlen Sie sich geistig überfordert?	❏	❏
13. Fühlen Sie sich geistig unterfordert?	❏	❏
14. Mangelt es Ihnen an Phantasie oder Vorstellungskraft?	❏	❏
15. Lassen Sie alle Reize (z. B. Fernsehen, Radio, Texte, Gespräche) auf sich einwirken, ohne darüber nachzudenken?	❏	❏
16. Konsumieren Sie wahllos (z. B. Nachrichten, Infos, Musik, Menschen, Situationen)?	❏	❏
17. Wissen Sie hinterher oft nicht mehr, was Sie alles konsumiert haben?	❏	❏
18. Können Sie sich nicht erinnern, was Sie gestern um 18 Uhr getan haben?	❏	❏
19. Können Sie sich nicht erinnern, welchen Kinofilm Sie zuletzt gesehen haben?	❏	❏
20. Schweifen Ihre Gedanken ab, wenn Sie jemandem länger zuhören müssen?	❏	❏
21. Verweilen Ihre Gedanken entweder nur in der Vergangenheit oder nur in der Zukunft?	❏	❏
22. Liefern Ihnen Ihre Gedanken nur noch Bruchstücke oder Fragmente eines Ereignisses?	❏	❏
23. Haben Sie Schwierigkeiten, eine angefangene Sache zu Ende zu bringen?	❏	❏
24. Können Sie sich nicht mit sich selbst beschäftigen, sondern brauchen Sie immer irgendjemanden, der um Sie herum ist?	❏	❏
25. Benötigen Sie jemanden, der Sie aufmöbelt, Vorschläge unterbreitet und Sie mitreißt?	❏	❏
26. Scheuen Sie Auseinandersetzungen, und gehen Sie jeglichem Streit aus dem Weg?	❏	❏

Der persönliche Gesundheitscheck

Fragen zur geistigen Kapazität, Flexibilität und Leistungsfähigkeit	Ja	Nein
27. Lassen Sie sich auf keine geistigen Höhenflüge ein, sondern bleiben Sie lieber bei »Ihren Leisten«?	❏	❏
28. Gehen Sie den Weg, den Sie einmal eingeschlagen haben, immer unter allen Umständen zu Ende?	❏	❏
29. Stehen Sie allem Neuen zunächst einmal skeptisch gegenüber?	❏	❏
30. Misstrauen Sie allzu begeisterten Menschen?	❏	❏
31. Sind Sie prinzipientreu, selbstkritisch, und üben Sie auch an anderen gern Kritik?	❏	❏
32. Können Sie schlecht vergessen und verzeihen?	❏	❏
33. Können Sie schlecht Gefühle äußern, ausdrücken, selbst eingestehen?	❏	❏
34. Denken Sie nicht »um Ecken«, sondern eher geradlinig?	❏	❏
35. Fällt es Ihnen schwer, einen eigenen Fehler zu erkennen?	❏	❏
36. Fällt es Ihnen noch schwerer, diesen Fehler einfach abzutun und von vorn anzufangen?	❏	❏
37. Werfen Niederlagen Sie um?	❏	❏
38. Verbleiben Sie in einem bestimmten Denkschema, und fällt es Ihnen schwer, einfach in ein anderes Denkschema überzuwechseln?	❏	❏
39. Fällt es Ihnen schwer, sich in andere Menschen und deren Denkweise einzufühlen?	❏	❏
40. Fühlen Sie sich unter Druck gesetzt, wenn Probleme auftauchen?	❏	❏
41. Empfinden Sie Probleme nicht auch als willkommene Herausforderung, sondern nur als Behinderung?	❏	❏
42. Würden Sie es eher als Last empfinden, im Leben noch einmal ganz von vorn anzufangen?	❏	❏
43. Ruhen Sie sich gern auf Ihren bisherigen Leistungen aus?	❏	❏
44. Ist Ihnen Lernen lästig?	❏	❏
45. Haben Sie Angst vor Entwicklungen, z. B. inneren Entwicklungsprozessen und inneren oder äußeren Veränderungen?	❏	❏
46. Können Sie das, was Sie besitzen oder was Ihnen gehört, nur schlecht loslassen?	❏	❏
47. Können Sie auch Menschen nur schlecht loslassen?	❏	❏
48. Sind Sie ständig in Zeitnöten?	❏	❏

Der persönliche Gesundheitscheck

Fragen zur derzeitigen Gefühls- und Lebenssituation	Ja	Nein
1. Haben Sie Ärger im Büro?	❏	❏
2. Gefällt Ihnen Ihre Arbeit nicht mehr?	❏	❏
3. Sind Sie total im Stress oder unter Druck?	❏	❏
4. Werden Sie gemobbt?	❏	❏
5. Machen Ihnen Ihre Kinder Probleme?	❏	❏
6. Haben Sie Schwierigkeiten mit Ihrem Partner?	❏	❏
7. Leiden Sie unter Geldmangel?	❏	❏
8. Fühlen Sie sich überlastet?	❏	❏
9. Hängt alles an Ihnen?	❏	❏
10. Haben Sie große finanzielle Schwierigkeiten und Schulden?	❏	❏
11. Geht Ihnen alles schief?	❏	❏
12. Fühlen Sie sich in einem schwarzen Loch?	❏	❏
13. Droht Ihre Ehe zu scheitern?	❏	❏
14. Haben Sie eine heimliche Affäre?	❏	❏
15. Ist Ihr Partner/Kind/Elternteil behindert?	❏	❏
16. Haben Sie das Gefühl, sich aufopfern zu müssen?	❏	❏
17. Müssen Sie den ganzen Laden schmeißen?	❏	❏
18. Machen/macht Ihnen Ihre Kollegen/Ihr Chef das Leben zur Hölle?	❏	❏
19. Ist das Arbeitsklima vergiftet?	❏	❏
20. Macht Ihnen gar nichts mehr Spaß?	❏	❏
21. Könnten Sie alles hinschmeißen?	❏	❏
22. Befinden Sie sich in einer Umbruchsituation?	❏	❏
23. Ist ein Familienmitglied (Partner, Kind) gestorben?	❏	❏
24. Sind Sie allein erziehend?	❏	❏
25. Sind Sie Single/verwitwet?	❏	❏
26. Haben Sie eine schwere Krankheit?	❏	❏
27. Ist/sind Ihr Partner/Ihre Kinder/Ihre Eltern ständig krank?	❏	❏
28. Haben Sie keine Zeit für sich?	❏	❏
29. Waren Sie schon Jahre nicht mehr im Urlaub?	❏	❏
30. Fühlen Sie sich den täglichen Herausforderungen nicht mehr gewachsen?	❏	❏
31. Ist Ihnen die Erfüllung Ihres größten Wunsches immer versagt geblieben?	❏	❏
32. Sind Sie depressiv?	❏	❏
33. Fühlen Sie sich als Versager?	❏	❏

Der persönliche Gesundheitscheck

Fragen zur derzeitigen Gefühls- und Lebenssituation	Ja	Nein
34. Ist Ihnen Ihre Arbeit zu schwer oder zu leicht?	❏	❏
35. Gibt Ihnen Ihre Arbeit nichts Neues mehr, unterfordert/überfordert sie Sie, oder ist sie zu monoton?	❏	❏
36. Fehlt es Ihnen an Durchsetzungsvermögen?	❏	❏
37. Scheuen Sie sich, Ihre Meinung zu äußern?	❏	❏
38. Fühlen Sie sich minderwertig?	❏	❏
39. Leiden Sie unter Dauerstress?	❏	❏
40. Haben Sie keine ruhige Minute mehr?	❏	❏

Fragen zu Gefühlen, seelischen Bedürfnissen und Wünschen, Hoffnungen und Befürchtungen

	Ja	Nein
1. Vermissen Sie Lob und Anerkennung?	❏	❏
2. Fühlen Sie sich als Mensch zu wenig beachtet?	❏	❏
3. Wünschen Sie sich mehr Aufmerksamkeit in Ihrer Rolle als Frau/Ehefrau/Mann/Ehemann/Arbeitnehmer/Arbeitgeber/Kind/Schüler?	❏	❏
4. Sehnen Sie sich nach mehr körperlicher Zärtlichkeit?	❏	❏
5. Fühlen Sie sich zu wenig ernst genommen?	❏	❏
6. Fehlt Ihnen der geistige Austausch mit Gleichgesinnten?	❏	❏
7. Vermissen Sie ein harmonisches Familienleben?	❏	❏
8. Fühlen Sie sich oft einsam?	❏	❏
9. Fühlen Sie sich mit Ihren Problemen allein gelassen?	❏	❏
10. Sind Sie Ihres bisherigen Lebens überdrüssig?	❏	❏
11. Wünschen Sie sich mehr Offenheit?	❏	❏
12. Fühlen Sie sich oft unverstanden?	❏	❏
13. Möchten Sie Verantwortung abgeben können?	❏	❏
14. Möchten Sie Verantwortung übernehmen?	❏	❏
15. Möchten Sie nehmen und geben können im Leben?	❏	❏
16. Wünschen Sie sich gute Freunde?	❏	❏
17. Möchten Sie, dass die anderen auf Ihre Bedürfnisse mehr Rücksicht nehmen?	❏	❏
18. Möchten Sie nicht mehr so viel leisten müssen?	❏	❏
19. Wünschen Sie sich mehr Zeit für sich selbst?	❏	❏
20. Vermissen Sie es, so geliebt zu werden, wie Sie sind?	❏	❏

Literatur

Atkinson, Hilary/Andree, Deane: Das Band, das fit macht. ORAC Verlag. Wien 1993

Dargatz Thorsten/Wiemhoff, Claudia: Rückentraining. Sportinform. 1996

Drake, Jonathan: Alexander-Technik im Alltag. Kösel Verlag. München 1993

Ertl, Antje: Kinesiologie – Gesund durch Berühren. Südwest Verlag. München 1996

Feldenkrais, Moshe: Bewußtheit durch Bewegung. Suhrkamp Verlag. Frankfurt 1996

Geiger, Gisela: NLP – erfolgreiches Konfliktmanagement. Südwest Verlag. München 1996

Greissing, Hans/Zillo, Adriana: Zilgrei gegen Rückenschmerzen. Mosaik Verlag. München 1991

Hess, Heinrich/Eder, Klaus/Montag, Hans-Jürgen/Schutt, Karin: Natürliche Behandlungsmethoden bei Rückenschmerzen. Falken Verlag. Niedernhausen 1996

St. Jean, Ute/Spachtholz, Barbara: Wirbelsäulengymnastik. mvg. Landsberg 1990

Kempf, Hans-Dieter: Die Rückenschule. Rowohlt Verlag. Hamburg 1995

Leibold, Gerhard: Rückenschmerzen. Falken Verlag. Niedernhausen 1995

Monro, Robin/Nagarathma, Nagendra, H.R.: Yoga bei Beschwerden. Mosaik Verlag. München 1991

Schmidt, Mai: Rückenschule mit dem großen Ball. Falken Verlag. Niedernhausen 1996

Storm-Kull, Zora: Rückbildungsgymnastik. Humboldt Verlag. München 1995

Storm-Kull, Zora: Gymnastikball easy. Humboldt Verlag. München 1996

Triebel-Thome, Anna: Feldenkrais. Gräfe und Unzer Verlag. München 1995

Weikert, Wolfgang: Selbstheilung durch die Kraft der Gefühle. Südwest Verlag. 2. Auflage, München 1996

Werner, Günther T./Nelles, Michelle: Rückenschule. Gräfe und Unzer Verlag. München 1995

Zauner, Renate: Rückenschmerzen natürlich behandeln. Gräfe und Unzer Verlag. München 1995

Bildnachweis

Bavaria, Gauting: 38 (TCL), 51 (N.N.); Bilderberg, Hamburg: 36 (S. Elleringmann), 210 (Frieder Blickle); Image Bank, München: 67 (Michael Schneps), 77 (David de Lossy), 84 (L. Gordon), 90 (William Sallaz), 160 (Sacha Ajebeszyc), 179 (Todd Davidson); Mauritius, Mittenwald: 2 (Stock Shop), 11 (Poehlmann), 19 (Hubatka), 20 (SDP), 28 (Hubatka), 64 (Pascal), 180 (Enzinger), 184 (Pigneter), 190 (Rosenfeld); Pasieka Alfred, Hilden: 12, 32; Südwest Verlag, München ©: Titelbild (Einklinker) (F. Faltermaier), 27, 92, 97, 100, 103, 105, 108, 111, 112, 115, 117, 119, 120, 123, 124, 126, 130, 135, 137, 140, 142, 145, 147, 148, 150, 153, 155, 168 (Astrid Eckert); Tony Stone, München: 25 (Pete Seaward), 45 (Dan Bosler); Transglobe Agency, Hamburg: Titelbild (Fond) (Reporters/P. Broze), 8 (Reporters/B. Chederros)

Anmerkung der Redaktion

Sie haben es sicher gemerkt, dass wir diesem Buch die neuen amtlichen Rechtschreibregeln zu Grunde/zugrunde gelegt haben.

Hinweis

Das vorliegende Buch ist sorgfältig erarbeitet worden. Dennoch erfolgen alle Angaben ohne Gewähr. Weder Autorin noch Verlag können für eventuelle Nachteile oder Schäden, die aus den im Buch gemachten praktischen Hinweisen resultieren, eine Haftung übernehmen.

Impressum

© 1997 Südwest Verlag GmbH & Co. KG, München
Alle Rechte vorbehalten. Nachdruck – auch auszugsweise – nur mit Genehmigung des Verlages.

Lektorat: Thomas May
Medizinische Fachberatung und Redaktionsleitung:
Dr. med. Christiane Lentz
Bildredaktion: Bettina Huber
Produktion: Manfred Metzger
Umschlag und Layout:
Heinz Kraxenberger, München
DTP/Satz:
AVAK Publikationsdesign, München
Druck und Bindung: Legoprint, Trento
Printed in Italy

Gedruckt auf chlor- und säurearmem Papier

ISBN 3-517-01925-9

Sachregister

Übungsregister